脑纹状体老化与病变的运动适应性机制研究

刘文锋　著

科学技术文献出版社

SCIENTIFIC AND TECHNICAL DOCUMENTATION PRESS

·北京·

图书在版编目（CIP）数据

脑纹状体老化与病变的运动适应性机制研究 / 刘文锋著. —北京：科学技术文献出版社，2020.9（2021.4重印）

ISBN 978-7-5189-7095-7

Ⅰ.①脑… Ⅱ.①刘… Ⅲ.①帕金森综合征—运动疗法 Ⅳ.① R742.505

中国版本图书馆 CIP 数据核字（2020）第 163757 号

脑纹状体老化与病变的运动适应性机制研究

策划编辑：周国臻　　　　责任编辑：李　鑫　　　　责任校对：王瑞瑞　　　　责任出版：张志平

出 版 者	科学技术文献出版社
地　　址	北京市复兴路15号　　邮编 100038
编 务 部	（010）58882938，58882087（传真）
发 行 部	（010）58882868，58882870（传真）
邮 购 部	（010）58882873
官 方 网 址	www.stdp.com.cn
发 行 者	科学技术文献出版社发行　全国各地新华书店经销
印 刷 者	北京虎彩文化传播有限公司
版　　次	2020 年 9 月第 1 版　2021 年 4 月第 2 次印刷
开　　本	787×1092　1/16
字　　数	305千
印　　张	13.25
书　　号	ISBN 978-7-5189-7095-7
定　　价	58.00元

前　　言

　　全球正经历着一场新型冠状病毒肺炎疫情带来的健康危机，健康受到了前所未有的关注。伴随经济社会的快速发展，慢性非传染性病和退行性疾病发生的概率逐渐增加，包括阿尔茨海默病（Alzheimer disease，AD）、帕金森病（Parkinson's disease，PD）、肥胖与代谢综合征、糖尿病、心衰和骨骼肌肌萎缩等，带来了巨大的社会和经济负担。探讨这些疾病的发生机制，并开发合理有效的干预和策略来预防/延迟其发生，对于促进人口健康具有重要意义，因而成为当今生命科学研究的重点。

　　近年来，全球科学家意识到对大脑进行研究的重要性，包括英国、美国、日本和中国等都启动了"脑计划"研究项目。中国科学家提出了"中国脑计划（China Brain Project）"，达成一个共识，即神经科学的一个普遍目标——理解人类认知的神经基础，其应该成为中国脑计划的核心，涵盖了对神经机制的基础研究和对脑疾病的诊断干预，以及对脑启发智能技术的转化型研究。研究表明随年龄增加引起的衰老（Senescence）/老化（Aging）是引起 AD 和 PD 等神经退行性疾病的最为重要的风险因素。据联合国人口司（United Nations Population Division）的数据，我国人口日益老龄化，到 2050 年我国 65 岁以上人口总数将达 3.34 亿人，其中 80 岁以上人口将达 0.9 亿人。面对这么严重的老龄化社会，AD 和 PD 等神经退行性疾病成为影响人口健康和生活质量的公共健康问题，这不仅是一个社会、经济和医学问题，更是一个值得科学研究的重大问题。

　　中共中央、国务院于 2016 年 10 月 25 日印发并实施的《"健康中国 2030"规划纲要》指出，健康是促进人的全面发展的必然要求，是经济社会发展的基础条件，是民族昌盛和国家富强的重要标志，也是广大人民群众的共同追求。现阶段我国居民的慢性疾病主要是由长期不健康的生活方式引起的，因此引导全民树立健康意识，推广健康生活方式，是预防慢性疾病最直接、最经济、最有效的策略。适量运动训练是公认的预防/延迟非传染性和退行性疾病的有效方式，运动可通过激活机体内源性调控机制达到健康效应。

随着生物学、医学和运动科学的交叉融合，越来越多的研究表明运动能激活一系列生物学过程，长期的有氧运动对骨骼肌及心血管和神经系统具有良好的适应性变化。2007 年 11 月，美国运动医学会（ACSM）和美国医学会（AMA）正式提出"运动是良医"（Exercise is Medicine）；2012 年，*Nature* 报道发现了"模拟运动健康效应"的生物活性物质 Irisin 蛋白；2014 年，*PNAS* 报道运动会刺激大脑内的脂联素增加，增强大脑内海马区的神经形成，从而调节情绪，缓解抑郁；2018 年 11 月，美国卫生及公共服务部（HHS）发布了新版的体力活动指南（第 2 版），新增加了运动与大脑健康的相关内容等。

我们从羰基应激等衰老共性生化过程出发，构建增龄性纹状体老化模型和 6 - OHDA 致帕金森疾病模型，进而通过规律有氧运动干预，探讨纹状体增龄性老化和 PD 发生过程中的羰基应激及相关调控机制，以及规律有氧运动对纹状体增龄性老化和 PD 的作用，致力于筛选神经退行性变早期的新靶标，为 PD 的发生发展和运动延缓神经退行或 PD 病变的机制提供重要的理论意义与临床指导意义。

全书共十章，第一章为脑纹状体老化与病变的研究进展，第二章为增龄性老化运动干预模型的建立，第三章为纹状体老化与运动干预的羰基化蛋白质组学研究，第四章为纹状体老化与运动干预的 miRNAs 基因表达谱研究，第五章为纹状体增龄性老化的运动抗逆作用机制研究，第六章为 6 - OHDA 致帕金森病运动干预模型的建立，第七章为纹状体帕金森病变与运动干预的羰基化蛋白质组学研究，第八章为纹状体帕金森病变与运动干预的 miRNAs 基因表达谱研究，第九章为纹状体帕金森病变的运动抗逆作用机制研究，第十章为结论。本书的主要内容已在 *Journal of Neuropathology & Experimental Neurology*、*Gerontology* 和 *Experimental Gerontology* 等 SCI 期刊和国内权威刊物发表。本书也引用了许多专家教授的成果，在此深表谢意，如有疏漏，望读者指正。

刘文锋

2020 年 7 月

目　　录

第一章　脑纹状体老化与病变的研究进展

第一节　研究意义

根据联合国人口司（United Nations Population Division）的数据，我国人口日益老龄化，到 2050 年我国 65 岁以上人口总数将达 3.34 亿人，其中 80 岁以上人口将达 0.9 亿人。2012 年 8 月，王大成院士在《生物化学与生物物理进展》阿尔茨海默病研究专刊的主编寄语中说，据估计，我国已有 600 万~700 万阿尔茨海默病患者，且在 65 岁以上的老龄人口中以每年 5%~7% 的速度增长，到 85~90 岁其发病率已达 16.62%。Roberson 等（2006）认为随年龄增加引起的衰老（Senescence)/老化（Aging）是引起阿尔茨海默病的最为重要的风险因素。面对这么严重的老龄化社会，阿尔茨海默病（Alzheimer disease，AD）、帕金森病（Parkinson's disease，PD）等神经退行性疾病成为影响人口健康和生活质量的公共健康问题，这不仅是一个社会、经济和医学问题，更是一个值得科学研究的重大问题。关于 AD、PD 等研究多集中在发病期及后期，这阶段的神经元已经大量受损或者死亡，所研究获得的结果没能起到解决问题的作用。中国科学院赫荣乔（2012）提出应该推动神经退行性疾病相关基础与临床研究窗口前移，延缓神经退行性疾病的发生发展进程。本书基于羰基应激（Carbonyl Stress）探讨规律有氧运动对纹状体神经退行或病变早期的影响及生化和分子调控机制，为老年医学延缓神经退行与神经退行性疾病，如 PD 等的发生发展进程的早期和运动科学提供理论意义与临床指导意义。

第二节　羰基应激与衰老及退行性疾病

一、羰基应激的概述

以往大多数衰老学说侧重于生物系统和组织细胞的特定部分的变化。例如，神经内分泌衰老学说强调与激素相关的功能下降是衰老的重要环节，而免疫衰老学说则认为随年龄增长的免疫功能下降是衰老的主要原因；此外，交联衰老学说、线粒体氧化损伤衰老学说、溶酶体衰老学说、细胞有限增殖衰老学说都各有侧重。但自由基（Free radical）和糖基化（Glycation）衰老学说在环境伤害方面的研究证据表明：氧活性基团诱导的氧化作用及还原糖和蛋白反应所诱导的糖基化作用是动物体衰老的两个重要原因。自由基氧化和糖基化都能导致生物老化的翻译后（Post-translational）生化副反应，它们在解释衰老现象时，很多情况下相互交叉、互相补充，同时又都有自己不能解释的地方；因而，Kristal 等（1992）提议把自由基 – 糖基化［或美拉德（Maillard）］反应结合成一套新的衰老理论。在环境因子造成生化损伤的研究领域，数以千万计的研究将由能量代谢过程导致的两大生化副反应："氧应激"和"糖应激"推到了"损伤元凶"的前台。Yin 等（2005）提出的"羰基应激"——"氧应激"和"糖应激"的共同核心过程，被推到了衰老生化机理的首要位置。

碳原子与氧原子用双键相连的基团称为羰基（Carbonyl group）（图 1–1）。羰基碳与氧均为 sp^2 杂化，碳原子的 3 个 sp^2 杂化轨道分别与氧及其他 2 个原子形成 3 个 σ 键。羰基碳和氧各剩下 1 个未杂化的 p 轨道，且彼此平行重叠，形成 π 键。因此，羰基的碳氧键是由 1 个 σ 键和 1 个 π 键构成的。羰基氧原子上还有两对孤对电子，它们分布在另外两个 sp^2 杂化轨道上。

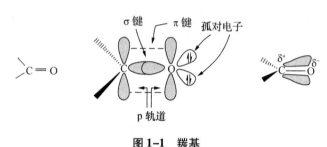

图 1–1　羰基

羰基应激是指生物体系中活性羰基类物质（Reactive carbonyl species，RCS）的产生超过了机体的清除能力，从而导致蛋白质等生物大分子的羰基化修饰，使生物大分子发生结构改变和功能丧失，使细胞和组织功能紊乱，最终出现机体病理生理改变和加速衰老的过程（Yin et al.，2005）。越来越多的研究表明，与能量代谢过程相关的生化副反应是生物体衰老的关键（Markesbery，1999），由脂质过氧化作用所产生的内源性醛能参与细胞和组织的氧化应激的病理生理学作用过程。与具有极强反应活性的氧自由基不同的是，醛类物质存活时间更长，因此，可以从原来的位置（如细胞膜）扩散、抵达，甚至攻击那些存在于细胞内或细胞外的远离自由基的目标。脂质的自身过氧化是产生自由基的一个放大器，这些生成的活性醛类可作为复合物链式反应的第二毒素信使。当膜上脂双层中的多不饱和脂肪酸被修饰成脂过氧化物时，链式反应就会发生（图 1–2）。

二、毒性羰基化合物及其化学性质

活性羰基主要从非酶糖基化、脂质过氧化及氨基酸的代谢中产生。例如，非酶糖基化过程中形成甲基乙二醛（Methylglyoxal，MGO）、2 – 羟基 – 1，6 – 己二醛、阿拉伯糖、糖醛、3 – 脱氧葡萄糖醛酮等活性羰基中间产物（图 1–3），它们直接和蛋白质氨基酸残基反应生成羧甲基赖氨酸（Nε-Carboxymethyl lysine，CML）、羧乙基赖氨酸（Nε-carboxyethyl-lysine，CEL）、戊糖素（Pentosidine）、吡咯啉（Pyrraline）、咪唑啉酮等晚期糖基化终末产物（Advanced Glycation End products，AGEs）。同样，脂质过氧化过程中也会形成丙二醛（Malondialdehyde，MDA）、4 – 羟基壬烯醛、乙二醛、甲基乙二醛、丙烯醛（Acrolein）等活性羰基

OXY GEN RADICALS
DAMAGE
LH(PUF As)
chain reaction
LOOH
OH⁻
LO⁻
LOO⁻
ALDEHYDES and other products
DAMAGE
XENOBIOTICS RADICALS
DAMAGE

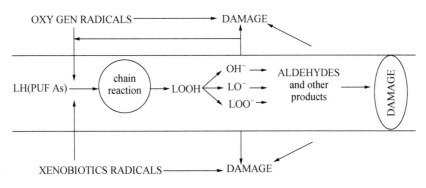

图 1-2　可能导致自由基伤害的几种途径

注：自由基能直接攻击膜上的关键性靶分子或多不饱和脂肪酸后启动脂质过氧化反应。这种反应像一个放大器，形成更多的基团，使多不饱和脂肪酸降解成许多种产物，其中的一些醛类活性很高，能够损害膜内外的分子。

化合物（图 1-4），它们与蛋白质等生物大分子作用生成脂氧化终末产物（Advanced lipoxidation end products，ALEs）（Yin，1995；Yin et al.，2005）。另外，乙二醛、甲基乙二醛、丙烯醛也能通过脂质过氧化物催化的氨基酸代谢产生。

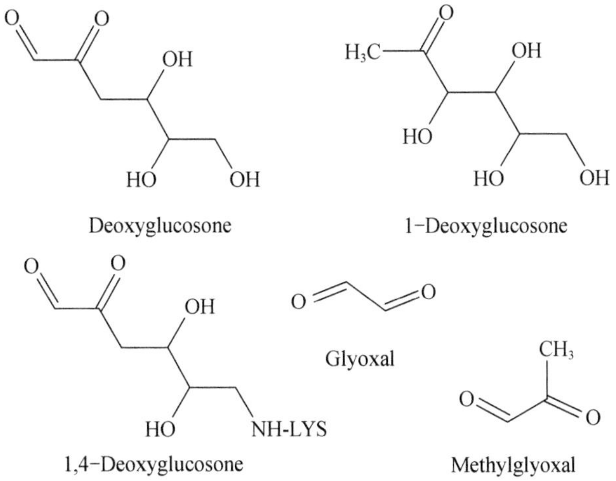

Deoxyglucosone
1-Deoxyglucosone
1,4-Deoxyglucosone
Glyoxal
Methylglyoxal
NH-LYS

图 1-3　非酶糖基化过程中产生的活性羰基中间物

Malondialdehyde
4-Hydroxy-2-nonenal
Glyoxal
Methylglyoxal
Acrolein

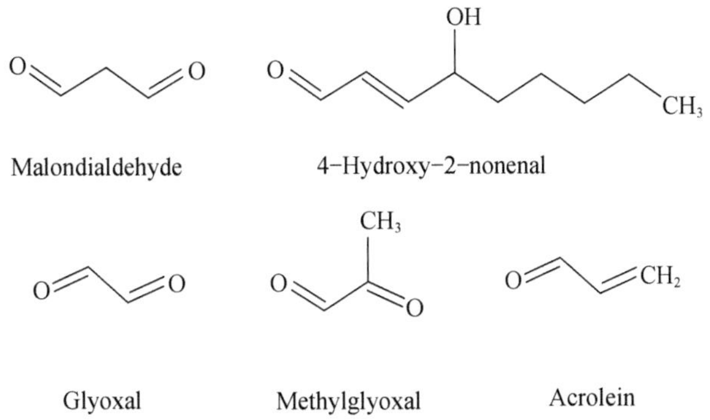

图 1-4　脂质过氧化过程中产生的活性羰基中间物

（一）来源于脂类的羰基化合物

多元不饱和脂肪酸过氧化会产生多种具有很强生物反应活性的 α，β - 不饱和醛类，其中 4 - 羟基烯醛（4 - hydroxynonnenal，HNE）和丙烯醛对神经系统毒害最大，这两种化合物与最近发现的 γ - 醛酮尤为值得重视。HNE 由于 C2 和 C3 间的双键与 C1 的醛基相互作用，使得 C3 成为一个强亲电子中心，同时由于 C4 上的羟基的作用，C3 电正性进一步强化。因此，C3 能与许多亲核基团（如硫基、组氨酸的次级氨基、赖氨酸的 ε - 氨基及许多初级氨）发生迈克尔（Michael）加成反应。HNE 的功能性醛基与赖氨酸的 ε - 氨基反应形成 Schiff 碱，最终通过与赖氨酰基反应而发生蛋白质交联。大量的研究显示，在组织、细胞或细胞碎片中加入 4 - 羟基烯醛会导致—SH 迅速减少。谷胱甘肽很容易在中性溶液中和 4 - 羟基烯醛类物质发生化学反应。最先的产物是饱和醛和谷胱甘肽与烯醛在 C3 位置以硫醚键连接的形成的。这些产物经过一次分子内重排后变成一个五元环的半缩醛，它们是水溶液中的主要（有 95% 以上）产物。在中性 pH 值条件下，相似的反应也发生在含有等摩尔的半胱氨酸和 4 - 羟基烯醛类物质的混合溶液中，将产生两种平衡产物。如果半胱氨酸过量，这种 1∶1 的醛基结合物将与第 2 个半胱氨酸分子发生缩合，这时终产物将是噻唑烷衍生物。另外，像还原型谷胱甘肽一样，能与 4 - 羟基烯醛类物质按化学式计量数 1∶1 发生化学反应的低分子量的硫基化合物（图 1-5）有硫基乙酸盐、硫基乙酸乙酯、辅酶 A 和 N - 乙酰基半胱氨酸等。2 - 烯醛类，如丙烯醛或丁烯醛与半胱氨酸的反应，依照图 1-5 的步骤进行。

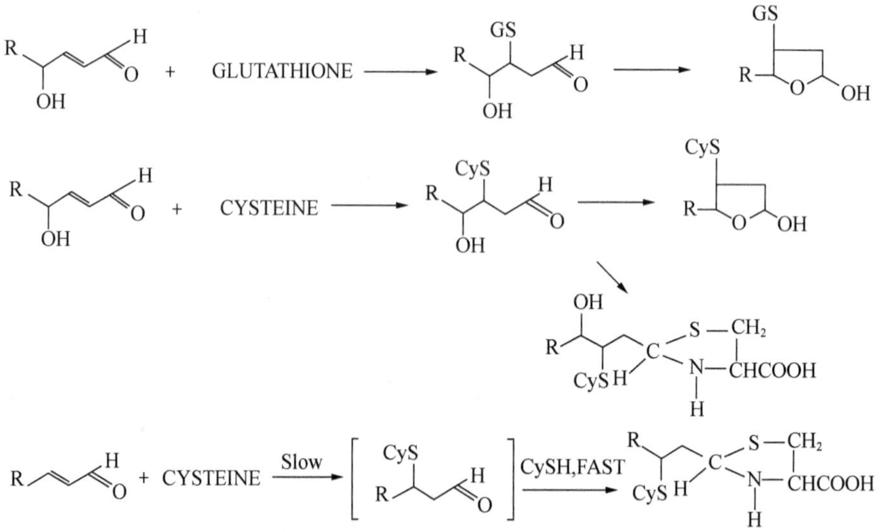

图 1-5　谷胱甘肽和半胱氨酸与 4 - 羟基烯醛类物质或 2 - 烯醛的反应

也可以从关于脱氧鸟苷的修饰研究中得到氨基能与 HNE 反应的证据。高浓度的 4 - 羟基烯醛或 HNE（1 mol/L），在 37 ℃、pH 7.4 时，缓慢地与脱氧鸟苷反应，生成了两对非对映体产物。推测的反应机理是鸟苷的氨基（—NH_2）与烯醛上的 C═C 进行了亲核加成，发生 Michael 加成反应，随后，与脱氧鸟苷在 N - 1 位点上迅速环化。在有过氧化物时，会发生另一个不同的反应，最终产生了一个稳定的产物——1，N_2 - 亚乙烯基脱氧鸟苷，其反应机制如图 1-6 和图 1-7 所示。丁烯醛和丙烯醛的环氧化物也有相似的报道。图 1-7 中说明的机制假定 HNE 被过氧化成相对的环氧壬烯醛，然后与鸟苷的—NH₂ 反应生成中间产物甲醇胺。随后在环氧化物鸟苷的 N - 1 位点上发生环化作用。最后，共失去一个 α - 羟基醛（即 2 - 羟基拉伯醇）和一分子水，咪唑环便加在了嘧啶碱基环上。HNE 与过氧化物一起还产生 4 种 N₂ - 取代的脱氧鸟苷衍生物，不同于在过氧化物不存在时的反应产物，它们可以通过增加反应混合物 pH 值（到 10.5），定量地转化成亚乙烯基 - 脱氧鸟苷。有人认为类似的反应在细胞中会发生进而造成 DNA 损伤，并在氧化压力下产生 HNE 和过氧化物。HNE - 鸟苷的这种便捷的反应能产生一个独特的产物，它提供了一个非常有用的标记，去判定由脂质过氧化作用产生的 4 - 羟基烯醛是否对 DNA 产生了潜在损伤。

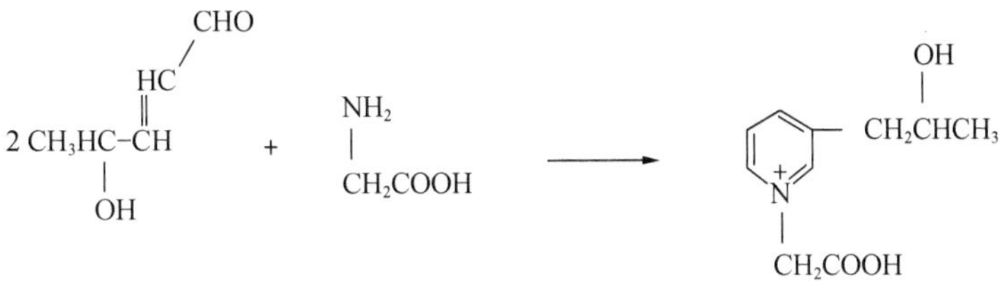

图 1-6 4 - 羟基戊醛与甘氨酸反应生成吡啶衍生物

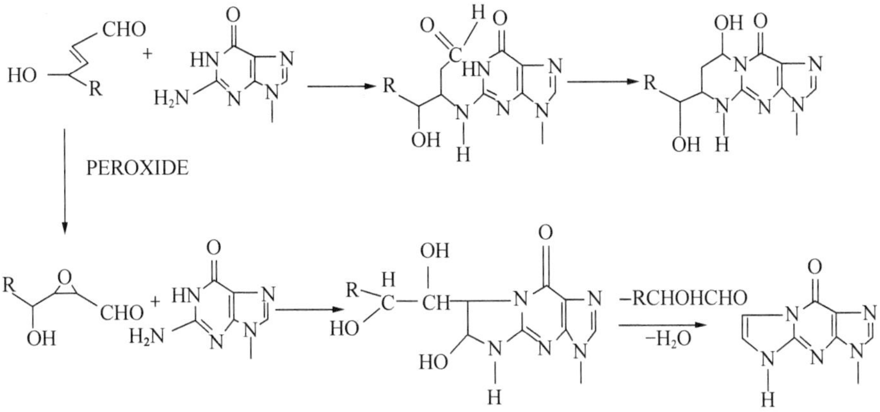

图 1-7 4 - 羟基烯醛类物质与脱氧鸟苷的反应

异醛酮和神经醛酮这两种 γ - 醛酮，分别是花生四烯酸和二十二碳六烯酸的自由基损伤产物。它们非常活泼：无论与赖氨酸残基形成共价加合物，还是与蛋白质发生交联，其速度都快于 HNE。异醛酮和神经醛酮能形成可逆的 Schiff 碱加合物，生成稳定的酮和酰基 - 酮加合物。神经醛酮 - 内酰胺蛋白质加合物已被证实存在于大鼠的突触体和人的大脑皮层内（Yin，1995，2000；Yin et al.，2005）。

（二）高级糖基化终产物

高级糖基化终产物（AGEs）的化学成分复杂，形成机制有多种，同时与糖尿病及衰老有着密切的联系。一种机制是葡萄糖等还原糖在链式构型下与生物分子的初级氨形成 Schiff

碱，然后这个加合物经阿马多里（Amadori）重排而产生 Amadori 产物，再在氧化条件下产生 AGEs。这些化合物包括吡咯类（如吡咯啉）、吡啶类、咪唑并吡啶类、羧基烷基类产物（如羧甲基赖氨酸）。同时 Schiff 碱加合物可氧化产生 α - 二羰基化合物（如乙二醛和甲基乙二醛）；另一种机制是还原糖在过渡金属的催化下氧化形成乙二醛和甲基乙二醛，这些化合物可进一步与赖氨酰基和精氨酰基发生加成反应。此外，羧甲基赖氨酸的形成还可能来自多元不饱和脂肪酸的氧化，而甲基乙二醛可由 3 - 磷酸甘油醛在生理条件下产生（Yin，1995，2000；Yin et al. ，2005）。

（三）蛋白质羰基化合物

羟基自由基攻击蛋白质可引起其氨基酸侧链基团的氧化而形成蛋白质羰基；这种羰基产物随氨基酸侧链的不同而有所不同，苏氨酸氧化成 2 - 氨基 - 3 - 酮丁酸，精氨酸和脯氨酸氧化成谷氨酸半缩醛，赖氨酸氧化成氨基己二酸半缩醛。其中，谷氨酸半缩醛作为这些蛋白质羰基中最丰富的一种，在体内和体外的研究中均已报道过。此外，HNE 等蛋白质内的醛类能与 ε - 氨基反应，导致蛋白交联，甲硫氨酸残基极易氧化成亚砜，这种甲硫氨酸亚砜在形成 β - 淀粉样蛋白过程中起着重要作用。

来源不同的活性羰基化合物和蛋白质氨基酸残基（主要是赖氨酸和精氨酸残基）的羰氨反应是造成体内多种蛋白氧化的主要原因。生物体内存在诸多活跃的毒性羰基化合物，它们主要是生物大分子（如脂类、糖类、氨基酸和蛋白质）的生化副反应产物。这些羰基化合物包括与氧化应激相关的不饱和醛酮，如 4 - 羟基壬烯醛（HNE）、丙烯醛、甲醛（Formaldehyde）、丙二醛（MDA）、甲基乙二醛（MGO）等数十种不饱和醛酮毒性产物，也包括由糖类降解而产生的高级糖基化终产物（AGEs）和被自由基氧化的蛋白质等。羰基化合物往往导致羰氨反应，使蛋白质发生分子内或分子间的交联而影响其正常的结构和功能（图 1-8 和图 1-9）。

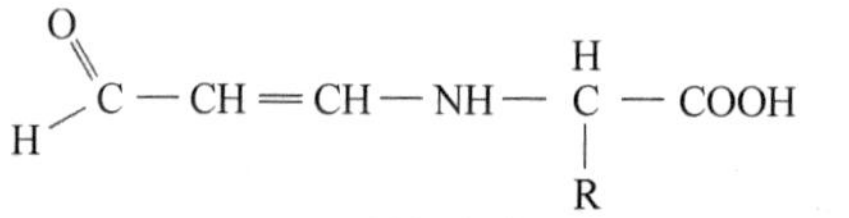

a 1∶1的加合产物

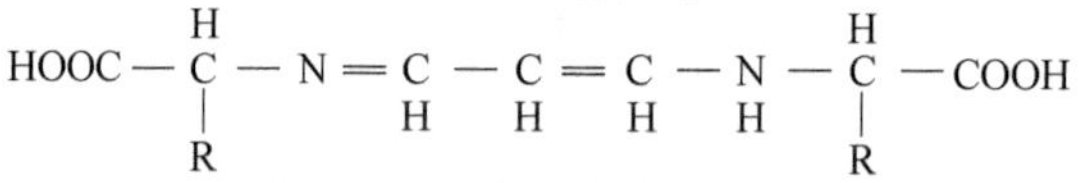

b 1∶2的加合产物

图1-8　丙二醛与氨基酸反应生成的 1∶1 的加合产物和 1∶2 的加合产物

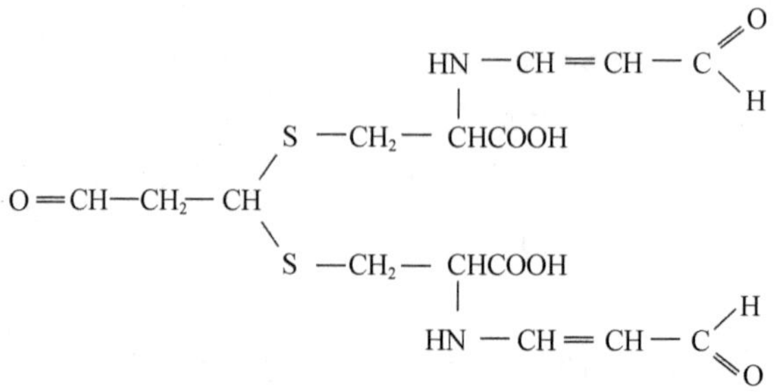

图1-9　丙二醛与半胱氨酸反应生成的产物 [N(MDA)∶N(Cys)=3∶2]

三、羰基毒化衰老学说

羰基毒化衰老学说包括4个部分（印大中，2003）。①老年色素的形成过程，即羰氨反应，是生物体内典型的和最重要的老化过程（图1-10）。这一过程在溶酶体中进行的结果为脂褐素的逐渐聚积。这一过程在体内的其他组织内也时刻进行，经年累月，造成结构蛋白的交联、功能蛋白的损伤。最典型的是胶原蛋白的老化造成血管硬化和组织交联老化。②老年色素的形成过程包括氧化和糖基化两大生化副反应的主要内容，自由基和氧化造成的早期伤害大部分容易被生物体辨认，吞噬、降解、弃去或修复，而羰氨反应产生的后果，尤其是组织结构的老化往往修复艰难，不易逆转，随年聚积，终生为患。③动物体对羰氨毒化的老化伤害有多种防御，如抗氧自由基和抗氧化体系防止不饱和羰基化合物产生，对羰基化合物以硫醇化合物还原共轭清理和游离氨基酸直接清除排泄，羰基降解酶类（如醛氧化酶、谷胱甘肽转移酶等）对羰基化合物的清理，对羰基化合物的受体识别、吞噬清理、可逆还原和

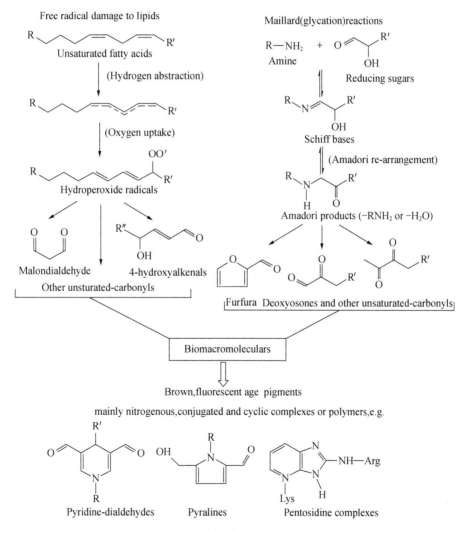

图1-10 自由基氧化-非酶糖基化攻击生物分子产生交联的过程

部分剪切修复。因此，动物和人类体内不饱和羰基化合物含量是一个制造和清理之间的动态平衡。④抗氧化及抗羰基毒化的防御体系、修复更新体系、细胞的繁殖体系的基因，共同组成了一个与寿命和衰老相关的网络，其生态恶化运作因物而异、因人而异、因遗传性状而异，也可因环境变化而异。影响这些系统的基因往往影响动物的寿命，即所谓的"寿命基因"。

四、羰基应激与退行性疾病

大量研究结果表明，氧自由基引起的脂质过氧化和糖基化反应均会引起体内不饱和醛酮中间产物的增高。以硫代巴比妥酸反应物（Thiobarbituric acid reactive substances，TBARS）为例，如炎症、发热、中风等疾病能导致人体体液的 TBARS 含量增加。即使是正常的紧张也会加速制造不饱和醛酮的老化过程。不饱和醛酮含量的升高必然加速体内伤害型的羰氨交联反应。这个交联反应的一个明显特征就是体液内老年色素前体物蜡黄素（Ceroid）的增高（Yin，1995，2000；Yin et al.，2005）。

研究表明，神经退行性疾病，如 AD 和 PD 形成的病理原因与自由基氧化和非酶糖基化，尤其与羰基应激有着密切的联系。阿尔茨海默病患者脑组织中观察到的老年斑、β - 淀粉样蛋白和神经纤维缠结和脂褐素等表征恰恰与羰基应激所造成的各种各样的"生物垃圾产物"相互印证。因此，由羰基应激所引起的生物组织在增龄过程中由量变到质变的生化衍变很可能代表着 AD、PD 及其他老年神经退行性疾病的上游病理生理机制。

从脑老化的角度看，羰基应激也是与增龄相关的淀粉样蛋白形成、神经纤维缠结（Nerve fiber tangles，NFT）、共核蛋白富集、神经元自噬导致脂褐素堆积的重要生化基础。Picklo 等（2002）研究表明阿尔茨海默病形成的病理原因与自由基氧化和非酶糖基化，与羰基应激有着密切的联系。蛋白质醛酮的增高会导致自发的羰氨交联和老化改变的累积（图 1–11）。蛋白羰基被认为是氧化应激的一个通用指标，是蛋白质氧化的主要形式。蛋白羰基是蛋白质的非酶促羰基修饰（图 1–12）：①羰基可以通过氨基酸侧链氧化（脯氨酸、精氨酸、赖氨酸、苏氨酸、谷氨酸和天冬氨酸残基）在蛋白质中直接形成或通过 α - 酰胺或二酰胺途径氧化裂解多肽主链；②蛋白质也可以是脂质过氧化产物间接羰基化，如 4 - 羟基 – 2 - 壬烯醛、2 - 丙烯醛和丙二醛通过 Michael 加成和/或 Schiff 碱加成至半胱氨酸、组氨酸或赖氨酸残基；③通过形成蛋白质糖基化终产物（AGEs）和被自由基氧化的蛋白质所形成的羰基化蛋白等。蛋白质可以通过 35 种以上的方式被氧化，所有这些翻译后修饰发生的 3 条基本途径都可以通过质谱法进行区分。生物体内存在诸多活跃的毒性羰基化合物，它们主要是生物大分子（如脂类、糖类、氨基酸和蛋白质）的生化副反应产物。羰基化合物往往导致羰氨反应，使蛋白质发生分子内或分子间的交联而影响其正常的结构和功能（Li et al.，2010a）。Stadtman et al.（Stadtman，1990，1992，2001；Stadtman et al.，2003；Stadtman，2006）对于动物和人体内蛋白质的老化研究表明：老年动物体内蛋白质的羰基含量大幅高于年轻动物体内，老龄动物体内 40%~50% 的蛋白质已被糖基化，以含羰基的醛酮形式存在。Madian 等（2010b，a）研究 32~36 岁人的血清羰基化蛋白组得出共有 24 种羰基化蛋白的氧化修饰位点，另外，迄今发现，这篇文章还提供了详细的羰基化蛋白抽提、纯化、质谱鉴定及相关生物信息学等相关内容，他们利用这种方法得到了近 0.5% 的总蛋白被羰基化修饰。本实验室在印大中教授（Li et al.，2005；Li et al.，2010a；李烨 等，2012）的带领下长期致力于与能量代谢过程中相关的生化应激及其损伤机制的研究，在氧应激和亚健康状态的生化机制及其检测方面已有大量积累。以大鼠、乌龟和巴西红耳龟为模式动物，研究发现氧应激中间产物羰基化合物丙二醛与中枢神经系统的疲劳、损伤和兴奋抑制相关。

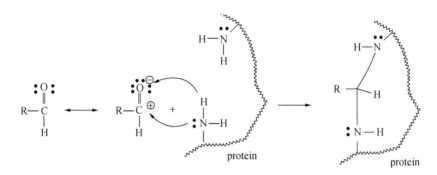

图1-11 醛类物质与蛋白质发生的蛋白质交联反应示意

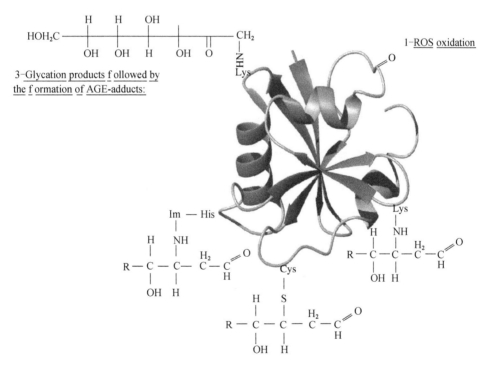

图1-12 蛋白质羰基化反应发生的其中3种方式（Madian，2010）

（被 ROS 直接氧化、脂质过氧化物的迈克尔加成反应、晚期糖基化终末产物反应）

五、大脑中枢神经系统中的羰基转化反应

毒性羰基清除能力的下降在 AD 和 PD 等发病机制及其他神经退行性疾病中扮演着重要的角色。从羰基代谢的反应机制来讲羰基清除可以分为以下两个类型（印大中 等，2012）。

（一）羧基代谢酶类型 I

氧化或还原醛－酮基团是羧基生物转化的重要步骤。酶促还原使羧基转变成醇的反应是在醛－酮还原酶（Aldo-keto reductase，AKR）和醇脱氢酶（Alcohol dehydrogenase，ADH）的催化下进行的。将毒性的醛氧化成带羧基的酸是通过醛脱氢酶（Aldehyde dehydrogenase，ALDH）和醛氧化酶催化实现的。

醛糖还原酶的表达遍及人类大脑皮层、海马组织、纹状体、黑质和小脑的神经元。其免疫定位性质、酶的活性和酶的数量都不因 AD 的病理特性而改变。虽然醛糖还原酶 AKR1A1 和 AKR1C1 对 HNE 的转化效率特高，但目前还没在人类大脑皮层上或海马组织中找到它们的踪迹。AKR7A2 与人类的琥珀半醛还原酶的功能相似。这种酶最初提纯于人脑，它能催化琥珀半醛形成神经调节因子 γ－羟基丁酸。虽然这种酶对 HNE 的活性影响较小，但对丙酮醛的作用却非常显著。

现已证明，人体胶质细胞、细胞核膜和突起部位都会出现 AKR7A2 的免疫印迹。只有极少部分神经元在前脑和内鼻皮层表达这种酶，而在海马组织的神经元则表现出免疫阴性。AD 患者和具有 Lewy 小体的痴呆患者体内，AKR7A2 的免疫活性在前脑皮层、内鼻皮层和海马组织的老年斑块中水平增高，这是因神经胶质增生的反应活性胶粒和微胶质细胞的激活所造成。

醛脱氢酶系（EC 1.2.1.3）为第 I 类型醛代谢提供了将醛氧化成酸的较为彻底的羧基转化途径。有 3 种具有消除细胞毒性的醛类的脱氢酶（ALDH1、ALDH2 和 ALDH3）得到了较深入的研究。这 3 种酶都能代谢 HNE，并利用 NAD^+ 作为共同的作用因子，其中 ALDH1 存在于细胞质中；ALDH2 与乙醛代谢有关，存在于线粒体基质中；ALDH3 存在于细胞质和微粒体中，并能在体外培养中利用 $NADP^+$。大鼠的 ALDH3 能对许多烷基醛起作用，但对 HNE 的作用不明显。

线粒体醛脱氢酶（ALDH2）在辅助因子 NAD（P）$^+$ 的参与下，将醛类物质脱氢转化成相应的羧酸，ALDH2 在心肌和脑组织等表达丰富，在心血管疾病、糖尿病、衰老及神经退行性疾病等疾病中成为研究热点，降解主要有 4－HNE、乙醛和 MDA 等（Chiu et al.，2015；Yu et al.，2016）。Bing 等（Wu et al.，2016）采用 ALDH2 激动剂 Alda－1 处理后，发现 ALDH2 可以减轻去乙酰化酶（SIRT1）羧基化修饰作用，并促进 SIRT1 蛋白质活性，从而有利于延缓心肌细胞老化。Wey 等（2012）证实 ALDH2 能降解 PD 患者的 DOPAL 和 3，4－二羟基苯乙醇醛（3，4－Dihydroxyphenyl glycolaldehyde，DOPEGAL）。Fitzmaurice 等（2013）指出 ALDH 成为 PD 发现与治疗的新的生物标志物。

在 AD 患者和正常人的大脑皮层和海马区域，ALDH2 只定位于神经胶质细胞，但 AL-DH1 却不是。这一发现表明：神经元线粒体在这些区域缺乏对活性醛类进行生物转化的基本代谢机制。ALDH2 在老年斑块中的表达水平上升，ALDH2 的免疫活性定位于星形胶质细胞和微胶质细胞中。该发现被 AD 患者大脑皮层 ALDH2 活性较正常人增高这一事实所进一步证实。人类 AD 患者 ALDH2 表达水平的上升可能仅为星形胶质细胞中的基因表达全面增强中的部分表现。然而，在对培养的大鼠星形胶质细胞用脂多糖刺激 8 小时后 ALDH2 基因表达水平则出现特异性的明显上升。胶质细胞 ALDH2 可能处于与脂质过氧化有关的神经退行性疾病发生的重要位置。东方人由于 ALDH2 基因中碱基的改变而引起 ALDH2 活性的缺陷，这种改变导致了四聚体结构 ALDH2 的活性丧失。

在羰基代谢酶类型 I 中的这些羰基代谢酶类的生化状态可能是 AD 患者皮层神经元受损的重要因素。NADPH 是氧化型谷胱甘肽还原再循环酶系统所必需的辅酶。因此，氧化性毒化可能是因为氧化型谷胱甘肽水平的升高而耗尽 NADPH，导致醛糖还原酶辅助因子的减少。ALDH2 的还原作用促使 NADPH 再生，使之能在呼吸过程中被利用。另外，HNE 的酸性代谢产物可以进一步经 β 氧化而被彻底代谢。

（二）羰基代谢酶类型 II

羰基代谢酶类型 II 的羰基生物转化作用通过醛类（如丙烯醛和 HNE）与 GSH 结合而实现细胞保护。GSH 与含有羰基亲电中心的化合物共价结合是谷胱甘肽转移酶（GSTs）所催化的。人体组织中的 GSTs 可分为 8 大类（A、M、P、K、S、T、O 和 Z），已有大量文献阐述了 GSTs 的表达及其生化特性，并做了广泛论述。尽管 GSTs 在亲电生物转化中具有重要地位，但直到最近人们才开始研究 GSTs 在脑中的特异性表达及它们与神经退行性疾病的关系。

GST A、GST M 和 GST P 是与羰基生物转化作用最为相关的 GSTs。这几类 GSTs 对多种 α，β – 不饱和醛都有活性。GST A1 – 1 对丙烯醛等类似的短链醛的活性不高，但对长于 7 个碳原子的 4 – 羟基烯醛则有较高活性。与 GST A1 – 1 相比，GST M1 – 1 对丙烯醛和 4 – 羟基烯醛活性都较高。此外，GST P1 – 1 比 GST A1 – 1 或 GST M1 – 1 对丙烯醛和碱基丙烯醛有较高活性。GST A、GST M 和 GST P 家族都包括许多成员。各类 GST 家族中的每一个成员对底物的专一性也有很大不同。例如，人类 GST A4 – 4 对 HNE 的特异活性比 GST A1 – 1 高 40 倍。

当前，各种 GSTs 在脑内的定位和表达正在研究中，Sidell 等的一项研究发现：GST A 在人的中脑、大脑皮层和基础神经中枢都没有免疫活性，而 GST P 却将其定位于灰质和白质的神经胶质细胞中。GST M 的免疫活性定位于灰质的胶质细胞中，而不在蛋白质的胶质细胞中，GST M 的免疫活性也可在黑质、纹状体、苍白球和丘脑等部位。在这些研究中，特定 GSTs 异构体的免疫活性情况尚未确定。在另一项研究中发现：GST A4 – 4 定位于人脑的某些神经元中，然而，这些具有免疫活性的神经元的具体位置还没有报道。

因为酶的活性会随时间的延长而下降，死后间隔时间的长短是酶活性检测中所要考虑的重要因素。在检测 ALDH 的研究中，正常人和死者组织中的醛糖还原酶和 GST 的有效活性保持时间是 3 小时或者更短。但小鼠大脑皮层的 ALDH 和其他还原酶的活性却在 3 小时内基本不受影响（印大中 等，2012）。

第三节　miRNA 与衰老及退行性疾病

一、miRNA 的概述

microRNA（miRNA）是真核生物中广泛存在的一类含有大约 22 个核苷酸的 RNA 分子，

它能通过多种方式调控转录后一系列基因的表达，从而在基因功能的实现过程中发挥着重要作用。miRNA 源自一些由 DNA 转录而来却无法进一步翻译成蛋白质的 RNA，即非编码RNA。最原始的未成熟 miRNA 通常具有茎环结构，称为 pri-miRNA。pri-miRNA 在细胞核的核苷酸酶 Drosha 及辅助因子 Pasha 的作用下被剪切成长度约为 70 个核苷酸的 pre-miRNA，随后输送到细胞质；而后被另一个核酸酶 Dicer 剪切成大约 22 个核苷酸长度的 miRNA 双链，双链很快进入沉默复合体（RNA-induced silencing complex，RISC）中，一条 miRNA 被降解，另一条成熟的 miRNA 则保留下来。成熟的 miRNA 通过碱基互补配对的方式结合到与其互补的 mRNA 结合位点负调控基因的表达。当 miRNA 与靶 mRNA 碱基完全互补配对时，miRNA会引起靶 mRNA 的降解，而当碱基序列不完全互补时，miRNA 在蛋白翻译水平上抑制 mR-NA 的表达。由于在生物的生命过程中起着关键性的作用，miRNA 渐渐被人们所熟知。2001年，Ruvkun 提出 miRNA 这一术语（Ruvkun，2001）。2003 年，Ambros 等规范了 miRNA 的命名方法，方便未来的研究（Ambros et al.，2003）。截至 2014 年 1 月 11 日，人（Homo sapiens）中 miRNA 数量达到 2578 种，小鼠（Mus musculus）中达到 1908 种，大鼠（Rattus norvegicus）中达到 728 种，线虫（Caenorhabditis elegans）中达到 368 种等。miRNA 的研究成了生命科学领域的一个热点。

二、miRNA 与衰老

大量的研究发现 miRNA 广泛地涉及体内的生物学过程。研究发现 miRNA 对模式生物线虫和果蝇的寿命决定起着很重要的作用，这说明 miRNA 参与了老龄化的复杂过程。微阵列芯片技术和深度测序技术得到的 miRNAs 表达图谱表明：线虫除了 lin - 4 外，还有很多其他 miRNAs 在成年生命过程中表达水平发生显著改变（Ibanez-Ventoso et al.，2006；de Lencastre et al.，2010；Kato et al.，2011）。例如，let - 7 和 miR - 34，它们是从线虫到人类中都具有的进化保守性的 miRNAs（Roush et al.，2008；Ilbay et al.，2019），在正常衰老过程中，它们的表达水平分别会出现显著性的下调和上调（Ibanez-Ventoso et al.，2006；de Lencastre et al.，2010；Kato et al.，2011）。miRNA 序列测定和微阵列芯片测定，检测相同样本中的同一个 miRNAs 时，会表现出非常相似的趋势。在有利于生存的条件（如低温孵育）下，很多 miRNAs 在衰老过程中会延缓表达变化，如 miR - 34 其衰老过程会显著地延缓表达变化。相反地，在不利于生存的条件（如高温孵育）下，衰老过程中它们会加速表达的改变（Kato et al.，2011）。这些结果表明在衰老过程中机体严密的调节了 miRNAs 的表达，其中一些与年龄相关的 miRNAs 可以作为衰老的生物标记分子。Salta 等（2012）发明了一个可以监控单个线虫其生命历程中的生理和基因表达变化的装置，它能够反映个体的健康状况与可能的寿命。他的研究发现除了躯体大小、运动速度、老年色素的积累等在内的这些传统的寿命标记以外，与年龄相关的 miRNAs 的表达谱也能够预测未来寿命，如 miR-71 和 miR-239（通过 promoter：GFP 报告载体测定）（Salta et al.，2012）。

de Lencastre 等（2010）在研究线虫衰老过程发现一些 miRNAs 的表达改变对正常寿命的维持是必需的。miR - 71 的缺失突变体在早期的成年阶段会出现表达水平的上调，但是在衰老过程中则会出现表达的下调，这说明 miR - 71 突变可以使线虫寿命显著缩短。de Lencastre 等（2010）再通过基因敲除获得了 miR-239 的缺失变异体，在衰老过程中该突变体会出现表达水平上调，从而使得线虫寿命增长，研究表明 miR-239 可以促进线虫寿命的缩短。除了 miR-71 和 miR-239 外，另一个进化保守的 miRNA 是 miR-34，其也与秀丽隐杆线虫的寿命决定有关（Yang et al.，2013）。由于这些突变体在其他方面是正常的，通过观察表明，生命周期中这些 miRNAs 的缺失对寿命的影响，不是由发育过程中的异常所导致，而是由成年期的缺陷所导致的（Miska et al.，2007）。

三、miRNA 与退行性疾病

miRNA 还与多种疾病发生相关，如神经退行性疾病（如阿尔兹海默疾病、帕金森病、精神分裂症等）、心血管疾病（心肌梗死、心肌纤维化、动脉粥样硬化等）和新陈代谢疾病（糖尿病、肥胖等）等。Liu 等（2012a）报道发现果蝇在其大脑成年期会开始表达一种 miRNA——miR-34，而如果 miR-34 缺失将会使蛋白错误折叠积累的增加，进而出现大脑神经退行性疾病和寿命减短。Fiedler 等（2011）研究表明，发生心肌缺血后，富集在心脏血管内皮细胞和心肌的 miR-24 则表达上调，miR-24 是内皮细胞凋亡和血管生成的关键调节因子。心肌层中 miR-29 的表达下调可以导致心肌细胞纤维化（van Rooij et al.，2008）。miR-146a 家族在动脉粥样硬化斑块大量表达（Taganov et al.，2006）。miR-375 在胰腺细胞中表达，并在胰岛细胞中过表达，是胰岛素分泌的调节因子，对正常的葡萄糖内稳态有很重要的作用（Poy et al.，2009）。在高脂肪饲料诱导的肥胖小鼠中，miR-143 发生表达上调（Takanabe et al.，2008）。在阿尔兹海默病中，miR-103 和 miR-107 可以阻抑丝切蛋白的形成，miR-103 和 miR-107 的下调导致了阿尔兹海默病中的丝切蛋白的大量形成（Yao et al.，2010）。在帕金森病中，miR-133 调节与帕金森病相关的转录因子 NGRG 1 的表达，miR-7、miR-153 和 miR-433 调节帕金森病中的 α-synuclein 的表达（Salta et al.，2012）。miR-132 和 miR-212 涉及精神分裂症中，类似突触塑性和连接性的多种异常发生（Wang et al.，2008）。

第四节　纹状体与衰老及帕金森病

基底神经核是一群功能联系密切的皮质下结构，处在锥体外系，由纹状体（Striatum，Str）、内侧苍白球（Internal segment of Globus Pallidus，IGP）、外侧苍白球（External segment of Globus Pallidus，EGP）、黑质网状部（Substantia nigra pars reticulate，SNr）、黑质致密部（Substantia nigra pars compacta，SNc）及丘脑底核（Subthalamic nucleus，STN）组成，涉及感觉运动、认知信息的整合与传递。这些核团的功能紊乱会造成多种神经性运动功能障碍，包括 PD、亨廷顿舞蹈病（Huntington's disease，HD）、肌张力障碍（Dystonia）及图雷特氏综合征（Tourette Syndrome，又称小儿抽动秽语综合征）等（Galvan et al.，2006）。通常纹状体被内囊致密的纤维束分成壳核和尾状核，由于有着相同的细胞类型和放电模式，壳核和尾状核可以被认为是一个连续的整体。尾状核接受来自前额叶的投射，而壳核主要接受来自运动皮质的投射（Galvan et al.，2006）。

纹状体作为传入核团接受来自大脑皮质的兴奋性的谷氨酸能传入，以 γ - 氨基丁酸（γ - aminobutyric acid，GABA）能神经元为主的纹状体神经元存在 D1 和 D2 两种多巴胺（Dopamine，DA）受体，还接受来自黑质至纹状体通路 DA 能的投射，对两种 DA 受体分别产生兴奋和抑制作用。Kreitzer 等（2008）报道纹状体不仅能够调节运动方向、顺序、速度和幅度，而且在运动可塑性，如习惯形成和条件行为等方面也发挥着特殊作用。Jeol 等（1994）按照皮层纹状体投射功能划分，将大鼠纹状体分为运动纹状体、联合纹状体和边缘纹状体 3 个部分。运动纹状体包括尾壳核外侧，由皮质颗粒层的外层和内层支配；联合纹状体由尾壳核的内侧组成，由扣带前区支配；边缘纹状体是位于纹状体尾侧和苍白球交界处的梭形细胞构成的新区，边缘或称腹侧纹状体广泛接受来自边缘系统的纤维投射，如海马体、杏仁核及与自主功能有关的前额叶皮层（如眶回、边缘前回、岛回）。Packard 等（2002）和 Chudler 等（Chudler et al.，1995；Borsook et al.，2010）发现纹状体的相关神经纤维联系及其内部结构十分复杂，机能也呈现出多方面的不同，如运动整合、调整躯体和内脏的相关信息传入、参与学习记忆神经环路的组成及疼痛反应等。

越来越多的证据显示不同的神经退行性疾病可能有相似的病理学机制。在多种神经退行性疾病患者和动物模型中均发现，如基因 Tar DNA binding protein of 43 kD（TDP‐43）异常变化导致多种神经退行性疾病，参与 AD、PD、亨廷顿舞蹈病（HD）、额颞叶痴呆（Fronto-temporal dementia，FTD）和肌萎缩性侧索硬化（Amyotrophic lateral sclerosis，ALS）等多种疾病（Neumann et al.，2006；Arai et al.，2009；Maekawa et al.，2009），而认知功能损伤、身体运动功能障碍等是增龄性神经退行变化或疾病的主要表现。根据临床和病理学观察，纹状体不同部位的损害，可以产生肌张力的变化和一系列不自主运动，如 PD 及 HD。近年来，随着分子生物学技术的发展及对纹状体内部解剖结构的深入研究，发现纹状体的内部纤维联系结构十分复杂，具有多方面的功能，如整合机体的运动功能、对躯体和内脏的传入信息进行调节、参与组成学习、记忆神经回路（Brooks et al.，2010）及对机体疼痛反应刺激的处理等（Cantuti-Castelvetri et al.，2010）。纹状体对运动技能的调节依赖来源于中脑黑质区及腹侧背盖区等部位的多巴胺能神经元支配，其神经末梢释放的多巴胺作用于纹状体内的 γ - 氨基丁酸能神经元、乙酰胆碱（Ach）能神经元，以此来调节这些神经元的活动（Korchounov et al.，2010；Gerfen et al.，2011）。Cools 等（Cools et al.，2008；Willuhn et al.，2008）利用 PET 发现纹状体多巴胺含量与听力学习记忆幅度具有相关性，说明纹状体内多巴胺含量与其记忆功能之间存在着某种内在联系。Willuhn 等（2008）发现学习记忆功能可能依赖于纹状体内的多巴胺受体。临床上发现黑质纹状体系统多巴胺的不断耗竭导致帕金森患者在疾病的不同阶段都存在着不同程度的记忆认知功能障碍。Kreitzer 等（2007）研究表明纹状体功能受损，如 DA 神经元的去传入是发生 PD 的重要标志。最新有学者研究报道，衰老过程中脑纹状体神经元部分消逝，引起黑质多巴胺神经元的去传入、变性、消逝，后者又使部分存留的纹状体神经去传入，出现黑质—纹状体—黑质单突触反馈链中造成恶性循环，导致部分环路缺损，从而功能上随增龄出现老年人动作迟缓、蹒跚步态等衰老表现。

大量研究表明，毒性羰基化合物几乎能与所有单胺类神经递质反应，形成多种二聚或多聚老年色素样羰氨聚合物，毒性羰基化合物与诸多以氨基或巯基为活性位点的蛋白质受体发生急性或慢性亲电反应（Schoneich，2002；Vitek et al.，1994）。实验室前期研究发现 5 - 羟色胺（5 - hydroxytryptamine，5 - HT）能够与丙二醛（MDA）直接反应，因此认为 5 - HT 具有抗羰基交联的作用，相反，羰基应激消耗了 5 - HT。从氧应激和糖应激等导致神经退行性疾病 AD、PD 和 HD 等的机制研究、防治方法和药物应用来看，羰基应激所引起的生物组织在增龄过程中由量变到质变的生化衍变是神经退行或发生疾病的上游病理生理机制之一。

第五节 运动适应性机制：抗逆锻炼

一、Horemsis 效应与抗逆锻炼

1943 年，Southam 等在研究红雪松提取物对真菌的作用时，将观察到的双剂量 - 效应关系曲线正式命名为 Horemsis，并发表于 *Phytopathology*，这也是 Hormesis 一词正式出现在学术刊物上。Hormesis 本意是"to excite（激活）"，源于希腊语"hormaein"，过去也曾用"hormoligosis"一词。oligo 表明在低剂量水平下，其剂量 - 效应关系以"low-dose stimulation and high-dose inhibition"为特征的双相曲线（Calabrese et al.，2003）。Hormesis 效应是指有毒物质对生物体在低剂量时表现出有益作用（如刺激生长发育），但在高剂量时却表现出不良影响。或者更广义地说，就是有毒物质在高浓度时产生的某些效应，而在低浓度时则产生相反的效应。Hormesis 效应包含两层含义：一层是有利效应与不良效应，这是针对有毒物质对生物体的具体效应而言，如某一种有毒物质在高浓度时能抑制生长，但在低浓度时却能促进生长；另一层是高剂量和低剂量，这是相对于传统的无作用剂量、未观察到不良效应水平或无可见有害作用水平（No observed adverse effect level，NOAEL）或最低可见有害作用水平（Lowest observed adverse effect level，LOAEL）而言，低于 NOAEL 就作为低剂量水平。Hormesis 效应以双相剂量 - 反应曲线为特征，包括倒 U 形线和 J 形线两种类型。倒 U 形曲线主要表现为有毒物质在低剂量时对生物体正常生长发育有益指标的促进作用；J 形曲线则主要表现为有毒物质在低剂量时对不利于生物体生长发育的指标具有抑制作用（Calabrese et al.，1999；Calabrese，2001；Calabrese et al.，2009；Li et al.，2009）。Hormesis 效应作为对低剂量条件下双相剂量 - 反应关系的一种更科学、更精确的描述，经 Calabrese 等再次提出，很快引起了国内外相关领域研究者的广泛关注和讨论。基于植物学抗逆和 Hormesis 效应，抗应激锻炼或者专业术语"抗逆锻炼"是由 Calabrese 等整理出来的（Calabrese et al.，2007）。抗逆锻炼（Hormesis or the hardness exercise）描述的是一个细胞、有机体或组群从抑制一个双相反应到暴露的任何过程，以增加一个物质或条件的量（如化学的感官的刺激或代谢应激）；一种典型的、低剂量刺激暴露会引出有益反应，而高剂量会导致抑制或毒性。

二、氧化应激与运动抗逆锻炼

羰基应激在衰老生化机制中的核心作用，在所谓"抗应激、扫垃圾、换零件"防老抗衰的三大防御系统中（图 1-13），抗羰基应激就极为重要的补上了清除代谢垃圾这一环

（印大中 等，2012）（图1-14）。这可能是机体日复一日的睡眠、适宜有氧运动有利于机体等作用的可能机制之一。

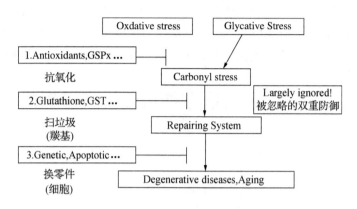

图1-13 防老抗衰的三大防御系统

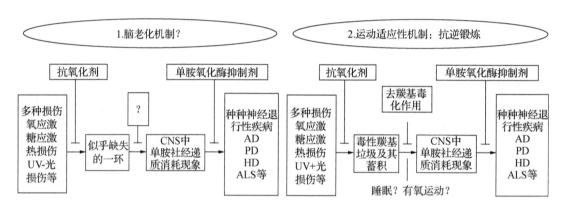

图1-14 脑老化机制羰基应激与运动抗逆锻炼机制

不同的体育运动，对机体的锻炼作用和锻炼部位也许有别，但它们都有一个共同的特点，那就是都需要主动地消耗能量。虽然人类肌肉中储藏着多种能源物质，主要为三磷腺苷（ATP）、磷酸肌酸（CP）、肌糖原（Glycogen）、脂肪（Fat）等，但由于人体预存的ATP和CP只能维持极短的时间，很容易使运动系统能量供应紧张，导致机体原有的能量供应平衡状态被打破，即"能量应激"（Li et al.，2009）。生物体受到"能量应激"的刺激后，为了满足运动系统能量的需求，在神经系统的协调下，循环系统将重新分配血液的分布，同时呼吸和心率加快。机体这一改变显然能加速运动系统的呼吸作用，从而加速合成ATP；但同时，又会造成多种应激：首先，运动系统加快呼吸作用，在合成更多ATP的过程中，将不可避免地产生更多的ROS（如超氧阴离子自由基、羟基自由基、过氧化氢等）等对生物大分子具有很强反应活性的副产物，从而造成局部"氧应激"（Jones，2006），同时，肌肉内不可避免地会积累一定量的乳酸，造成"乳酸应激"；其次，由于循环系统的血液更多地流向运动系统，而机体储存的血液有限，很容易造成内脏和脑部缺血，导致相应的应激；再次，高频率的心率和呼吸本身对心脏和呼吸器官来说就是一种平衡状态的改变，即应激；此外，其他包括免疫、排泄、内分泌系统在内的各个系统，在运动过程中都会发生不同程度的应激（Li et al.，2009）。

长期规律性有氧运动可以提高机体的抗氧化能力，减轻自由基对组织细胞的危害，降低细胞脂质过氧化反应，从而减少脂质过氧化物——脂褐素的产生及其在细胞组织中的沉积等。有研究表明长期规律的耐力运动后，线粒体呼吸链蛋白复合物活性和合成均增加（Holloszy，1967），呼吸链复合物活性的变化可以优化线粒体呼吸链复合物酶活性的比值，从而有利于运动中细胞稳态的维持（Daussin et al.，2008）。中等强度规律运动能预防衰老引起的 Complex Ⅰ 和 Complex Ⅳ 的活性下降（Navarro et al.，2004），其机制可能阻断 ADP、AMP 衍生次黄嘌呤生成，从而防止运动性缺血、缺氧导致的氧化应激损伤。有氧运动产生适量的氧自由基（Reactive oxygen species，ROS）等通过机体抗逆锻炼重建或加强了机体动态稳态的缓冲能力（Allostasis buffering capacity，ABC），即是一种抗逆锻炼机制（Li et al.，2009）。氧化–抗氧化的内稳态（Oxidant-antioxidant homeostasis，OAH）可将 ROS 调控在一定水平（Jackson et al.，1983）。

长期规律性有氧运动使心脑血管产生良好的适应性变化，有利于保持脑健康和延缓脑老化。Henriette 等（2005）研究表明自转轮有氧运动能改善老年小鼠学习能力，促进海马神经元新生（Neuroegenesis）刺激神经纤维生长。长期规律性有氧运动本身是一种应激刺激。仔细比较各研究领域中相关应激的真正内涵（Suzuki et al.，2001；Jones，2006；Li et al.，2010b），可以发现，研究者对应激的认识都有一个共同点，那就是都认为"应激"是一个与平衡相关的概念，因此，应激可定义为：在内外因素的作用下，机体原有的稳态被改变的状态；或者换成通俗的说法就是，一种失衡状态。相应地，所有引起稳态改变的内外作用因素，称之为"应激因子"；机体对稳态改变所做出的反应，称之为"应激反应"。根据这一定义，氧应激可以理解为：在某种因子的作用下，ROS 的产生和清除的动态平衡被打破的状态，即机体产生的 ROS 超出了机体原有的清除能力所表现出来的一种状态。Radak 等（Radak et al.，2005；Radak et al.，2008）提出了抗逆锻炼（毒物兴奋效应）典型曲线与运动效应的关系（图 1-15），他们阐述适宜中等强度运动提高机体不同器官的生理功能，减少疾病的发生率，提高人们的生活质量；静态生活方式（运动不足）、剧烈运动或者运动过度增加疾病的危险度，降低机体的生理功能。

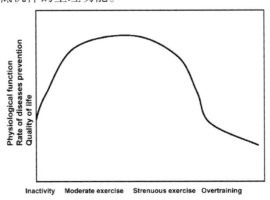

图 1-15 抗逆锻炼（毒物兴奋效应）典型曲线与运动效应的关系（**Radak Z et al.，2008**）

现有的研究表明，体育锻炼这一应激因子对机体的作用非常符合抗逆锻炼的基本特征，即适量的体育运动有益于增强体质，而过度的体育运动则对机体有损害（Warburton et al.，2007）。那么，体育运动增强体质的过程，是不是一种抗逆锻炼呢？可靠数据显著表明，运动在体适能中起重要作用。考虑到运动策动力的特点及稳态应变的属性，Li 等（2009）首先提出，适度运动诱导体适能的生理机制是一种"抗逆锻炼诱导稳态应变负荷增强"。可以用一个框架将运动近期的理解组织起来，成为一个统一且可以考察的概念（图1-16）。

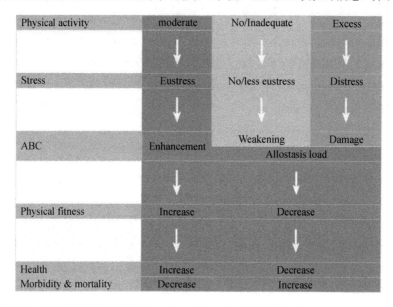

图1-16　运动作用于体适能（**Physical fitness**）和健康的框架（**Li et al.，2009**）

抗逆锻炼的最基本特征是"二阶剂量效应"，因此，为了达到最佳锻炼效果，同时不造成组织损伤，首要的问题是测量多大的运动量是抗逆锻炼从对身体有益转变到对身体有害的临界点。无论是对抗逆锻炼的理论解释，还是现有的运动医学实验进展，都表明"适度运动的量"已成为当前急需解决的科学难题（Li et al.，2009）。考虑到现有的研究表明：人体成熟后，运动能力下降的速度是每10年下降10%（Kasch et al.，1999）。今后数年的运动医学研究应集中到某一年龄阶段的人群，进行系统的"适度的量"的检测，找出"抗逆锻炼"的临界点，从而达到更科学地指导人们进行适度的体育锻炼，最大限度地提高人的身体素质。那么，规律有氧运动有利于纹状体，或者神经退行性疾病，如 PD 的机制是一种抗逆作用？这种抗逆作用的机制是怎样的呢？运动有利于延缓神经退行性疾病的发展，但其机制还不太清楚。

第六节　研究切入点与构思

基于羰基应激我们提出有氧运动抗衰老和延缓神经退行及疾病的适应性机制是一种抗逆锻炼作用机制：能量－氧应激稳态的适应性变化，启动 miRNA 调控其靶通路之一的信号通路相关蛋白质转录及翻译过程中羰基化修饰，影响并调控神经新生/细胞自噬/凋亡的平衡稳态关系，从而延缓神经退行或者帕金森病变的发生发展，为老年医学延缓神经退行与神经退行性疾病，如 PD 等的发生发展进程的早期和运动科学提供非常重要的理论意义与临床指导意义。

实验以 3 月龄（年轻）、13 月龄（中年）和 22 月龄（老年）的 SPF（Specific Pathogen Free，SPF）级雄性（Sprague-Dawley，SD）大鼠为研究对象，构建增龄大鼠纹状体老化及实施 10 周递增负荷有规律的中等强度规律有氧运动进行干预的在体实验模型。采用旷场实验、水平绳实验和黏附物去除实验等运动行为学指标监控。同时，构建了 13 月龄 SPF 级雄性 SD 大鼠预先 8 周递增负荷中等强度规律有氧运动后 6 - 羟基多巴胺（6 - hydmxydopam-ine，6 - OHDA）致使帕金森病变的模型。参照 Paxions&Watson 的著作 The Rat Brain in Ster-eotaix Cordinates. 7th Edition 和包新民等编写《大鼠脑立体定位图谱》，确定右侧纹状体双坐标 2 个靶点，单侧注射 6 - OHDA（2.0 mg/mL）致诱导大鼠患帕金森病，旋转行为鉴定术后 1 周开始，采用阿朴吗啡以诱导其向健侧旋转，确定帕金森病大鼠模型为成功模型，为期 2 周后取材。实验方案结束后大鼠用 10% 的水合氯醛麻醉处死，采用多种方式取材，一部分大鼠立即取电镜材料置于戊二醛；一部分大鼠进行升主动脉灌注，取新鲜大脑分离纹状体，采用液氮速冻法用锡箔包好存入液氮罐或 -80 ℃冰箱保存；另一部分大鼠进行 4% 的多聚甲醛进行固定取材等。检测血常规和血液的氧化应激生化指标；采用了苏木精 - 伊红（Hema-toxylin-eosin，HE）染色法和电镜等观察纹状体超微形态等、末端脱氧核苷酸转移酶脱氧尿苷三磷酸切口末端标记（Terminal deoxynucleotidyl transferase dUTP nick end labeling，TUNEL）法检测神经细胞凋亡等体视学相关指标；对超氧化物歧化酶（Superoxide dis-mutase，SOD）与脑源性神经营养因子（Brain derived neurotrophic factor，BDNF）表达水平进行了免疫组织化学和免疫印迹等的水平检测；再对生物大分子（主要从基因和蛋白质）采用亲和素珠富集羰基化蛋白、电喷雾四级杆飞行时间质谱（Electrospray ionization quadru-pole time-of-flight mass spectrometry，ESI-Q-TOF-MS/MS）分离鉴定羰基化蛋白质，使用 MAS-COT 服务器的数据库进行搜索（版本 2013 Matrix Science-Mascot-MS/MS-Ions Search），分析蛋白的亚细胞定位和生物学功能及生物信息学分析，并找出羰基化蛋白质的氧化修饰位点及蛋白质相互作用关系。挖掘纹状体增龄性老化与帕金森病及实施规律有氧运动的差异羰基化蛋白质。为了了解重要羰基化蛋白质在转录翻译中的具体机制，我们采用了丹麦 Exiqon 公司研发的第 7 代产品 miRNA 微阵列芯片 miRCURY^{TM} LNA Array（v. 18.0）。整合 IPKB、mir-Base、TarBase 实验数据库及靶标预测数据库 TargetScan 中的所有 miRNAs 靶标数据，挖掘相关上调或下调的 miRNAs 的靶基因预测信息，经过 Ingenuity Pathway Analysis 生物信息学分析其作用的相关信号通路。再进行荧光实时定量（Quantitative real-time PCR，qRT-PCR）（ABI 公司生产的 7900HT384 孔板 qRT-PCR 仪）验证，验证变化趋势与 miRNA 表达谱芯片表达结果的一致性。最后，结合 qRT-PCR、免疫组织化学和免疫印迹（Western Blot，WB）等筛选的相关通路，对所筛选调控的通路相关蛋白质进行检测与验证，旨在了解和解析纹状体增龄性老化与帕金森病的羰基应激机制及实施规律有氧运动的抗逆作用的适应性机制。

第二章 增龄性老化运动干预模型的建立

第一节 概 述

现代生物医学关于大脑衰老和神经退行性疾病的相关研究及防治方略，从氧应激、糖应激、光损伤、热损伤、炎症损伤到最终的阿尔茨海默病（Alzheimer disease，AD）、帕金森病（Parkinson's disease，PD）、亨廷顿舞蹈病（Huntington's disease，HD）、肌萎缩性侧索硬化（Amyotrophic lateral sclerosis，ALS）等的机制研究、防治方法和药物应用，主要涉及遗传基因变异、表观遗传改变、内外环境因素影响、蛋白质异常修饰及在脑内沉积、神经营养及可塑性改变、氧化应激破坏、离子通道受损、金属离子代谢及能量代谢紊乱等（印大中 等，2012）。

最新有学者报道，衰老过程中脑纹状体神经元部分消逝，引起黑质多巴胺神经元的去传入、变性、消逝，后者又使部分存留的纹状体神经去传入，出现黑质—纹状体—黑质单突触反馈链中造成恶性循环，导致部分环路缺损，从而功能上随增龄出现老年人动作迟缓、蹒跚步态等衰老表现（Venkateshappa et al.，2012）。有研究表明长期规律耐力运动后，线粒体呼吸链蛋白复合物活性和合成均增加，呼吸链复合物活性的变化可以优化线粒体呼吸链复合物酶活性的比值，从而有利于运动中细胞稳态的维持（Daussin et al.，2008）。中等强度规律运动能预防衰老而引起的 Complex Ⅰ 和 Complex Ⅳ 的活性下降（Navarro et al.，2004）。Ji 等（Ji，2002；Ji et al.，2006）认为通过对氧化还原敏感信号转导通路的激活，运动诱导的氧化应激可作为一种重要的信号分子来刺激骨骼肌抗氧化系统的适应，即运动中产生的活性氧（ROS）可引起复杂的信号转导，而通过这些转导可提高人体的抗氧化能力。运动导致 ROS 生成的同时，促进了抗氧化酶的表达，细胞内广泛存在着参与 ROS 清除的酶和非酶体系，这些抗氧化物包括催化过氧化物及氢过氧化物降解的有关酶，主要抗氧化酶包括超氧化物歧化酶（Superoxide dismutase，SOD）、谷胱甘肽过氧化物酶（Glutathione Peroxidase，GSH-Px）、谷胱甘肽还原酶（Glutathione reductase，GR）、谷胱甘肽 S - 转移酶（Glutathione S-transferase，GST）、NAD（P）转氢酶等（Ji，2002；Ji et al.，2006）。有氧运动伴随着骨骼肌 ROS 产生的增加，导致组织损伤。但是，它可能产生适应性反应，如抗氧化酶活性上调和其他保护机制，可以通过规律的和适度的运动进行诱导，并且以这种方式获得总保护活性，用于应付以后可能会遇到的强大应激。

第二节　材料与方法

一、实验对象与分组

取健康雄性 SD（Sprague-Dawley Rat，SD）大鼠 3 月龄 20 只［体重（481.25 ± 22.17）g］、13 月龄 24 只［体重（547.75 ± 21.94）g］和 23 月龄 24 只［体重（693.21 ± 68.85）g］，均为 SPF 级动物，由湖南省科学技术厅认证许可的长沙市开福区东创实验动物科技服务部提供，动物许可证号：SCXK（湘）2009 - 0012，湖南省动检二站进行质量检测。以国家标准啮齿类动物饲料饲养，等级为 A 级。实验期间室温保持在 20 ~ 24 ℃，相对湿度为 45% ~ 55% RH。大鼠自由饮用烧开冷却的自来水，并保持每天换饮用水和适当添加饲料，隔天更换垫料和动物喂养箱。实验动物房、喂养箱和饮水瓶每周定期消毒。实验过程中对动物的处置按照湖南师范大学伦理委员会审批（No. 2015 - 145），国际实验动物处理办法条例（Guidelines for Care and Use of Laboratory Animals，Washington DC 2011）等执行。符合 1998 年中华人民共和国国务院和国家科学技术委员会第 2 号令《实验动物管理条例》（2017 年修订版）、2017 年中华人民共和国科学技术部颁布的《关于善待实验动物的指导性意见》和 2012 年湖南省人民政府令第 259 号《湖南省实施〈实验动物管理条例〉办法》的规定（Liu et al.，2019c）。

每个年龄组大鼠按体重随机分组，分为青年对照组（Young sedentary control group，Y-SED；$n = 10$）、青年运动组（Young aerobic exercise runner group，Y-EX；$n = 10$）、中年对照组（Middle age sedentary control group，M-SED；$n = 12$）、中年运动组（Middle age aerobic exercise runner group，M-EX；$n = 12$）、老年对照组（Old age sedentary control group，O-SED；$n = 12$）和老年运动组（Old age aerobic exercise runner group，O-EX；$n = 12$）。经过 10 周规律有氧运动后，大鼠实际年龄分别为 6 月龄、16 月龄和 25 月龄，相当于人的年龄 15 岁左右、42 岁左右和 65 岁左右（图 2-1）。

二、规律有氧运动模型

所有 SD 大鼠在实验动物房内适应性饲养 2 周后，采用杭州立泰科技有限公司研制的 PT 动物电动跑台进行 3 天的适应性跑台训练，坡度 0°，速度 10 m/min，每天 5 ~ 10 min。中等强度规律有氧运动模型：参考本实验前期动物实验等（Hu et al.，2013；Liu et al.，2014；Liu et al.，2019c），以及国内张勇等研究报道（张勇 等，2010；郑澜 等，2010），以中年大鼠运动负荷为依据，运动强度相当于最大摄氧量（Maximum oxygen consumption，$\nu_{O_{2max}}$）60% ~ 65% 逐渐递增到 70% ~ 75%，采用 PT 动物电动跑台，坡度 0°，实验动物运动时间为期 10 周。青年、中年和老年大鼠的运动负荷均从第 1 周每天速度以 15 m/min 跑台运动 15 min 开始，第 2 周 15 m/min 的速度不变运动时间递增 5 min，第 3 周适当递增运动强度速度增加为 18 m/min 并将时间延长至 25 min，第 4 周 18 m/min 速度不变运动时间延长至 30 min；根据增龄性因素，第 5 周从速度和时间两方面考虑递增延续到第 6 周作为运动负荷

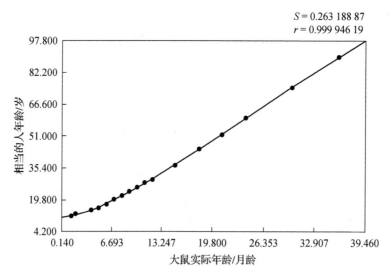

$S = 0.263\,188\,87$
$r = 0.999\,946\,19$

图 2-1　大鼠年龄与相当的人年龄的换算（http：//www.taletn.com/rats/age/）

固定的过渡运动期，前 6 周每周运动 6 天。后 4 周固定运动强度：青年组以 25 m/min 的跑台速度运动 45 min，中年组以 22 m/min 的跑台速度运动 40 min，老年组以 20 m/min 的跑台速度运动 35 min，每周运动 5 天（表 2-1）。

表 2-1　各年龄组大鼠运动强度和运动时间安排一览表

分组	3 天适应期			递增负荷期（50%～60% ν_{O_2max}）						4 周恒定负荷期（65%～70% ν_{O_2max}）
	1st D	2nd D	3rd D	1st W	2nd W	3rd W	4th W	5th W	6th W	7th～10th W
Y-SED	10×15	10×20	10×25	No treadmill aerobic exercise regimen						
Y-EX	10×15	10×20	10×25	15×15	15×20	18×25	18×30	22×35	22×40	25×45
M-SED	10×15	10×20	10×25	No treadmill aerobic exercise regimen						
M-EX	10×15	10×20	10×25	15×15	15×20	18×25	18×30	20×35	20×40	22×40
O-SED	10×15	10×20	10×25	No treadmill aerobic exercise regimen						
O-EX	10×15	10×20	10×25	15×15	15×20	18×25	18×30	19×35	19×35	20×35

注：其中 D 天数；W 周数；Y-SED 青年对照组；Y-EX 青年运动组；M-SED 中年对照组；M-EX 中年运动组；O-SED 老年对照组；O-EX 老年运动组，下同。

三、实验取材与样本制备

（一）血液样本的收集

实验方案结束后，腹腔注射 10% 的水合氯醛溶液，按 0.5 mL/100 g 麻醉大鼠，将大鼠呈仰卧位于手术台上，暴露胸腔。在升主动脉处，用血肝素采血管采集血液，轻摇匀采血管，离心取上层清液用于血液生化指标的测定。

（二）升主动脉灌注

在取材前对大鼠进行灌注。经升主动脉灌注，先用生理盐水（37 ℃）快速灌注 5 min

（60 mL）左右以移除血液，或者先用 4 ℃、4% 的磷酸缓冲盐溶液（Phosphate buffer saline，PBS）灌注，针头扎在升主动脉，剪开升主动脉，直到肝脏发白（防止残留的血液导致非特异性染色）。

（三）纹状体的取材

①取纹状体核团方法：将剥出的全脑置于倒扣在冰烧杯上，烧杯上垫一层卷筒纸；用 2 个弯头小镊子沿大脑中缝轻轻向两侧将皮层拔开；拨开皮层后见皮层下有形似豆状的纹路清晰的核团便是纹状体；用弯头镊接轮廓轻轻取出所需组织即可。同时，采集海马、脑前额叶和脑皮层等组织。

②参考 Glowinski and Iversen 发表的 *Adrenergic structures and regulation of pituitarty-adrenal function*，George Paxinos 和 Charles Watson 著，诸葛启钏译的《大鼠脑立体定位图谱》取出大鼠大脑两侧的纹状体。组织取材后经过液氮速冻后置于 −80 ℃ 冰箱保存。液氮速冻法：将纹状体等脑组织各部分平放于软塑料瓶盖或特制小盒内（直径约 2 cm），然后将特制小盒缓慢平放入盛有液氮的小杯内，当盒底部接触液氮时，即开始气化沸腾，此时，小盒保持原位切勿浸入液氮中，10 ~ 20 s 组织即迅速结成冰块。取出组织冰块后，包好存入液氮罐，再转入 −80 ℃ 冰箱保存。

（四）电镜样本制作

迅速将大鼠脑纹状体组织分离，用刀片将组织块切成 3 mm × 3 mm × 3 mm 左右的立方体小块，放入装有预冷的 2% 的戊二醛溶液（来源于 Glutaraldehyde，50% Solution Code：0875 100 mL，Lot#：2781C268，Grade Reagnt Grade，Amresco）的进口离心管内，置于 4 ℃ 冰箱保存，用于电子显微镜待测。

（五）石蜡切片样本制作

上述升主动脉灌注完生理盐水后，然后用 400 ~ 500 mL 4% 的多聚甲醛 0.1 mol/L 磷酸缓冲液（pH 7.4、4 ℃）灌注固定，直到动物的肝脏发硬、尾巴僵直，才完成灌注。取脑组织，继续保存在 4% 的多聚甲醛 0.1 mol/L 磷酸缓冲液中 4 ℃ 冰箱过夜（不要超过 48 h），再转移至 30% 的蔗糖脱水至沉底，然后常规脱水、透明、进蜡、石蜡包埋。每组至少取 3 只大鼠用于石蜡切片样本制作。

四、运动行为学实验

（一）旷场实验

1. 实验装置

旷场装置由长×宽×高为 100 cm × 100 cm × 40 cm 的无盖立方形装置组成，四壁为黑色，底为白色。底部被分割成 25 个正方形大方格（20 cm × 20 cm），每个大方格再分为 400 个小方格（1 cm × 1 cm）。旷场装置放置于一个光强度为 20 lux 的无背景、无噪声室内，将数码摄像机置于装置正上方。每只大鼠在实验前均用 75% 的酒精清理旷场底面和四壁以去除气味（Zhang et al.，2011）。

2. 操作程序

旷场实验在大鼠非活动期（8：00—15：00）进行。在实验第 8 周，每只大鼠在旷场装置中预暴露 5 min 适应，然后在第 9 周和 10 周进行 2 次测验，对第 10 周测试的成绩进行分析。每次每只大鼠依次放在旷场中心区域，用数码摄像机记录大鼠旷场行为活动 5 min，用于分析。

3. 旷场行为参数

旷场装置被分为中心区和周围区。旷场实验记录 5 种行为模式，即运动行为（Motor behavior）、探索行为（Exploratory behavior）、趋触性行为（Thigmotaxic behavior）、静止闻嗅行为（Immobile-sniffing）和理毛行为（Grooming behavior）等。各种行为主要体现在中央格停留时间、跨格数、直立次数、清洁次数、排便次数等方面。

（二）水平绳实验

参照 Jänicke 等（1983）的方法，首先进行适应训练，随后进行连续 2 天的水平绳实验。将直径为 0.4 cm、长为 83 cm 的绳索两端固定于距台面 45 cm 高的位置，使大鼠的前爪抓住绳索，这时动物会出现引体向上和用后爪抓住或尾巴缠住绳子的动作，记录每只大鼠在绳上的悬挂时间，每只大鼠 5 min 后重复实验 1 次。取两次悬挂时间的最好成绩进行统计。检验两次的悬挂时间最后成绩的平均值进行分析。

（三）黏附物去除实验

水平绳实验结束后，每组随机各取 5 只大鼠分别进行鼻黏附物去除实验和前爪黏附物去除实验。参照 Schallert 等（1982）的方法，先进行适应训练，随后进行黏附物去除实验。

首先进行鼻的触觉刺激，将 1.9 cm×1.4 cm 的矩形黏附标签纸（Avery）纵向轻压在大鼠的鼻左侧或右侧，标签纸的前缘距离鼻孔 6 mm，记录大鼠从开始接触到去除黏附标签纸的时间，当标签纸被去除或标签纸未被去除粘贴 3 min 后实验结束。每只大鼠进行 3 次实验，取第 1 次的数据进行统计分析。

然后利用直径 1.3 cm 的圆形标签纸进行前肢触觉刺激。圆形标签纸被置于腕关节的桡侧，远侧端覆盖住前爪无毛部分约 1 mm。记录圆形标签纸从腕部被去除的时间，当标签纸被去除或标签纸未被去除粘贴 5 min 以后实验结束。为了将皮肤和毛皮表面的脂质对标签纸粘连性的影响降到最低，大鼠的前肢在实验前都用 50% 的乙醇溶液洗涤，并干燥 15 min 左右。大鼠的腕部和爪子都用洁净干燥的棉纱布擦拭后再粘贴圆形标签纸。每只大鼠进行 3 次实验，取第 1 次的数据进行统计分析。

五、生化指标的检测

丙二醛（MDA）含量、谷胱甘肽过氧化物酶（GSH-Px）活力、总超氧化物歧化酶（T-SOD）活力和一氧化氮（NO）含量的测定，采用南京建成生物工程公司提供的相应的检测试剂盒完成测定工作，测定操作方法参考制造商的说明书。

具体计算如下：

$$MDA\ 含量(nmol/gprot) = \frac{测定管\ OD\ 值 - 对照管\ OD\ 值}{标准管\ OD\ 值 - 空白管\ OD\ 值} \times 标准品浓度(10\ nmol/L) \times$$

$$样本测试前稀释倍数;$$

$$GSH\text{-}Px\ 活力(U) = \frac{非酶管\ OD\ 值 - 酶管\ OD\ 值}{标准管\ OD\ 值 - 空白管\ OD\ 值} \times 标准品浓度(20\ \mu mol/L) \times$$

稀释倍数×样本测试前稀释倍数；

$$T\text{-SOD}\ 活力（U/mgprot）= \frac{对照\ OD\ 值-测定\ OD\ 值}{对照\ OD\ 值}÷50\% × \frac{反应液总体积（mL）}{取样量（mL）}÷$$

待测样本蛋白浓度（mgprot/mL）；

$$NO\ 含量（\mu mol/gprot）= \frac{测定\ OD\ 值-空白\ OD\ 值}{标准\ OD\ 值-空白\ OD\ 值}×标准品浓度（100\mu mol/L）×$$

标本测试前稀释倍数。

Bradford 法测蛋白浓度：称取 0.0026 g BSA，加入 26 mL 重蒸水，配成 0.1 mg/mL 的 BSA。称取 0.1 g 考马斯亮蓝 G－250，加入 50 mL 95% 的乙醇充分溶解，再加入 100 mL 85% 的磷酸，用重蒸水稀释、定容至 1000 mL，过滤 2 次。取样本 10 μL，加入 190 μL 重蒸水，稀释 20 倍（20×），摇匀。取稀释后的样本 100 μL，加入 900 μL 重蒸水，加入 5 mL 考马斯亮蓝，摇匀，静置 10 min 后，以 0 mol/L 为空白对照，在 595 nm 处比色，记录下 OD 值（optical density，光学密度）。根据标准曲线和样本 OD 值计算出样本的蛋白质量，进而除以样本原始体积即得样本浓度。

六、苏木精－伊红染色

运用酸性物质对碱性染料较易吸附，且吸附作用稳定；同样，利用碱性物质对酸性染料较易于吸附的原理染色。组织切片常规脱蜡水化后用苏木精－伊红 HE 染色法进行染色，胞核染成蓝色，胞质染成红色，光镜下观察肝细胞的整体结构。操作过程如下：

①常规脱蜡水化，双蒸水浸洗 5 min；

②苏木素染色 10～15 min，双蒸水浸洗 5 min×3 次；

③1% 的盐酸酒精分色，到切片变粉红色即可，双蒸水浸洗 5 min，使其恢复蓝色；

④5% 的伊红染色 1 min；

⑤梯度酒精脱水、二甲苯透明、中性树胶封片、镜检。

七、扫描电镜

扫描电镜又称扫描电子显微镜（Scanning electron microscope，SEM）。取材后的具体步骤如下。①固定：固定 1～3 h，吸出固定液，加入 0.1 mol/L pH 7.2 磷酸缓冲液，漂洗 1 h，换液 3～4 次。②脱水：去缓冲液后加乙醇逐级梯度脱水，依次用 30%、50%、70%、80%、90%、100% 的乙醇（两次）逐级脱水；样品在每级停留 15～30 min。③置换乙醇：去乙醇，加醋酸异戊酯与乙醇按体积比 1:1 配制的混合液浸泡 10～20 min 并适当摇动，再弃混合液，加纯醋酸异戊酯浸泡 10～20 min 并适当摇动。④样品的干燥：采用常规临界点干燥法。⑤粘贴样品：用镊子轻夹样品侧面，保证观察面向上，将样品粘贴到样品台上。待导电胶干透后进行真空镀膜和 SEM 镜检。⑥样品的导电处理：采用离子溅射镀膜法进行镀膜。

八、SOD 和 BDNF 的免疫组织化学测定

利用特异性一级抗体与脑纹状体组织中抗原结合，一抗再与生物素标记的第二级抗体结

合，生物素标记的二抗再通过生物素和抗生素及抗生素蛋白的亲和力使生物素标记的第二级抗体与抗生素蛋白 - 生物素 - 过氧化物复合体结合，DAB 使生成的抗原抗体复合物染成棕黄色或棕褐色。采用 Super Sensitive TM IHC Detection System Kit 试剂盒（No BS13278，购自美国 Bioworld Technology 有限公司）对脑纹状体组织中 SOD 和脑源性神经营养因子（BD-NF）进行定位、定性和定量研究。具体步骤如下。

①常规石蜡切片脱蜡水化，双蒸水洗 5 min，PBS（0.01 mol/L、pH 7.2 ~ 7.4）每 2000 mL PBS 添加 1 mL 吐温 - 20，即为 0.05% 的吐温 - 20 缓冲液（TBS），TBS 冲洗 5 min ×3 次；

②每个样本滴加 50 μL 辣根过氧化物酶阻断剂（Hydrogen peroxide blocking reagent），室温孵育 20 min，阻断内源性过氧化物酶活性，TBS 冲洗 5 min ×3 次；

③用 0.01 mol/L、pH 6.0 的枸橼酸缓冲液，置电磁炉加热至 100 ℃进行抗原热修复，自然冷却，TBS 液冲洗 5 min ×3 次；

④每个样本滴加 50 μL 正常动物非免疫血清（Blocking reagent）温孵育 10 min，减少或消除非特异性染色；

⑤每个样本滴加 50 μL SOD 一抗（No ab13533，1∶200，购自 Abcam 公司）、BDNF 一抗（1∶200，No BS6533，购自美国 Bioworld Technology 有限公司），置 4 ℃冰箱过夜；

⑥室温孵育 15 min，TBS 液冲洗 5 min ×3 次；

⑦每个样本滴加 50 μL Goat anti-Rabbit IgG（H&L)-HRP 二抗（1∶2000，No BS13278，购自美国 Bioworld Technology 有限公司），37 ℃恒温箱中孵育 30 min；

⑧每个样本滴加 50 μL HRP 标记链霉菌抗生物素蛋白 C，室温避光孵育 10 min；

⑨TBS 液冲洗 5 min ×3 次，用 0.05% 的 DAB - 0.03% 的 H_2O_2 显色 3 ~ 5 min，显微镜下掌握显色程度，TBS 液充分冲洗；

⑩苏木素染色 4 ~ 5 min，蒸馏水冲洗，1% 的盐酸 - 酒精分色数秒，自来水流水洗 15 min；

⑪梯度酒精脱水，二甲苯透明，中性树胶封片；

⑫阴性对照：用 PBS 代替一抗作为空白对照。

免疫组织化学的形态学计量（Morphometry）：采用美国 Simple PCI Version 6.0 生物显微镜系统采集图像和美国 MEDIA CYBERNETICS 公司开发的 Image-Pro Plus（IPP）Version 6.0 计算机生物显微图像系统处理与分析。

每组至少有 5 张切片，每张切片镜下（×200）随机取 5 个视野进行分析，SOD 和 BD-NF 的免疫组化阳性物质为黄色/棕色/棕褐色。

采用美国 Image-Pro Plus Version 6.0 中的 AOI（Area of interest）方式，选择测量阳性物质的总面积（Area of positive）、平均光密度（Mean optical density，MOD）和总累计光密度（Integrated optical density，IOD），当然还计算细胞数量。其中，OD 值（Optical density）又称光学密度，定义为吸收光线物质的光学密度，符合朗伯 - 比尔定律；MOD 反映了阳性物质的浓度或者强度，通过标定标尺后，MOD 还需要从灰度单位（Intensity）转换成光密度单位（Density），具体操作：单击"Measure-carlibration-intensity"，调出"intensity"校正窗口，再单击"new"按钮，再单击"Std optical density"即可；而 IOD 能反映选定区域的蛋白表达总量，$IOD = MOD \times S_{测量阳性物质}$。

九、统计学分析

所有数据均用 SPSS 16.0 统计学软件进行处理。数据均采用平均值 ± 标准差（$\bar{X} \pm S$）表示；各组间显著性差异采用方差分析；本实验在满足方差齐性条件下，使用 LSD（Least-significant Difference，最小显著差值）法和 SNK（Student-Neuman-Keuls，纽曼 – 科伊尔斯检验）法进行多重比较；显著性水平为 $\alpha = 0.05$，即 $P < 0.05$ 表示具有统计学意义。

第三节　结　果

一、体重监控情况

由表 2-2 可以得出，健康雄性 SD 大鼠 3 月龄（青年组）体重（481.25 ± 22.17）g、13 月龄（中年组）体重（547.75 ± 21.94）g 和 23 月龄（老年组）体重 693.21 ± 68.85 g。运动组从第 2 周就开始体重有下降趋势，从第 3 周开始，中年安静与运动组的大鼠体重出现显著性差异，第 4 周青年、中年和老年安静组与运动组相比，具有统计学意义（$P < 0.05$）。而安静组各年龄大鼠随着增龄而出现比较稳定的增加趋势，体重增加的变化没有统计学意义（$P > 0.05$）。随着规律有氧运动处方安排的运动负荷每周逐渐递增，各年龄组大鼠体重第 1 周至第 5 周呈现逐渐下降；而第 6 周各年龄组大鼠体重出现一个增加的拐点，老年运动组的大鼠第二次明显出现体重逐渐下降，青年和中年运动组的大鼠体重出现稳定逐渐下降。从体重监控来看，说明本实验饲养动物和所采用的规律有氧运动处方适合于各年龄组大鼠。

表 2-2　增龄大鼠体重变化一览表

实验周	Y – SED	Y – EX	M – SED	M – EX	O – SED	O – EX
1st W	481.50 ± 32.25	481.00 ± 12.09	554.50 ± 17.75	541.00 ± 26.13	693.00 ± 67.27	693.43 ± 70.43
2nd W	459.50 ± 32.73	457.63 ± 19.88	557.83 ± 12.22	516.71 ± 24.85	693.83 ± 70.63	667.00 ± 70.71
3rd W	473.50 ± 30.44	453.38 ± 15.34	593.67 ± 17.90	518.57 ± 29.71*	705.33 ± 68.47	661.00 ± 64.73
4th W	462.38 ± 28.03	424.63 ± 19.12*	565.00 ± 18.96	494.43 ± 30.19*	702.50 ± 63.10	639.43 ± 61.97*
5th W	454.63 ± 31.35	420.75 ± 33.40*	580.67 ± 35.18	513.43 ± 37.36*	705.33 ± 64.33	614.43 ± 67.23**

续表

实验周	Y – SED	Y – EX	M – SED	M – EX	O – SED	O – EX
6th W	488.75 ± 29.90	448.63 ± 24.67**	627.17 ± 20.09	562.71 ± 37.85*	723.17 ± 68.86	643.29 ± 66.59*
7th W	507.13 ± 46.36	445.63 ± 21.82**	635.50 ± 25.74	551.71 ± 32.85*	726.1 ± 70.50	634.43 ± 70.08**
8th W	501.13 ± 29.76	420.75 ± 21.19**	650.50 ± 30.09	549.71 ± 31.58**	749.17 ± 59.57	634.00 ± 67.63**
9th W	500.25 ± 40.82	426.63 ± 19.32*	649.50 ± 22.92	558.14 ± 47.84**	741.33 ± 66.59	605.57 ± 46.29**
10th W	490.25 ± 35.14	422.88 ± 21.96*	633.50 ± 35.92	531.00 ± 33.28**	729.17 ± 67.17	584.43 ± 67.19**

注：*表示安静组与运动组之间 $P < 0.05$，**表示 $P < 0.01$。

二、行为学监控指标的结果

（一）旷场实验的结果

从表 2-3 可以得出，M-SED 大鼠中央格停留时间明显长于 Y-SED 和 O-SED（$P < 0.01$），Y-EX 比 Y-SED 中央格停留时间增加，M-EX 和 O-EX 比相应的 M-SED 和 O-SED 有所减少，而且 M-EX 比 M-SED 显著降低（$P < 0.01$）。M-SED 的跨格数和直立次数显著低于 Y-SED 和 O-SED（$P < 0.01$），而 O-SED 均少于 Y-SED；与 M-SED 相比，M-EX 跨格数和直立次数增加显著（$P < 0.05$），而 Y-EX 和 O-EX 比相应的 Y-SED 和 O-SED 跨格数和直立次数显著减少（$P < 0.01$）。其中各年龄清洁次数的变化与跨格数和直立次数的变化趋势类似。而排便次数各年龄运动组比安静组有所增加，没有统计学意义（$P > 0.05$）。

表 2-3　旷场实验结果

组别	中央格停留时间/s	跨格数	直立次数	清洁次数	排便次数
Y-SED	4.20 ± 1.53	44.00 ± 13.60	18.00 ± 6.35	5.40 ± 0.60	1.80 ± 1.11
Y-EX	7.00 ± 4.06*	10.83 ± 3.93**	5.33 ± 0.92**	2.67 ± 0.98*	2.67 ± 1.16
M-SED	17.60 ± 8.36##	17.40 ± 9.95##	4.20 ± 1.93##	1.80 ± 0.37##	1.00 ± 0.63
M-EX	6.40 ± 3.34**	23.60 ± 9.64*	7.00 ± 2.81*	7.60 ± 1.96*	1.00 ± 0.45
O-SED	8.40 ± 6.68##Δ	40.40 ± 8.38##	10.80 ± 2.54##Δ	2.80 ± 0.49#Δ	1.00 ± 0.77
O-EX	8.20 ± 3.99	7.50 ± 1.39**	4.33 ± 3.50**	2.83 ± 1.29	1.67 ± 0.63

注：*表示安静组与运动组之间比较 $P < 0.05$；**表示 $P < 0.01$；#表示青年组与中年组之间比较 $P < 0.05$，##表示 $P < 0.01$；Δ 表示中年组与老年组之间比较 $P < 0.05$，ΔΔ 表示 $P < 0.01$。

（二）水平绳实验的结果

从表2-4可以得出，实验第10周的水平绳实验结果显示，安静组大鼠出现增龄性显著缩短（$P < 0.05$）。安静组间比较，中年运动组显著缩短，而青年和老年组运动组均出现显著性增长（$P < 0.05$）。

表2-4 水平绳实验结果

组别	10th W 水平绳时间/s	组别	10th W 水平绳时间/s
Y-SED	7.38 ± 0.97	M-EX	4.17 ± 0.63*
Y-EX	9.86 ± 1.78*	O-SED	4.53 ± 1.04△▲
M-SED	6.81 ± 1.70#	O-EX	6.58 ± 1.05*

注：* 表示安静组与运动组之间比较 $P < 0.05$，** 表示 $P < 0.01$；# 表示青年组与中年组之间比较 $P < 0.05$，## 表示 $P < 0.01$；△ 表示中年组与老年组之间比较 $P < 0.05$，△△ 表示 $P < 0.01$；▲ 表示青年组与老年组之间比较 $P < 0.05$，▲▲ 表示 $P < 0.01$，下同。

（三）黏附物去除实验的结果

从表2-5可以得出，M-SED 比 Y-SED 鼻黏附物去除粘贴时间有所增长，而 O-SED 比 Y-SED 和 M-SED 的鼻黏附物去除粘贴时间显著缩短（$P < 0.01$）。Y-EX 和 M-EX 的鼻黏附物去除粘贴时间比相应的 Y-SED 和 M-SED 显著减短（$P < 0.01$），而 O-EX 却比 O-SED 的鼻黏附物去除粘贴时间有所增加（$P < 0.05$）。

Y-EX 和 M-EX 的前爪黏附物去除粘贴时间比相应的 Y-SED 和 M-SED 显著增加（$P < 0.01$），而 O-EX 的前爪黏附物去除粘贴时间比 O-SED 显著缩短（$P < 0.01$）。总之，实施规律有氧运动处方的影响对各年龄大鼠的鼻黏附去除时间的变化与前爪黏附去除时间的变化刚好相反，而年龄增龄性的影响呈现中年组与青年组、老年组的变化不同，其变化没有出现年龄增龄性趋势。

表2-5 黏附物去除实验结果

组别	鼻黏附去除时间/s	前爪黏附去除时间/s
Y-SED	21.28 ± 5.70	21.04 ± 1.45
Y-EX	6.23 ± 1.30**	32.23 ± 3.12**
M-SED	26.13 ± 7.42#	8.97 ± 1.86##
M-EX	10.56 ± 2.47**	15.41 ± 2.82**
O-SED	7.36 ± 1.51△△▲▲	87.23 ± 22.44△△▲▲
O-EX	9.85 ± 2.73*	32.71 ± 8.62**

三、血液生化指标的结果

从表2-6可以得出，与 Y-SED 相比较，M-SED 的 MDA 含量有所下降（$P > 0.05$），而 O-SED 的 MDA 含量显著增加（$P < 0.05$）；而且 O-SED 与 M-SED 相比较也显著增加（$P <$

0.05）。与相应的各年龄安静组相比较，运动组的 MDA 含量有所增加，其中与 Y-SED 相比，Y-EX 显著增加 6.74%（$P < 0.05$）；与 M-SED 相比，M-EX 显著增加 43.02%（$P < 0.01$）；与 O-SED 相比，O-EX 增加 0.6%，没有统计学意义（$P > 0.05$）。

随着大鼠年龄的增长 T-SOD 活力呈现增龄性下降，M-SED 下降 2.51%、O-SED 下降 12.69%；与 Y-SED 相比较，M-SED 的 T-SOD 活力有所下降（$P > 0.05$），而 O-SED 的 T-SOD 活力显著下降（$P < 0.05$）；而且 O-SED 与 M-SED 相比也显著下降（$P < 0.05$）。实施规律有氧运动的青年和中年大鼠的 T-SOD 活力也出现下降，而且与 Y-SED 相比，Y-EX 的 T-SOD 活力显著下降（$P < 0.05$），但是与 O-SED 相比，O-EX 的 T-SOD 活力呈现上升，没有统计学意义（$P > 0.05$）。

随着大鼠年龄的增长 GSH-Px 活力的变化与 T-SOD 活力的变化不同，而与 Y-SED 相比，M-SED 和 O-SED 明显增加，其中 M-SED 的 GSH-Px 活力显著增加（$P < 0.05$）；但是与 M-SED 相比，O-SED 的 GSH-Px 活力出现显著下降（$P < 0.05$）。实施规律有氧运动后，运动组 Y-EX、M-EX 和 O-EX 与相应的安静组 Y-SED、M-SED 和 O-SED 相比，GSH-Px 活力分别下降 8.43%、11.39% 和 13.47%，下降程度的趋势出现增龄性变化（$P < 0.05$）。

随着大鼠年龄的增长 NO 含量没有出现增龄性变化，与 Y-SED 相比，M-SED 和 O-SED 的 NO 含量分别下降 58.19% 和 26.69%（$P < 0.05$）；与 M-SED 相比，O-SED 的 NO 含量上升了 75.35%（$P < 0.05$）。而与 Y-SED 相比，Y-EX 的 NO 含量下降了 17.8%（$P < 0.05$）；但是与 M-SED 相比，M-EX 的 NO 含量上升了 93.57%（$P < 0.01$）；与 O-SED 相比，O-EX 的 NO 含量上升了 92.48%（$P < 0.01$）。

表 2-6　大鼠血液生化指标结果一览表

组别	MDA/（nmol/mL）	T-SOD/（U/mL）	GSH-Px/U	c（NO）/（μmol/L）
Y-SED	6.68 ± 0.46	289.02 ± 7.62	1649.12 ± 268.70	43.87 ± 2.30
Y-EX	7.13 ± 0.63*	269.90 ± 12.04*	1510.53 ± 166.19*	36.06 ± 4.91*
M-SED	6.23 ± 0.69	281.77 ± 26.22	1800.00 ± 234.25#	18.34 ± 1.51#
M-EX	8.91 ± 0.21**	270.70 ± 22.38	1595.32 ± 466.20*	35.50 ± 8.49**
O-SED	8.18 ± 0.78△▲	252.34 ± 17.52△▲	1708.77 ± 442.15△	32.16 ± 5.97△▲
O-EX	8.23 ± 0.36	255.88 ± 24.08	1478.95 ± 231.16*	61.90 ± 5.75**

四、HE 染色结果和扫描电子显微镜的观察

（一）HE 染色结果

由图 2-2 可以看出，Y-SED 大鼠纹状体线团状的基质部分很明显，之间间隙明显；M-SED 基质部分可明显分别出来，之间间隙比 Y-SED 明显减小，而 O-SED 很难辨别出基质部分，之间间隙非常小。可以得出，安静组的这些变化明显呈现年龄增龄性变化。实施规律有氧运动后，各年龄组相应的出现线团状的基质部分明显紧凑，之间间隙非常紧密，显微镜下

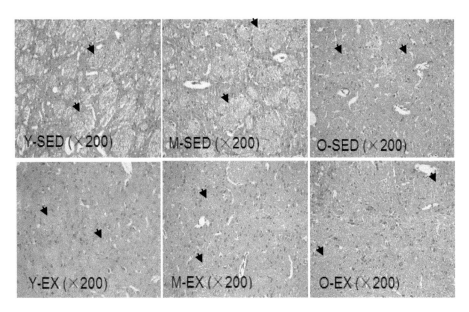

图 2-2　增龄大鼠纹状体 HE 染色

观察细胞核的数量明显增加。

由图 2-3 可以看出，Y-SED 大鼠运动皮层的细胞核排列有序、整齐和紧密，数量很多；M-SED 大鼠运动皮层的细胞核基本整齐，紧密程度尚可，与 Y-SED 比较，M-SED 的细胞核紧密程度明显要疏松，排列混乱；O-SED 大鼠运动皮层的细胞核的排列有向脑皮层深处移动的趋势，细胞核紧密程度比 M-SED 大鼠更加疏松，排列更加混乱；可以看出安静组的这

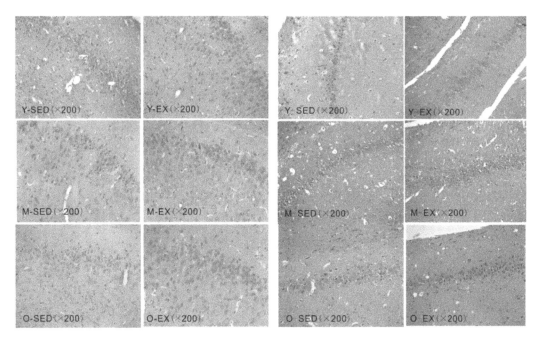

图 2-3　本实验对各组大鼠运动皮层和海马 CA1 区 HE 染色

些变化明显呈现年龄增龄性变化。实施规律有氧运动后，各年龄组大鼠运动皮层的细胞核排列紧密、有序，其细胞核条带变粗，联系大脑皮层深处的细胞核排列有序，显微镜下观察细胞核的数量明显增加。海马 CA1 区的 HE 染色观察的形态学变化与运动皮层的变化基本上一致。总之，大鼠纹状体、运动皮层和海马 CA1 区的形态学变化明显呈现年龄增龄性变化。

（二）扫描电子显微镜的观察

由图 2-4 可以看出，大鼠纹状体在扫描电子显微镜下观察偶尔可见胞突，可见大量的树突或者轴突的绒毛，3000 倍下绒毛排列错综复杂，放大到 10 000 倍，可见绒毛上面或者之间有很多结节状，这些结节是绒毛之间相互交织联系的突触处。

通过 10 000 倍的扫描电子显微镜图像观察可得，Y-SED 大鼠纹状体的绒毛排列紧密，可见绒毛上面或者之间有很多结节状；M-SED 大鼠纹状体的绒毛排列规则并紧密，有缠结在一起的现象，绒毛上面或者之间的结节状比 Y-SED 大鼠有所减少，但是结节状的体积更大、结构更复杂；O-SED 大鼠纹状体的绒毛排列明显混乱，绒毛疏松，绒毛上面或者之间有很多结节状较少，绒毛的光滑程度下降（图 2-4）。

通过 10 000 倍的扫描电子显微镜图像观察可得，与 Y-SED 相比，Y-EX 组大鼠纹状体的绒毛排列规则并紧密，结节状的数量更多，而且体积更大；M-EX 和 O-EX 与相应的 M-SED 和 O-SED 相比，绒毛排列紧密，结节状的数量更多（图 2-4）。

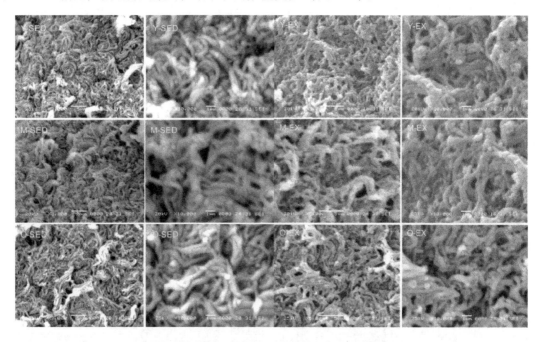

图 2-4　增龄大鼠纹状体的扫描电子显微镜图像

五、超氧化物歧化酶的表达水平

由图 2-5 和表 2-7 免疫组织化学结果可以得出，与 Y-SED 相比，M-SED 和 O-SED 大鼠纹状体的 SOD 表达的阳性物质 MOD 值上升，其中 O-SED 显著上升（$P < 0.01$）；与 Y-SED 相比，M-SED 和 O-SED 大鼠纹状体的 SOD 表达的阳性总面积和 IOD 值均显著下降（$P <$

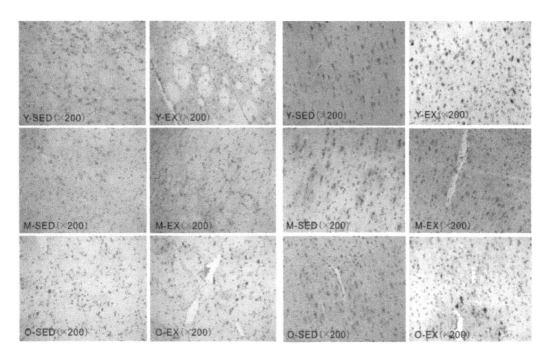

图2-5　增龄大鼠纹状体和运动皮层 SOD 免疫组织化学显微图像

0.01）。与 M-SED 相比，O-SED 大鼠纹状体的 SOD 表达的 MOD 值、阳性总面积和 IOD 值均显著下降，其中 MOD 值和 IOD 值下降具有统计学意义（$P < 0.05$）。与 Y-SED 相比，Y-EX 大鼠纹状体的 SOD 表达的阳性总面积和 IOD 值均显著上升（$P < 0.05$）。与 M-SED 相比，M-EX 大鼠纹状体的 MOD 值上升，而阳性总面积和 IOD 值却显著上升（$P < 0.01$）。与 O-SED 相比，O-EX 大鼠纹状体的阳性总面积和 IOD 值均显著上升，其中 MOD 值显著下降（$P < 0.01$）。

由表2-7 大鼠运动皮层的 SOD 表达 IOD 值来看，除运动皮层的 Y-SED 和 OEX IOD 值稍微比纹状体低，其他各组 IOD 值均显著高于纹状体。运动皮层的 SOD 表达的整体趋势与纹状体的变化情况类似。

六、脑源性神经营养因子的表达水平

由图2-6 可以看出，安静时，各年龄组的 BDNF 阳性物质的表达主要分布在细胞核，只有 M-SED 有少许表达在细胞质；而实施规律有氧运动处方的各年龄大鼠 BDNF 阳性物质的表达也主要分布在细胞核，但是在细胞质中的表达明显增加，特别是 O-EX 有大量的 BDNF 阳性物质在细胞质中表达，其细胞质中的 BDNF 阳性物质的总面积占大部分。

由表2-8 可以得出，与 Y-SED 相比，M-SED 的 BDNF 表达的阳性物质 MOD 值和 IOD 值降低，其中 IOD 值显著降低（$P < 0.05$），而 O-SED 的 BDNF 表达的阳性物质 MOD 值显著高于 Y-SED 和 M-SED（$P < 0.01$）；阳性总面积出现随着年龄增加出现增龄性减小，组间均数比较具有统计学意义（$P < 0.05$）。与 Y-SED 相比，Y-EX 的 BDNF 表达的阳性物质 MOD

表2-7 增龄大鼠纹状体和运动皮层的SOD免疫组织化学分析结果

指标	组别	阳性物质MOD值	显著性水平 0.05	显著性水平 0.01	阳性总面积/μm²	显著性水平 0.05	显著性水平 0.01	阳性物质IOD值	显著性水平 0.05	显著性水平 0.01
纹状体	Y-SED	0.2767±0.0232	a	A	31100±4794	a	A	8995.96±1445.59	a	A
	Y-EX	0.2765±0.0476	a	A	35300±9921	b	A	9850.98±2533.50	a	A
	M-SED	0.2841±0.0126	a	A	7389±1248	c	B	2163.72±263.44	b	B
	M-EX	0.2892±0.0348	a	A	13300±2328	d	C	3921.35±515.86	c	C
	O-SED	0.3239±0.0161	b	B	9290±3390	c	B	3153.94±952.84	d	C
	O-EX	0.2715±0.0726	a	A	23000±4222	d	D	6149.33±1097.59	e	D
脑皮层	Y-SED	0.3501±0.0229	a	A	21700±5459	a	A	8209.44±114.94	a	A
	Y-EX	0.3875±0.0601	b	A	29700±6581	b	A	12613.95±865.47	b	B
	M-SED	0.3712±0.0800	b	A	18200±7283	a	B	6367.52±870.52	ce	C
	M-EX	0.3418±0.0338	a	A	19300±8115	b	B	6969.98±250.95	c	C
	O-SED	0.2761±0.0111	c	B	16000±3244	c	B	4558.87±949.25	d	D
	O-EX	0.3767±0.0321	b	A	14700±5887	c	C	5919.43±223.00	e	C

注：显著性水平栏中，有相同小写字母表示在α=0.05水平，组间均数具有统计学意义P>0.05；完全不同小写字母表示在α=0.05水平，组间均数具有统计学意义P<0.05，大写字母表示在α=0.01水平，组间均数不具有统计学意义P>0.05；完全不同大写字母表示在α=0.01水平组间均数具有统计学意义P<0.01，下同。

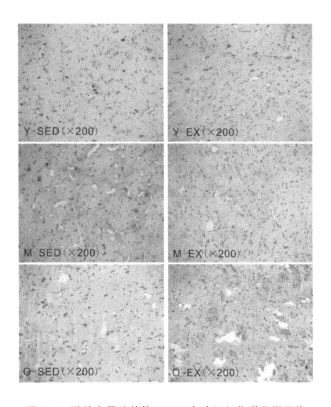

图2-6 增龄大鼠纹状体 BDNF 免疫组织化学显微图像

值和IOD值显著增加（$P < 0.05$），但是阳性总面积却显著减小（$P < 0.05$）。与 M-SED 相比，M-EX 的 BDNF 表达的阳性物质 MOD 值、IOD 值和阳性总面积变化情况与青年组大鼠类似。与 O-SED 相比，O-EX 的 BDNF 表达的阳性物质 MOD 值显著降低（$P < 0.01$），但是其阳性总面积显著性增加（$P < 0.01$），从而其 IOD 值也是显著增加（$P < 0.05$）。

表2-8 增龄大鼠纹状体的 BDNF 蛋白表达的免疫组织化学分析结果

组别	阳性物质 MOD 值	显著性水平 0.05	0.01	阳性总面积/ μm²	显著性水平 0.05	0.01	阳性物质 IOD 值	显著性水平 0.05	0.01
Y-SED	0.3006 ± 0.0087	a	A	23100 ± 2059	a	A	7089.36 ± 731.33	a	A
Y-EX	0.5112 ± 0.1242	bc	B	16800 ± 1089	c	B	9722.34 ± 915.20	b	B
M-SED	0.2355 ± 0.0052	a	A	20900 ± 1920	ab	A	4971.31 ± 557.41	c	C
M-EX	0.4682 ± 0.1386	b	AB	19300 ± 2340	b	A	8289.84 ± 175.39	d	D
O-SED	0.5376 ± 0.0562	c	B	11400 ± 1416	d	B	6553.41 ± 519.03	e	A
O-EX	0.2798 ± 0.0438	a	A	22100 ± 2510	a	A	7101.23 ± 75.58	a	A

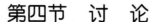

第四节 讨 论

本实验采用旷场实验、水平绳实验和黏附物去除实验等观察大鼠增龄过程中的运动行为变化，同时了解规律运动对增龄大鼠运动行为的影响。旷场实验是动物实验中常用的检测DA能功能活动下降引起运动功能降低的敏感方法（Chen et al.，2005）。本实验发现旷场实验各项指标分析没有出现年龄增龄性趋势。以往应用旷场实验的研究显示老年大鼠的水平运动、垂直运动、总径长、Rearing和自理毛行为参数都显著下降（Chen et al.，2005）。但是，本实验发现实施规律有氧运动处方的各年龄组大鼠运动行为学指标的变化得到了比较明显的改善。水平绳实验主要检测肌力强弱和四肢的协调能力，本实验发现水平绳时间出现增龄性趋势，表明年龄增大时，大鼠利用四肢和尾巴悬挂在绳上所反映的肌力和协调性能力下降。规律有氧运动对青年和老年大鼠的水平绳的时间明显有延长，而中年组却没有，表明运动能提高大鼠四肢的肌肉力量和大脑的协调能力，但是由于训练过程中，大鼠四肢容易受伤也可造成影响。对由于需要前肢的协作，检测运动缺陷时前爪黏附物去除实验可能是比旷场实验更灵敏的实验方法，常用于检测轻微的黑质纹状体通路功能障碍（Schallert et al.，1982）。黏附物去除试验显示单侧黑质－纹状体损伤会引起大鼠的感觉运动失衡（Schallert et al.，1982），chen等（2005）报道DJ-1基因敲除的PD模型小鼠黑质－纹状体DA能功能改变并引起运动缺陷。我们的实验结果老年大鼠的前爪黏附物去除实验参数的显著下降，一定程度上反映了增龄过程中大鼠相关运动技能有所下降，而运动对青年和中年大鼠前爪黏附物去除实验参数有明显的作用。同时结合体重监控，基本符合运动处方减体重的一般规律，说明动物的饲养和所采用的规律有氧运动处方适合于各年龄组大鼠。

从血清生化指标来看，老年大鼠MDA含量高于青年大鼠和中年大鼠，T-SOD活力呈现增龄性下降趋势，GSH-Px的活力却呈现中年大鼠、老年大鼠高于青年组大鼠，NO含量呈现中年大鼠、老年大鼠低于青年大鼠。而规律有氧运动增加了各年龄组大鼠MDA的含量，降低了T-SOD和GSH-Px的活力，虽降低青年大鼠的NO含量，但增加了中年大鼠、老年大鼠的NO含量。从免疫印迹的结果可以得出随着大鼠年龄的增长，大鼠纹状体SOD表达水平呈现增龄性下降趋势，而大鼠运动皮层的SOD表达水平显著高于纹状体，随着大鼠年龄的增长，大鼠运动皮层的SOD表达水平同样呈现增龄性下降，规律有氧运动显著提高了各年龄大鼠纹状体的SOD表达水平（$P < 0.05$）。表明血液内氧化应激相关指标的变化与组织中的相应指标的变化趋势不同，甚至呈现有些指标的相反趋势的变化。张一民等（2003）研究表明有氧运动促进肝细胞凋亡能力的提高可能就是规律有氧运动延缓细胞增龄发生和发展的重要细胞学机制之一。长期规律有氧运动是介导外周血白细胞、肝细胞和心肌细胞发生凋亡的重要诱因，这一变化的影响因素或可能存在的调控机制，是 Bax 和 Bcl-2 基因蛋白的不同表达，自由基代谢产物SOD、MDA和NO含量发生变化的结果。长期规律有氧运动本身是一种应激刺激。仔细比较各研究领域中相关应激的真正内涵（Suzuki et al.，2001；Jones，2006；Li et al.，2010b），可以发现，关于应激的认识都有一个共同点，那就是都认为"应激"是一个与平衡相关的概念，因此，应激可定义为：在内外因素的作用下，机体

原有的稳态被改变的状态；或者换成通俗的说法就是，一种失衡状态。相应地，所有引起稳态改变的内外作用因素，称之为"应激因子"；机体对稳态改变所做出的反应，称之为"应激反应"。近年来，发现 ROS 还是对细胞具有广泛调节作用的信息分子，参与细胞信号转导、激活转录因子，影响基因表达，从而促使细胞增殖和分化，所以适度的 ROS 水平对机体有一定的保护作用。另外，机体内的抗氧化酶 GSH-PX 和 SOD 也能清除细胞 ROS，避免细胞过度氧化应激。关于 ROS 对机体的双相作用是否与低剂量重金属引起毒物兴奋效应（Hormesis）效应和高剂量引起损伤效应有关，并与细胞保护机制重要组成部分的 HSP 等细胞应激蛋白及反映细胞脂质过氧化损害程度的 MDA 含量有关（Liu，2003）。

本实验 HE 染色的形态学发现 Y-SED 大鼠纹状体的线团状的基质部分很明显，之间间隙明显；M-SED 则基质部分能明显分别出来，之间间隙比 Y-SED 明显减小；而 O-SED 很难辨别出基质部分，之间间隙非常小。可以看出，安静组的这些变化很明显呈现年龄增龄性变化；规律有氧运动使各年龄组相应的出现线团状的基质部分明显紧凑，之间间隙非常紧密，显微镜下观察细胞核的数量明显增加。而且大鼠纹状体、运动皮层和海马 CA1 区的形态学变化很明显呈现年龄增龄性变化，趋势一致。采用扫描电子显微镜来观察与 HE 染色结果一致。放大到 10 000 倍时，可见绒毛上面或者之间结节状，这些结节是绒毛之间相互交织联系的突触处。老年大鼠纹状体的绒毛排列明显混乱，绒毛疏松，绒毛上面或者之间结节状较少，绒毛的光滑程度下降。规律有氧运动组的大鼠绒毛排列紧密，结节状的数量明显增加。说明增龄过程中大鼠纹状体绒毛等结构呈现老化改变，而规律有氧运动可能通过改变突触等结构，增加了纹状体突触的可塑性。突触可塑性（Synaptic plasticity）是指在形态（突触形态改变、形成新的突触联系、建立传递功能）和功能（突触传递效能的改变）对突触连接进行的修饰作用，通常与神经系统发育、损伤修复及学习记忆等重要的脑活动密切相关，突触可塑性可以分为突触结构可塑性和突触功能可塑性，后者又称传递效能的可塑性（Remondes et al.，2003）。

脑源性神经营养因子（BDNF）与其特异性酪氨酸激酶受体 B（Tyrosine kinase receptor B，TrkB）结合后能够引起下游关键激酶的磷酸化，促进 BDNF 在神经元胞体和树突中的合成，进而激活相应的信号转导通路，也可能 BDNF 在这些部位合成后被运送到突触前神经元后再发挥其调控功能，这两种可能都可以解释为 BDNF 的突触前调控机制。BDNF 还参与调节谷氨酸和 GABA 能突触的突触后神经递质受体的数量与分布，即突触后调控作用。BDNF 与 TrkB 结合引起 TrkB 的磷酸化，进而触发信号级联转导，激活 3 个主要的神经元的信号通路：丝裂原活化蛋白激酶/细胞外信号调节蛋白激酶（MEK/ERK 信号）、磷酸肌醇 3 – 激酶（PI3K）/蛋白激酶 B（Akt）和磷脂酶 Cγ1（PLCγ1）的途径。这些信号中继传递到细胞核，激活转录因子从而改变基因表达，调节蛋白合成（Barbacid，1993；Kaplan et al.，2000）。

本实验显示 BDNF 阳性表达总面积出现随着年龄增加出现增龄性减小，组间均数比较具有统计学意义（$P < 0.05$），中年大鼠、老年大鼠 BDNF 阳性物质的积分光密度也低于青年大鼠，但中年组尤其明显。结合本实验 HE 和扫描电镜的形态学结果表明未成熟的神经系统具有很高的可塑性，BDNF 可以通过突触前、突触后的作用机制调节突触数量、突触功能及树突形态。长期以来，大量研究发现在生长发育或神经再生不同过程中，BDNF 具有对树突形态调节的多

效性，基本得到公认的是 BDNF 可以增加树突的分支、扩大树突面积并使树突之间的联系复杂化。本实验结果显示规律有氧运动提高了各年龄大鼠纹状体 BDNF 的表达水平，规律有氧运动后大鼠 BDNF 的表达水平呈现年龄增龄性趋势，但运动对中年大鼠提高的 BDNF 的表达水平高于青年大鼠、老年大鼠，对老年大鼠 BDNF 的表达提高的幅度最小。本实验前期研究结果表明运动能促进大鼠脑纹状体和不同类型肌纤维（腓肠肌和比目鱼肌）神经生长因子（NGF）、脑源性神经营养因子（BDNF）和神经营养因子 – 3（NT – 3）的表达。Henriette 等（2005）研究表明自转轮有氧运动能改善老年小鼠学习能力，促进海马神经元新生刺激神经纤维生长。Peter 等（Rasmussen et al.，2009）发现一次性运动后，小鼠和人的脑和血液中 BDNF 增多，其中脑组织释放的 BDNF 可占到循环中的 70% ~ 80%。Vaynman S 等（2003，2004）实验发现 BDNF 在运动训练对突触可塑性影响中起着中介作用，BDNF 可以调节对神经功能具有重要作用的终末产物突触素 I（Synapsin I）的 mRNA 水平，Synapsin I 可通过调节基因转录和突触传递来修饰而加强神经功能，表明运动对 Synapsin I 有一定的影响。

第五节　本章小结

大鼠增龄过程中，出现了运动行为学、组织形态学和生物化学等相关的老化退行性改变。本实验所采用的规律有氧运动产生了运动适应性变化，规律有氧运动改善了增龄大鼠一定的运动行为，通过大鼠纹状体形态学的结构的变化增加了神经的可塑性，提高了纹状体的 SOD 和 BDNF 表达水平。长期规律性有氧运动本身对大鼠血液内氧化应激相关指标的变化与组织中的相应指标的变化趋势不同，表明了长期规律有氧运动本身是一种应激刺激。

第三章　纹状体老化与运动干预的羰基化蛋白质组学研究

第一节　概　述

  第二章的实验发现规律有氧运动产生了运动适应性变化，规律有氧运动改善了增龄大鼠一定的运动行为，通过大鼠纹状体形态学结构的变化增加了神经的可塑性，提高了纹状体的 SOD 和 BDNF 的表达水平。长期规律性有氧运动本身对大鼠血液内氧化应激相关指标的变化与组织中的相应指标的变化有不同影响，呈现了长期规律有氧运动本身是一种应激刺激。我们采用羰基化蛋白质组学的原理进一步研究。由于功能的需要，许多蛋白质在翻译中或翻译后会在氨基酸链上共价结合各种非肽类基团，形成翻译后修饰，常见的有磷酸化、糖基化及羰基化修饰等。修饰基团会影响蛋白质的相对分子质量和等电点，使其在双向电泳上偏离其理论位置。蛋白质的翻译后修饰与其活性和功能状态有关，与蛋白质所在细胞的种类和生命周期相关。蛋白质的糖基化修饰和磷酸化修饰等在生命活动中具有重要的调控作用，是目前蛋白质组中翻译后修饰研究的热点之一。

  氧化应激是一种 ROS 在细胞中积累到一定水平：蛋白质、DNA、RNA 和脂类通过氧化产生不可逆损伤的现象（Cooper et al.，1976）。氧化应激已经牵涉多种疾病，神经系统疾病，如阿尔茨海默病、帕金森病及肌萎缩性侧索硬化。蛋白羰基被认为是氧化应激的一个通用指标，是蛋白氧化的主要形式。蛋白羰基修饰主要有：①羰基可以通过氨基酸侧链氧化（脯氨酸、精氨酸、赖氨酸、苏氨酸、谷氨酸和天冬氨酸的残基）在蛋白质中直接形成或通过 α - 酰胺或二酰胺途径氧化裂解的多肽主链；②蛋白质也可以是脂质过氧化产物间接羰基化，如 4 - 羟基 - 2 - 壬烯醛、2 - 丙烯醛和丙二醛通过 Michael 和/或 Schiff 碱加成转化为半胱氨酸、组氨酸或赖氨酸残基；③通过形成蛋白质糖基化终产物（AGEs）和被自由基氧化的蛋白质所形成的羰基化蛋白质等。蛋白质可以通过 35 种以上的方式被氧化，所有这些翻译后修饰发生的 3 个基本途径都可以通过质谱法进行区分。生物体内存在诸多活跃的毒性羰基化合物，它们主要是生物大分子（如脂类、糖类、氨基酸和蛋白质）的生化副反应产物。羰基化合物往往导致羰氨反应，使蛋白质发生分子内或分子间的交联而影响其正常的结构和功能（Hu et al.，2013）。本实验室 Li 等（2013）建立大鼠高强度运动后修复模型，分析运动引起的氧化应激相关指标的动态变化机制，同时，经过长时间不同强度的运动后，结合生化分析和蛋白质组学分析，探索运动引起的氧化应激动态变化过程及其对非酒精性脂肪肝的作用机制。研究发现，虽然不同组织/器官的氧化应激水平的变化有所不同，但 25 m/min 运动抗逆作用的效果最佳；羰基化蛋白质组学分析的结果表明改良的生物素-亲和素标记技术能很好地应用于富集和纯化肝组织的羰基化蛋白质，鉴定出30种羰基化蛋白质，其中1种为运动组所特有，11种为静息组所特有。我们进一步采用规律有氧运动干预增龄性大鼠，采用电喷雾-四极杆-飞行时间串联质谱仪（Electrospray ionization quadrupole time-of-flight mass spectrometry，ESI-Q-TOF-MS/MS）进行肽质量指纹图谱分析，对差异羰基化蛋白质的质谱进行鉴定，对鉴定的蛋白质所作用的调控机制进行深入研究，旨在了解和解析及实施规律有氧运动对脑纹状体抗逆作用及其适应性机制。

第二节　材料与方法

一、实验对象与分组

同第二章。取健康雄性SD大鼠3月龄20只、13月龄24只和23月龄24只，均为SPF级动物。每个年龄组大鼠按体重随机分组，分为青年对照组（Y-SED，$n=10$）、青年运动组（Y-EX，$n=10$）、中年对照组（M-SED，$n=12$）、中年运动组（M-EX，$n=12$）、老年对照组（O-SED，$n=12$）和老年运动组（O-EX，$n=12$）。

二、规律有氧运动模型

同第二章。中等强度规律有氧运动模型：以中年大鼠运动负荷为依据，运动强度相当于$v_{O_{2max}}$ $60\%\sim65\%$逐渐递增到$70\%\sim75\%$，采用PT动物电动跑台，坡度$0°$，实验动物运动时间为期10周（表2-1）。

三、实验取材与样本制备

（一）升主动脉灌注

同第二章。采用4℃PBS在取材前对大鼠进行灌注。

（二）纹状体的取材

同第二章。参照大鼠脑立体定位图谱，采用弯头镊按轮廓轻轻取所需纹状体核团、海马、脑前额叶和脑皮层等组织。组织取材后经过液氮速冻后置于-80℃冰箱保存。

四、羰基化蛋白质组学的实验框架与实验原理

（一）羰基化蛋白质组学实验框架

羰基化蛋白质组学实验框架如图3-1所示。

（二）羰基化蛋白质组学实验原理

1. 还原氨化（Reductive amination）

首先，羰基化蛋白质的羰基与生物素酰肼（Biotin hydrazide）发生氨化反应，生成希夫碱（Schiffbase）（亚胺）被生物素化；其次，利用温和还原剂氰基硼氧化钠（Sodium cyanoborohydride）将希夫碱还原成仲胺（Secondaryamine），从而防止希夫碱水解生成羰基，具

体过程如图 3-2 所示。

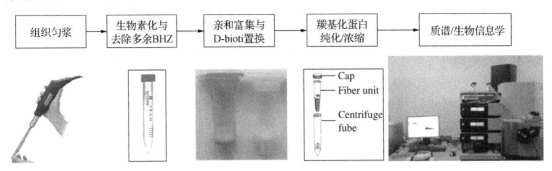

图 3-1 羰基化蛋白质组学的实验框架

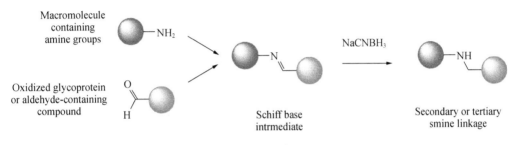

图 3-2 还原氨化

2. 羰基化蛋白质提取

基于生物素-亲和素（Biotin-avidin）分选体系，用改良亲和素亲和色谱/亲和素磁珠对生物素化的羰基化蛋白质提取和纯化，亲和素树脂与生物素有亲和力，能与蛋白质聚合，20 pM 的过滤器过滤能使与蛋白相连的树脂不参与过滤，从而得到蛋白羰基（图 3-3）。

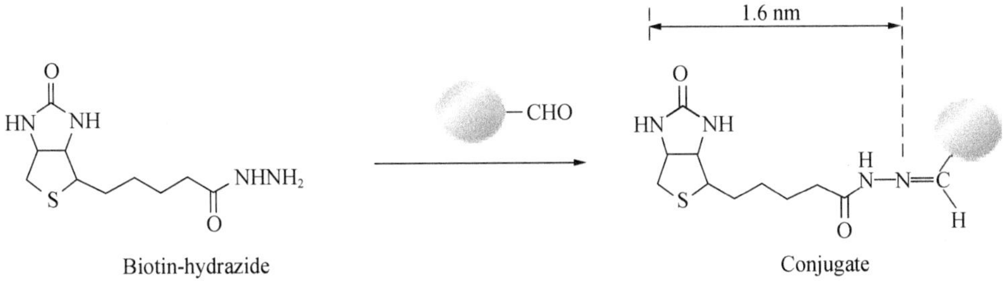

图 3-3 羰基蛋白与生物素酰肼结合

3. 电喷雾-四极杆-飞行时间串联质谱仪质谱分析

采用电喷雾-四极杆-飞行时间串联质谱仪（ESI-Q-TOF-MS/MS）进行肽质量指纹图谱（Peptide mass fingerprint，PMF）分析，做蛋白质的质谱鉴定，然后选取一级质谱的肽质量指纹图谱中峰值较高的肽段峰进行二级质谱鉴定，对一级质谱鉴定的蛋白质进行进一步的确证。

五、羧基化蛋白质组学方法

（一）羧基化蛋白质组学试剂制备

试剂氰基硼氢化钠（NaBH₃CN，#71435）、生物素酰肼（Biotinyl hydrazine，#B7639）、二甲基亚砜（Dimethyl sulfoxide，DMSO）、D-生物素（D-biotin，#47868）、牛血清白蛋白（Bovine serum albumin，BSA，#A1933）、NH₄HCO₃（#A6141）、尿素（Urea，U5378）、二硫苏糖醇（DL-dithiothreitol，DTT，#43815）、碘乙酰胺（Iodoacetamide，IAA，#I1149）和胰蛋白酶消化液（Trypsin solution，#59427C，Sigma-Aldrich，St. Louis，MO，USA）；亲和素磁珠（Avidin resin beads，#786-593，G-Biosciences & Geno Technology，St. Louis，MO，USA）；Ultra-0.5超滤管（Ultrafiltration tube）、10 kD超滤网和0.45 μm过滤器（Millipore，Danvers，MA，USA）。

试剂的配制。①0.1 mol/L（pH 7.2）PBS（1000 mL）：NaH₂PO₄·2H₂O（4.93 g）+ Na₂HPO₄·12H₂O（24.5 g）+超纯水至900 mL，确定pH值后补足至1000 mL。②1 mol/L NaOH（10 mL）：0.4167 g NaOH溶解到10 mL超纯水中。③5 mol/L NaBH₃CN（1 mL）：0.3307 g NaBH₃CN溶解在1 mL 1 mol/L NaOH中。④50 mmol/L生物素酰肼（2 mL）：0.264 g生物素酰肼溶解在2 mL DMSO中。⑤50 mmol/L D-生物素（2 mL）：0.0245 g D-生物素溶解在2 mL DMSO中。⑥200 mL 50 mmol/L NH₄HCO₃（pH 8.0）：0.7986 g NH₄HCO₃以超纯水溶解后定容至200 mL。⑦0.1 mol/L pH 8.5 Tris/HCl（100 mL）：1.2236 g Tris（T1503-1KG）以超纯水定容至100 mL，以2.5 mol/L HCl（约1 mL）调节pH值至8.5。⑧8 mol/L Urea（pH 8.5 Tris/HCl，以10 mL为例）：4.8533 g Urea（U5378）以pH 8.5 Tris/HCl定容至10 mL。⑨100 mmol/L DL-Dithiothreitol（DTT）：0.1558 g DL-Dithiothreitol（43815-5G）溶解在1 mL 8 mol/L Urea中，配制为1 mol/L的DTT母液（-20 ℃储存）；根据需要取一定量稀释10倍至100 mmol/L。⑩50 mmol/L Iodoacetamide（1 mL）：0.0093 g Iodoacetamide（I1149-5G）溶解在1 mL 8 mol/L Urea中，避光、现配现用。

（二）蛋白质抽提

使用北京康为世纪科技有限公司动物细胞（组织）总蛋白抽提试剂盒（No CW0891），按照1:99的比例加入蛋白酶抑制剂混合物；称组织重量后，按1:10（g/mL）的比例加入组织蛋白抽提试剂并做匀浆处理。组织匀浆后，加入50 mmol/L 10%的生物素酰肼至终浓度为5 mmol/L；在冰浴条件下以手提式匀浆仪匀浆生物素，悬液中室温下反应2 h或4 ℃反应4 h，使羧基化蛋白充分生物素化。

①蛋白粗提：一次离心，用4 ℃、3000~4000 g离心10 min；还需经过二次离心和三次离心。

②还原氨化（Reductive amination）：加入5 mol/L的NaBH₃CN至15 mmol/L，4 ℃冰箱反应1 h。利用温和还原剂氰基硼氢化钠（Sodium cyanoborohydride）将希夫碱还原成仲胺（Secondary amine），从而防止希夫碱水解生成羧基（Yoo et al.，2004）。

③过滤：蛋白溶液经0.45 μm过滤器过滤。

④蛋白定量：以考马斯亮蓝法进行蛋白质定量。

⑤超滤除酰肼：将含 10 ~ 20 mg 蛋白的蛋白溶液移入超滤管，用至少 200 倍溶液体积的 PBS 超滤，充分除去生物素酰肼。

⑥改良亲和素 – 生物素珠富集羰基化蛋白：每管蛋白溶液加入 100 μL 亲和素珠子，4 ℃反应 30 min，然后转移至已用超纯水浸泡 2 h 以上的 Spin column 中，再取下底盖后 600 g 离心 1 min。并用 PBS 清洗后 600 g 离心 1 min，重复 1 ~ 2 次，充分除去未被亲和素珠吸附的蛋白。

⑦羰基化蛋白分离：给 Spin column 套上下封口套后，加入 100 μL PBS，用枪打匀，再加入 D – 生物素，最终浓度为 5 mmol/L，4 ℃反应 1 h；600 g 离心 1 min，取下层清液，重复 2 ~ 3 遍。

⑧除 D-biotin 和置换缓冲液：将下层清液转移到 10 kD 的 Ultra – 0.5 超滤管中用至少 200 倍体积的 50 mmol/L 的 NH_4HCO_3 清洗，每次加入 150 ~ 200 μL NH_4HCO_3，14 000 g 离心 10 min，重复 3 次，充分除去 D – 生物素。

⑨收集羰基化蛋白：充分除去 D-biotin 后，且超滤管基本超滤至干燥时，往超滤管中加入 100 μL NH_4HCO_3，反复吸打后，将溶液转移至洁净的离心管中，然后再将超滤管用 50 μL/次的 NH_4HCO_3 洗涤两次，并将洗涤液与原蛋白溶液混合，最后吸打数次，使溶液混合均匀；分装成 20 ~ 50 μL/管，留作定量或接下来的酶解，或标记清楚后于 – 80 ℃冻存待用。

⑩羰基化蛋白定量：以考马斯亮蓝方法对抽提的蛋白质进行定量。

（三）蛋白质酶解

①干燥：每组各取一管 50 μL 已亲和纯化好的羰基化蛋白，于 10 kDa 的 Ultra – 0.5 超滤管中，进一步浓缩至接近干燥。

②变性：在此超滤管中加入 8 mol/L 尿素（尿素需用 0.1 mol/L Tris/HCl pH 8.5 配制）200 μL，混合 1 min，14 000 g 离心 15 min，弃下套管中的溶液。

③打开二硫键：加入 180 μL 8 mol/L 尿素，并加入 20 μL 1 mol/L 的 DTT 使终浓度达 100 mmol/L，振荡 10 ~ 60 s 后，在 56 ℃下孵育 1 h。14 000 g 离心 15 min。

④封闭—SH：加入 100 μL 新鲜配制在碘乙酰胺（Iodacetamide，IAA）（最终浓度 50 mmol/L），在避光、室温（或 4 ℃）条件下放置 30 min 后，14 000 g 离心 15 min。

⑤除 DTT 和 IAA：加入 8 mol/L 尿素 100 μL，混合 1 min，14 000 g 离心 15 min，弃去下套管中的溶液，重复 2 次。除 DTT 和 IAA 同时，保证蛋白充分抽提。

⑥置换尿素：加入 50 mmol/L 碳酸氢铵 200 μL，混合 1 min，14 000 g 离心 30 min，弃下套管中溶液，重复 2 ~ 3 次。

⑦酶解：第一步，收集羰基化蛋白，超滤管基本超滤至干燥时，往超滤管中加入 20 μL NH_4HCO_3，反复吸打后，将溶液转移至洁净的离心管中，然后再对超滤管用 NH_4HCO_3 以 10 μL/次洗涤两次，并将洗涤液与原蛋白溶液混合，最后吸打数次，使溶液混合均匀；第二步，配备 10×胰酶，取 1 管 20 μg 的蛋白胰酶，加入 50 mmol/L 的碳酸氢铵 100 μL，即配备好 10×胰酶；第三步，酶解，根据蛋白定量数据，在蛋白溶液中以 c（胰酶）：c（蛋白）=

1：50 的比例加入 10×胰酶（胰酶最终浓度最好不要低于 20 μg/mL，如果胰酶浓度较低，可以适当提高胰酶/蛋白的比例），然后 37 ℃水浴中反应 18 h。终止酶解。

⑧冻干肽段：酶解好的肽段用真空冷冻干燥仪冻干，标记清楚后，存储于 −80 ℃待作质谱分析。

（四）ESI-Q-TOF-MS/MS 质谱

质谱为美国布鲁克公司的电喷雾－四级杆－飞行时间串联质谱（ESI－Q－TOF－MS），高效液相质谱配 C18 反相柱，配备有毛细管液相色谱仪和纳升喷雾源。ESI－Q－TOF－MS 通过一个 micrOTOF-Q Ⅱ 质谱仪（Bruker Daltonics）进行测定，这个质谱仪使用纳米柱（75 mm×150 mm，Dionex）与 nano LC（Dionex，Ultimate 3000）共同作用，用于蛋白质鉴定（nanoLC-MS/MS），并配备自动进样注射泵。

胰蛋白酶水解产生的消化肽混合物分别由自动进样器注入质谱仪。ESI 源：1.2 kV，去溶剂化温度 150 ℃。样品引进流速（0.3 μL/min）的水/乙腈梯度。所有质谱在正离子模式下，并且碰撞气体为用于 MS/MS 测定的氩气。仪器校准范围为 100～3000 m/z，使用外部校准标准（Tunemix）由 Agilent 提供。MS 和 MS/MS 数据通过 Bruker 数据分析软件 4.0 自动采集和处理。

（五）羧基化蛋白质组学数据分析和生物信息学

MS 数据文件通过使用 Mascot 服务器的数据库进行搜索（版本 2013 Matrix Science-Mascot-MS/MS-Ions Search）。参数设置如下：Swiss-Prot/Uniprot 数据库、胰蛋白酶裂解、允许 1 个未被酶切位点数。物种：大鼠。MS/MS 碎片离子质量误差设置为 0.2 Da。由于 Mascot 有每次搜索只允许 9 个修改的限制，因此可变修饰分别进行多次搜索，每个样品每次最多包含 6 个氧化修饰位点。参考 Madian 等（2010b，a）分多步进行羧基化蛋白氧化修饰位点的查找：主要的氧化修饰位点见表 3-1。第一步固定修饰：氨基甲酰甲基（Carbamidomethyl，C），不含可变修饰。第二步固定修饰，氨基甲酰甲基（Carbamidomethyl，C），可变修饰为一次氧化或羟基化（Oxidation or Hydroxylation，C－term G/D/F/HW/K/M/N/R/Y）。第三步可变修饰为半胱氨酸氧化成磺基丙氨酸（Cysteine sulfenic acid）、脯氨酸氧化成谷氨酸半醛（Proline oxidation to glutamic semialdehyde）、亚磺酸化（Sulfinic acid）、苯丙氨酸氧化成二羟基苯丙氨酸（Phenylalanine oxidation to dihydroxyphenylalanine）、砜基化（Sulphone）、色氨酸氧化甲酰犬尿氨酸（Tryptophan oxidation to formylkynurenine）、二次氧化或二次羟基化（Dioxidation or dihydroxy，C/P/R）和半胱氨酸氧化为半胱氨酸（Cysteine oxidation to cysteic acid）。第四步可变修饰为脱水－4－氧代壬烯醛迈克尔加成物（4－hydroxynonenal Michael adduct，C/H/K）、葡萄糖酮醛缩合物（Condensation product of glucosone）、赖氨酸氧化成氨基己二酸半醛（Lysine oxidation to aminoadipic semialdehyde）、3－脱氧葡萄糖酮醛缩合物（3－deoxyglucosone adduct）、精氨酸氧化成谷氨酸半醛（Arginine oxidation to glutamic semialdehyde）、MDA 加合物（Adduct formed from MDA）和 4－羟基壬烯醛（4－Oxononenal）。第五步可变修饰为氧化型精氨酸生物素酰肼化（Oxidized Arginine biotinylated with biotin hydrazide）、丁烯醛化（Crotonaldehyde）、氧化型赖氨酸生物素酰肼化（Oxidized Lysine biotinylated with biotin hydrazide）、氧化型脯氨酸生物素酰肼化（Oxidized proline biotinylated with biotin hydrazide）和氧化型苏氨酸生物素酰肼化（Oxidized Threonine biotinylated with biotin hydrazide）；第六步可变修饰为 2 - 氨基 - 3 - 氧代丁酸化（2 - amino - 3 - oxo - butanoic acid）、脯氨酸氧化成焦谷氨酸（Proline oxidation to pyroglutamic acid）、脯氨酸氧化成吡咯烷酮（Proline oxidation to pyrrolidinone）、色氨酸氧化成犬尿氨酸（Tryptophan oxidation to kynurenine）和色氨酸氧化成氧代内酯（Tryptophan oxidation to oxolactone）（Liu et al. , 2019a；Liu et al. , 2019d）。

表 3-1　蛋白质翻译后氧化修饰位点及方式一览表（Madian，2010）

Amino acid	oxidative modification	Amino acid	oxidative modification
T	2 - amino - 3 - oxo - butanoic acid	M	sulfone
Y	hydroxylation	L	hydroxy Leucine
R	glutamic semialdehyde	K	aminoadipic-semialdehyde
C	cysteic acid（sulfonic acid）	K	Amadori adduct
C	sulfinic acid	K	3-deoxyglucosone adduct
C	sulfinic acid	K	glyoxal adduct
W	formylkynurenin	K	methylglyoxal adduct
W	kynurenin	N	hydroxylation
W	hydroxykymurenin	P	hydroxylation
W	2,4,5,5,7 hydroxylation of tryptophan	P	glutamic semialdehyde
W	oxolactone	P	pyroglutamic
H	4-hydroxy glutamate	P	pyrrolidinone
H	asparagines	F	hydroxlation
H	aspartate	F	dihydroxy phenylalanine
H	2-oxo-histidine	K	hydroxylation
D	hydroxylation	C/H/K	hydroxynonenal（HNE）Michael adduct
M	oxidation（sulfoxide）	K	malondialdehyde

随机 3 只大鼠纹状体混合，一共分两组样品，两组中都包含的蛋白质才选择进一步分析，同时处理除去蛋白质，这些蛋白质包括在 GO Cellular Component Ontology 中出现术语"角蛋白丝"，以及在基因名称中包含"角蛋白"（Keratin，type I cytoskeletal 15）。蛋白丰度基于蛋白丰富分数数据库（Pax. Db 2.00），并且蛋白功能和亚细胞定位通过 Uniprot 数据库进行搜索。羰基化蛋白质的信号通路分析的相关信息通过 GeneMANIA 预测服务器（Gene-MANIA web app version 3.1.2.7）获得。

第三节　结　果

一、增龄性老化模型大鼠纹状体羰基化蛋白质组学分析

根据电喷雾四级杆飞行时间质谱（ESI-Q-TOF-MS）结果显示，按照正常自然增龄模型，即 Y-SED、M-SED 和 O-SED 大鼠纹状体都能找出氧化修饰位点的羰基化蛋白质有 28 个；Y-

SED 和 M-SED 大鼠纹状体找出氧化修饰位点，而 O-SED 大鼠纹状体没找出氧化修饰位点或者没有表达的羰基化蛋白质有 6 个；M-SED 和 O-SED 大鼠纹状体找出氧化修饰位点，而 Y-SED 大鼠纹状体没找出氧化修饰位点或者没有表达的羰基化蛋白质有 8 个；Y-SED 和 O-SED 大鼠纹状体找出氧化修饰位点，而 M-SED 大鼠纹状体没找出氧化修饰位点或者没有表达的羰基化蛋白质有 20 个；Y-SED 大鼠特有的能找出氧化修饰位点的羰基化蛋白质有 32 个，M-SED 大鼠特有的能找出氧化修饰位点的羰基化蛋白质有 7 个，O-SED 大鼠特有的能找出氧化修饰位点的羰基化蛋白质有 13 个。另外，还有在 Y-SED 或 M-SED 或 O-SED 大鼠纹状体中未找到找出氧化修饰位点的羰基化蛋白质 36 个。Y-SED 大鼠纹状体找出氧化修饰位点的羰基化蛋白质 78 个，占 69.65%；M-SED 大鼠纹状体找出氧化修饰位点的羰基化蛋白质 52 个，占 76.47%；O-SED 大鼠纹状体找出氧化修饰位点的羰基化蛋白质 69 个，占 72.63%（表 3-2 至表 3-12）。所有能找到氧化修饰位点羰基化蛋白质涵盖了 Madian 等（Madian et al.，2010b，a）研究所表现的 28 种氧化修饰位点。不同氧化修饰位点通过加成反应生成相应的蛋白质羰基化化合物（图 3-4 至图 3-6）。

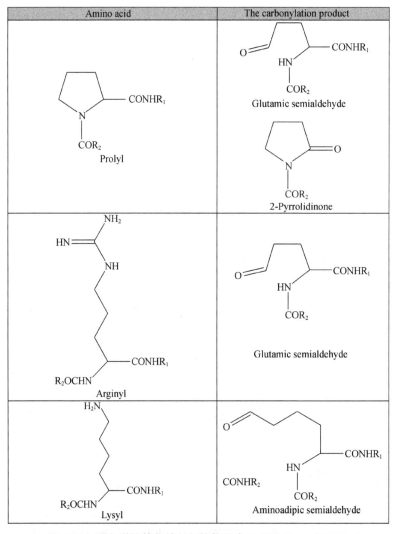

图 3-4　蛋白质羰基化的氧化修饰位点 1（Madian，2010）

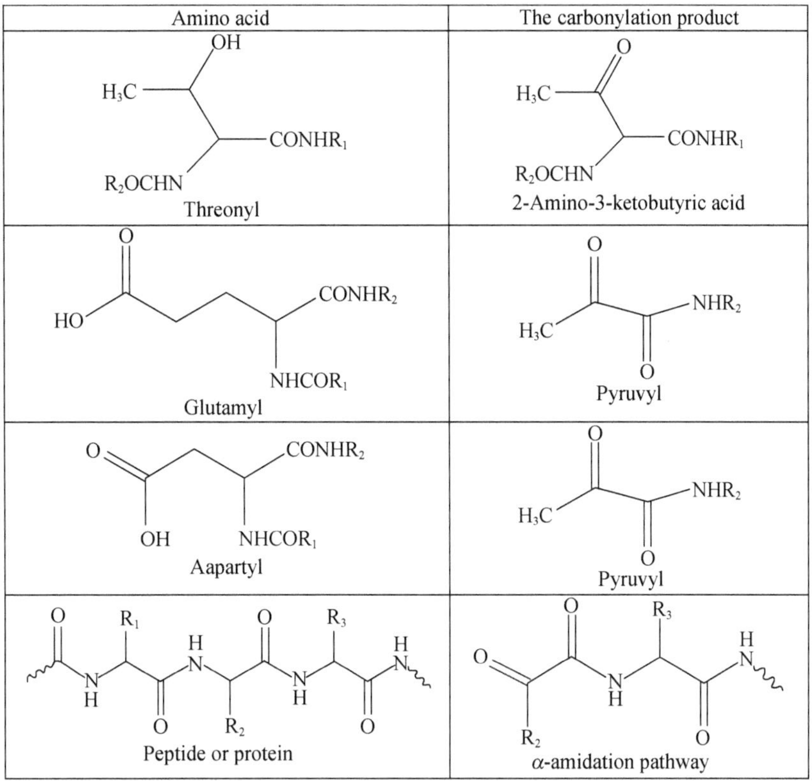

Amino acid	The carbonylation product
Threonyl	2-Amino-3-ketobutyric acid
Glutamyl	Pyruvyl
Aapartyl	Pyruvyl
Peptide or protein	α-amidation pathway

图 3-5　蛋白质羰基化的氧化修饰位点 2（Madian，2010）

通过 Swiss-Prot/Uniprot 数据库查找发现已鉴定的羰基化蛋白质亚定位在细胞质 44.92%、线粒体 17.8%、细胞膜等质膜 17.8%、细胞核 5.08%，还有细胞连接处或分泌蛋白等其他部位的 9.32%、其他 5.00%（图 3-7a）。按照生物功能分析有能量代谢与氧化还原相关蛋白质 23.68%，信号转导与神经递质相关蛋白质 21.93%，离子通道与运输相关蛋白质 21.93%，神经发育、分化与凋亡相关蛋白质 18.42%，核苷酸合成与结构蛋白、分子伴侣及一些具有其他功能的蛋白质等 17.53%（图 3-7b）。

由表 3-2 至表 3-6 可得出，各年龄大鼠很容易出现的氧化修饰羰基化蛋白包括能量代谢相关蛋白质、1433 蛋白家族和微管蛋白家族等。其中出现在中年和老年大鼠的羰基化蛋白有 Na-K ATP 酶转运蛋白、补体组分 1q 子成分样蛋白、3-磷酸甘油醛脱氢酶、G 蛋白-鸟苷酸结合蛋白、Ca^{2+}/钙调素依赖的蛋白激酶 Ⅱ（Calcium/calmodulin-dependent protein kinase type Ⅱ alpha，CaMK2a 和 CaMK2b），由图 3-8 至图 3-10 可以得出，质谱鉴定 CaMK2a 的该蛋白 3 个氧化修饰位点的特异序列，其他氧化修饰位点的羰基化蛋白质谱鉴定情况通过 Mascot Search 库均可获得。另外，出现在青年和老年大鼠的羰基化蛋白有钙网蛋白、二氢硫辛酸脱氢酶、热休克蛋白 90、微管结合蛋白、突触小泡蛋白（Synaptophysin，Syp）和泛素羧基末端水解酶 L1（Ubiquitin carboxyl-terminal hydrolase isozyme L1，UCH-L1）等。还有 M-SED 特有的羰基化蛋白，如热休克蛋白 71、突触相关膜蛋白 25（Synaptosomal-associated protein 25，Snap25）、电压依从性阴离子通道蛋白 1（Voltage-dependent anion-selective chan-

P-Lys-NH₂	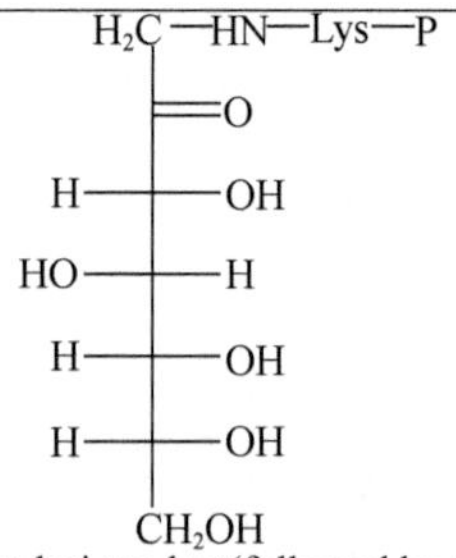 H₂C—HN—Lys—P ‖O H——OH HO——H H——OH H——OH CH₂OH Amadori product(followed by the formation of AGE-adducts) 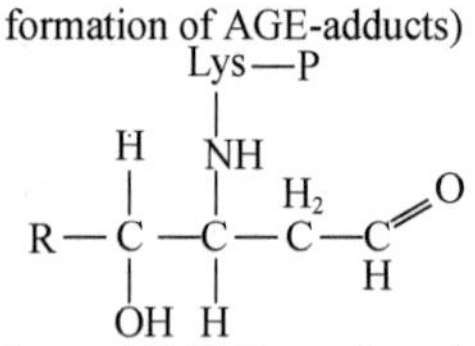 Advanced lipidation end product (Michael adduct)
P-His-IM-NH	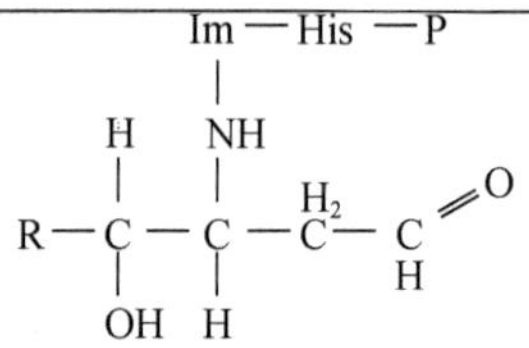 Im—His—P Advanced lipidation end product (Michael adduct)
P-Cys-SH	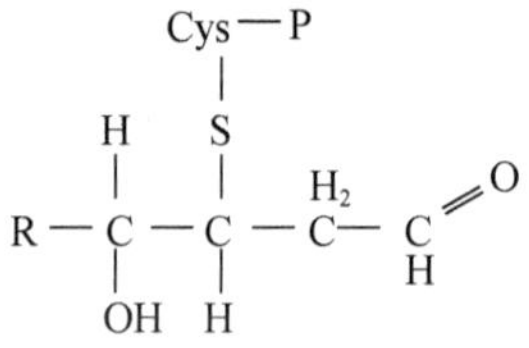 Cys—P Advanced lipidation end product (Michael adduct)

图 3-6　蛋白质羰基化的氧化修饰位点 3（Madian，2010）

nel protein 1，Vdac 1）、微管蛋白和过氧化物氧化还原酶等。这些羰基化蛋白质在细胞的主要生物学过程，如细胞内部的信号传递、细胞和环境中的物质与能量的交换、细胞与细胞之间的信号传导，细胞的能量转换、蛋白质合成、物质运输、信息传递、细胞运动等活动都与细胞质膜有密切的关系。

通过 GeneMANIA 预测服务器分析获得羰基化蛋白质的信号通路的相关信息。排名前 7 位的涉及能量代谢（Generation of precursor metabolites and energy，GO：0006091）、线粒体内膜（Mitochondrial inner membrane，GO：0005743）、ATP 酶活性（ATPase activity，GO：0016887）、黑质发育（Substantia nigra development，GO：0021762）、突触传导调节（Regulation of synaptic transmission，GO：0050804）、轴突部位（Axon part，GO：0033267）和老化（Aging，GO：0007568）等。

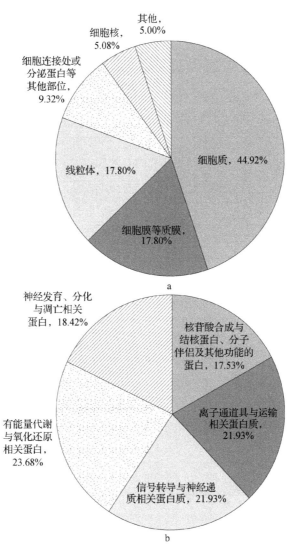

图3-7 增龄大鼠纹状体羰基化蛋白质的亚细胞定位分布和生物功能分析

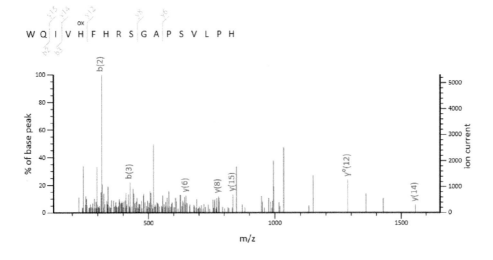

Monoisotopic mass of neutral peptide Mr(calc): 1983.0228
Fixed modifications: Carbamidomethyl (C) (apply to specified residues or termini only)
Variable modifications:
H5　　: Oxidation (HW)
Ions Score: 3　Expect: 1.5e+02
Matches : 9/148 fragment ions using 23 most intense peaks　(help)

#	b	b++	b*	b*++	b⁰	b⁰++	Seq.	y	y++	y*	y*++	y⁰	y⁰++	#
1	187.0866	94.0469					W							17
2	315.1452	158.0762	298.1186	149.5629			Q	1797.9507	899.4790	1780.9242	890.9657	1779.9401	890.4737	16
3	428.2292	214.6183	411.2027	206.1050			I	1669.8921	835.4497	1652.8656	826.9364	1651.8816	826.4444	15
4	527.2976	264.1525	510.2711	255.6392			V	1556.8081	778.9077	1539.7815	770.3944	1538.7975	769.9024	14
5	680.3515	340.6794	663.3249	332.1661			H	1457.7397	729.3735	1440.7131	720.8602	1439.7291	720.3682	13
6	827.4199	414.2136	810.3933	405.7003			F	1304.6858	652.8466	1287.6593	644.3333	1286.6753	643.8413	12
7	964.4788	482.7430	947.4522	474.2298			H	1157.6174	579.3123	1140.5909	570.7991	1139.6069	570.3071	11
8	1120.5799	560.7936	1103.5534	552.2803			R	1020.5585	510.7829	1003.5320	502.2696	1002.5479	501.7776	10
9	1207.6119	604.3096	1190.5854	595.7963	1189.6014	595.3043	S	864.4574	432.7323			846.4468	423.7271	9
10	1264.6334	632.8203	1247.6069	624.3071	1246.6228	623.8151	G	777.4254	389.2163			759.4148	380.2110	8
11	1335.6705	668.3389	1318.6440	659.8256	1317.6599	659.3336	A	720.4039	360.7056			702.3933	351.7003	7
12	1432.7233	716.8653	1415.6967	708.3520	1414.7127	707.8600	P	649.3668	325.1870			631.3562	316.1817	6
13	1519.7553	760.3813	1502.7288	751.8680	1501.7447	751.3760	S	552.3140	276.6606			534.3035	267.6554	5
14	1618.8237	809.9155	1601.7972	801.4022	1600.8132	800.9102	V	465.2820	233.1446					4
15	1731.9078	866.4575	1714.8812	857.9443	1713.8972	857.4522	L	366.2136	183.6104					3
16	1828.9605	914.9839	1811.9340	906.4706	1810.9500	905.9786	P	253.1295	127.0684					2
17							H	156.0768	78.5420					1

图 3-8　氧化修饰位点：[1]H466 的质谱鉴定

质谱得出 CaMK2a 肽段 WQIVHFHRSGAPSVLPH 的第一个氧化修饰位点为[1]H466

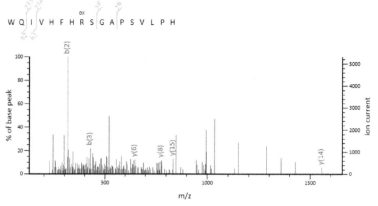

Monoisotopic mass of neutral peptide Mr(calc): 1983.0228
Fixed modifications: Carbamidomethyl (C) (apply to specified residues or termini only)
Variable modifications:
R8　　: Oxidation (R)
Ions Score: 2　Expect: 2.3e+02
Matches : 8/148 fragment ions using 23 most intense peaks　(help)

#	b	b++	b*	b*++	b⁰	b⁰++	Seq.	y	y++	y*	y*++	y⁰	y⁰++	#
1	187.0866	94.0469					W							17
2	315.1452	158.0762	298.1186	149.5629			Q	1797.9507	899.4790	1780.9242	890.9657	1779.9401	890.4737	16
3	428.2292	214.6183	411.2027	206.1050			I	1669.8921	835.4497	1652.8656	826.9364	1651.8816	826.4444	15
4	527.2976	264.1525	510.2711	255.6392			V	1556.8081	778.9077	1539.7815	770.3944	1538.7975	769.9024	14
5	664.3566	332.6819	647.3300	324.1686			H	1457.7397	729.3735	1440.7131	720.8602	1439.7291	720.3682	13
6	811.4250	406.2161	794.3984	397.7028			F	1320.6807	660.8440	1303.6542	652.3307	1302.6702	651.8387	12
7	948.4839	474.7456	931.4573	466.2323			H	1173.6123	587.3098	1156.5858	578.7965	1155.6018	578.3045	11
8	1120.5799	560.7936	1103.5534	552.2803			R	1036.5534	518.7803	1019.5269	510.2671	1018.5429	509.7751	10
9	1207.6119	604.3096	1190.5854	595.7963	1189.6014	595.3043	S	864.4574	432.7323			846.4468	423.7271	9
10	1264.6334	632.8203	1247.6069	624.3071	1246.6228	623.8151	G	777.4254	389.2163			759.4148	380.2110	8
11	1335.6705	668.3389	1318.6440	659.8256	1317.6599	659.3336	A	720.4039	360.7056			702.3933	351.7003	7
12	1432.7233	716.8653	1415.6967	708.3520	1414.7127	707.8600	P	649.3668	325.1870			631.3562	316.1817	6
13	1519.7553	760.3813	1502.7288	751.8680	1501.7447	751.3760	S	552.3140	276.6606			534.3035	267.6554	5
14	1618.8237	809.9155	1601.7972	801.4022	1600.8132	800.9102	V	465.2820	233.1446					4
15	1731.9078	866.4575	1714.8812	857.9443	1713.8972	857.4522	L	366.2136	183.6104					3
16	1828.9605	914.9839	1811.9340	906.4706	1810.9500	905.9786	P	253.1295	127.0684					2
17							H	156.0768	78.5420					1

图 3-9　氧化修饰位点：[8]R69 的质谱鉴定

质谱得出 CaMK2a 肽段 WQIVHFHRSGAPSVLPH 的第二个氧化修饰位点为[8]R69

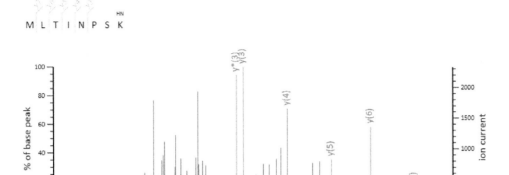

```
Monoisotopic mass of neutral peptide Mr(calc): 1058.6046
Fixed modifications: Carbamidomethyl (C) (apply to specified residues or termini only)
Variable modifications:
K8     : HNE (K)
Ions Score: 34  Expect: 0.076
Matches : 6/70 fragment ions using 9 most intense peaks   (help)
```

#	b	b++	b*	b*++	b0	b0++	Seq.	y	y++	y*	y*++	y0	y0++	#
1	132.0478	66.5275					M							8
2	245.1318	123.0696					L	928.5714	464.7893	911.5448	456.2760	910.5608	455.7840	7
3	346.1795	173.5934			328.1689	164.5881	T	815.4873	408.2473	798.4607	399.7340	797.4767	399.2420	6
4	459.2636	230.1354			441.2530	221.1301	I	714.4396	357.7234	697.4131	349.2102	696.4291	348.7182	5
5	573.3065	287.1569	556.2799	278.6436	555.2959	278.1516	N	601.3556	301.1814	584.3290	292.6681	583.3450	292.1761	4
6	670.3593	335.6833	653.3327	327.1700	652.3487	326.6780	P	487.3126	244.1600	470.2861	235.6467	469.3021	235.1547	3
7	757.3913	379.1993	740.3647	370.6860	739.3807	370.1940	S	390.2599	195.6336	373.2333	187.1203	372.2493	186.6283	2
8							K	303.2278	152.1176	286.2013	143.6043			1

图 3-10　氧化修饰位点：^{10}K258 的质谱鉴定

质谱得出 CaMK2a 肽段 MLTINPSK 的第三个氧化修饰位点为^{10}K258

二、运动干预对增龄大鼠纹状体羰基化蛋白质组学的影响

根据电喷雾四级杆飞行时间质谱（ESI - Q - TOF - MS）结果，由表 3-7 至表 3-12 得出，Y-SED 和 Y-EX 大鼠纹状体都能找出氧化修饰位点的羰基化蛋白质有 52 个；能找出 Y-SED 大鼠纹状体特有的氧化修饰位点的羰基化蛋白质有 34 个、Y-EX 大鼠纹状体特有的 31 个，还有 39 个蛋白质在 Y-SED 或者 Y-EX 大鼠中未找到氧化修饰位点。M-SED 和 M-EX 大鼠纹状体都能找出氧化修饰位点的羰基化蛋白质有 36 个；M-SED 大鼠纹状体能找出特有的氧化修饰位点的羰基化蛋白质有 17 个，M-EX 大鼠纹状体特有的氧化修饰位点的蛋白质有 19 个，还有 40 个蛋白质在 M-SED 或者 M-EX 大鼠中未找到氧化修饰位点。O-SED 和 O-EX 大鼠纹状体都能找出氧化修饰位点的羰基化蛋白质有 41 个，能找出 O-SED 大鼠纹状体特有的氧化修饰位点的羰基化蛋白质有 28 个，O-EX 大鼠纹状体特有的氧化修饰位点蛋白质有 30 个，还有 46 个羰基化蛋白质在 O-SED 或者 O-EX 大鼠纹状体中未找出氧化修饰位点。

表3-2 青年、中年和老年增龄大鼠纹状体羰基化蛋白质1

登录号	羰基化蛋白质	Y-SED				M-SED				O-SED			
		Score	Matches	Sequences	Unique	Score	Matches	Sequences	Unique	Score	Matches	Sequences	Unique
1433G_RAT	14-3-3 protein gamma, GN = Ywhag	529	16(15)	7(7)	16	90	5(4)	3(2)	5	208	11(4)	7(3)	9
1433Z_RAT	14-3-3 protein zeta/delta, GN = Ywhaz	889	22(19)	12(9)	21	241	8(6)	4(3)	7	582	10(7)	10(7)	15
ACTB_RAT	Actin, cytoplasmic 1, GN = Actb	1191	33(29)	13(13)	19	1997	61(51)	18(15)	38	1311	35(30)	15(14)	23
AT1A3_RAT	Sodium/potassium-transporting ATPase alpha-3, GN = Atp1a3	398	13(10)	11(9)	7	543	19(14)	12(8)	8	290	9(6)	9(6)	5
ATPA_RAT	ATP synthase subunit alpha, GN = Atp5a1	264	7(6)	5(4)	7	920	25(18)	11(8)	25	252	9(6)	9(6)	9
ATPB_RAT	ATP synthase subunit beta, GN = Atp5b	1158	29(26)	15(14)	29	1359	46(35)	21(17)	46	761	23(20)	17(16)	23
CLH1_RAT	Clathrin heavy chain 1, GN = Cltc	53	5(1)	4(1)	5	80	9(3)	5(3)	9	74	8(1)	8(1)	8
CN37_RAT	2',3'-cyclic-nucleotide 3'-phosphodiesterase, GN = Cnp	441	11(8)	8(5)	11	550	16(13)	8(6)	16	323	10(7)	8(5)	10
DPYL2_RAT	Dihydropyrimidinase-related protein 2, GN = Dpysl2	671	17(16)	11(10)	17	611	20(17)	10(9)	20	575	20(15)	13(11)	20
EAA2_RAT	Excitatory amino acid transporter, 2GN = Slc1a2	260	8(6)	6(4)	8	206	7(7)	7(5)	7	124	8(4)	6(4)	8
ENOA_RAT	Alpha-enolase, GN = Eno1	466	9(9)	7(7)	5	27	6(1)	5(1)	6	119	6(2)	4(1)	4
ENOB_RAT	Beta-enolase, GN = Eno3	435	7(7)	4(4)	1	27	3(1)	3(1)	3	129	6(3)	3(2)	3
GNAO_RAT	Guanine nucleotide-binding protein G (o) subunit alpha, GN = Gnao1	176	7(4)	5(4)	7	317	14(10)	7(5)	14	118	6(5)	6(5)	6
KCRB_RAT	Creatine kinase B-type, GN = Ckb	1076	27(25)	14(14)	27	239	11(7)	2(2)	8	612	20(16)	14(11)	20
KCRU_RAT	Creatine kinase U-type, mitochondrial, GN = Ckmt1	254	5(5)	4(4)	5	63	3(1)	3(1)	3	286	7(5)	6(4)	7
KPYM_RAT	Pyruvate kinase PKM, GN = Pkm	319	14(9)	9(7)	14	28	5(1)	3(1)	5	151	11(5)	8(4)	11
MAP6_RAT	Microtubule-associated protein 6, GN = Map6	28	12(1)	12(1)	12	111	20(3)	15(2)	20	183	17(7)	10(1)	17
MYPR_RAT	Myelin proteolipid protein, GN = Plp1	524	18(15)	7(6)	18	652	18(15)	5(5)	18	364	10(7)	5(4)	10

续表

登录号	羰基化蛋白质	Y-SED				M-SED				O-SED			
		Score	Matches	Sequences	Unique	Score	Matches	Sequences	Unique	Score	Matches	Sequences	Unique
NEUM_RAT	Neuromodulin，GN=Gap43	20	2(1)	2(1)	2	20	7(1)	2(1)	7	36	3(1)	3(1)	3
ODPB_RAT	Pyruvate dehydrogenase E1 component subunit beta，GN=Pdhb	47	3(2)	3(2)	3	44	5(1)	4(1)	5	45	5(1)	4(1)	5
ROA2_RAT	Heterogeneous nuclear ribonucleoproteins A2/B1，GN=Hnrnpa2b1	22	2(0)	2(0)	2	56	3(1)	3(1)	3	81	6(2)	5(2)	6
SYN1_RAT	Synapsin-1，GN=Syn1	57	12(1)	12(1)	11	110	10(4)	7(4)	10	113	9(3)	9(3)	9
SYN2_RAT	Synapsin-2，GN=Syn2	57	4(1)	4(1)	3	57	4(1)	4(1)	4	24	7(1)	7(1)	7
TBB2A_RAT	Tubulin beta-2A chain，GN=Tubb2a	974	33(29)	17(17)	3	2214	70(64)	19(19)	10	889	34(24)	17(16)	6
TBB3_RAT	Tubulin beta-3 chain，GN=Tubb3	818	27(22)	17(16)	6	2062	66(52)	20(17)	17	797	26(20)	17(15)	7
TBB4B_RAT	Tubulin beta-4B chain，GN=Tubb4b	944	34(29)	20(20)	8	2185	80(63)	20(20)	25	787	35(21)	18(16)	10
TBB5_RAT	Tubulin beta-5 chain，GN=Tubb5	937	34(29)	19(18)	4	2224	70(62)	21(19)	9	939	31(24)	18(15)	5
TPIS_RAT	Triosephosphate isomerase，GN=Tpi1	137	7(4)	7(4)	7	31	9(1)	5(1)	9	72	8(1)	7(1)	8

注：GN 为基因名称，MS 为蛋白质质量，Score 为得分，Matches 为蛋白质匹配值，Sequences 为蛋白质匹配序列，Unique 为蛋白质特有序列，ND 为无数据，阴影部分为能找到氧化修饰位点的羰基化蛋白，下同。

表3-3　青年、中年和老年增龄大鼠纹状体羰基化蛋白质 2

登录号	羰基化蛋白质	Y-SED				M-SED				O-SED			
		Score	Matches	Sequences	Unique	Score	Matches	Sequences	Unique	Score	Matches	Sequences	Unique
1433T_RAT	14-3-3 protein theta，GN=Ywhaq	193	6(5)	5(4)	5	43	4(2)	2(1)	4	147	4(3)	4(3)	2
AT1A1_RAT	Sodium/potassium-transporting ATPase subunit alpha-1，GN=Atp1a1	312	7(6)	6(5)	1	506	14(13)	9(8)	3	229	5(4)	5(4)	1
BASP1_RAT	Brain acid soluble protein 1，GN=Basp1	165	4(3)	4(3)	4	113	6(4)	5(3)	6	148	4(4)	3(3)	4
MBP_RAT	Myelin basic protein S，GN=Mbp	341	18(10)	6(4)	18	921	32(29)	4(4)	32	484	21(15)	6(4)	21
STXB1_RAT	Syntaxin-binding protein 1，GN=Stxbp1	135	9(4)	8(4)	9	90	7(3)	6(3)	7	95	4(4)	3(3)	4

续表

登录号	糅基化蛋白质	Y-SED				M-SED				O-SED			
		Score	Matches	Sequences	Unique	Score	Matches	Sequences	Unique	Score	Matches	Sequences	Unique
TCPE_RAT	T-complex protein 1 subunit epsilon, GN = Cct5	38	2(1)	2(1)	2	46	2(1)	2(1)	2	72	1(1)	1(1)	1
SPTN1_RAT	Spectrin alpha chain, non-erythrocytic 1, GN = Sptan1	53	5(1)	5(1)	5	25	11(1)	8(1)	11	ND	ND	ND	ND
AT1A2_RAT	Sodium/potassium-transporting ATPase subunit alpha-2, GN = Atp1a2	258	14(4)	9(3)	9	488	16(12)	8(7)	8	209	6(3)	6(3)	2
AT1B1_RAT	Sodium/potassium-transporting ATPase subunit beta-1, GN = Atp1b1	68	5(2)	4(2)	5	122	9(3)	5(2)	9	58	5(1)	4(1)	5
C1QBP_RAT	Complement component 1 Q subcomponent-binding protein, GN = C1qbp	35	1(1)	1(1)	1	58	4(3)	3(2)	4	70	4(3)	4(2)	4
G3P_RAT	Glyceraldehyde-3-phosphate dehydrogenase, GN = Gapdh	343	8(7)	6(5)	8	878	22(19)	9(8)	22	290	9(7)	8(7)	9
GBB2_RAT	Guanine nucleotide-binding protein G（I）/G（S）/G（T）beta-2, GN = Gnb2	ND	ND	ND	ND	120	4(3)	3(2)	3	58	3(1)	3(1)	3
GBB4_RAT	Guanine nucleotide-binding protein subunit beta-4, GN = Gnb4	ND	ND	ND	ND	76	3(2)	2(1)	1	58	2(1)	2(1)	2
KCC2A_RAT	Calcium/calmodulin-dependent protein kinase type II alpha, GN = Camk2a	ND	ND	ND	ND	117	8(5)	5(4)	4	106	7(4)	6(3)	5
KCC2B_RAT	Calcium/calmodulin-dependent protein kinase type II beta, GN = Camk2b	ND	ND	ND	ND	69	9(4)	5(4)	5	54	5(2)	5(2)	3
1433B_RAT	14-3-3 protein beta/alpha, GN = Ywhab	325	12(7)	5(4)	11	16	3(0)	1(0)	3	111	7(3)	5(2)	4
CISY_RAT	Citrate synthase, GN = Cs	101	3(3)	3(2)	3	21	1(1)	1(1)	1	57	4(2)	3(1)	4
ENOG_RAT	Gamma-enolase, GN = Eno2	628	14(13)	10(9)	8	27	1(1)	1(1)	1	170	10(5)	9(4)	7
1433F_RAT	14-3-3 protein eta, GN = Ywhah	151	4(4)	3(3)	3	ND	ND	ND	ND	65	6(2)	5(2)	4

续表

登录号	羰基化蛋白质	Y-SED				M-SED				O-SED			
		Score	Matches	Sequences	Unique	Score	Matches	Sequences	Unique	Score	Matches	Sequences	Unique
ACTN1_RAT	Alpha-actinin-1，GN=Actn1	254	13(8)	11(7)	13	ND	ND	ND	ND	365	21(13)	18(11)	13
ATP4A_RAT	Potassium-transporting ATPase alpha chain 1，GN=Atp4a	139	11(4)	8(3)	7	ND	ND	ND	ND	56	9(2)	9(2)	8
CALR_RAT	Calreticulin，GN=Calr	70	3(2)	3(2)	3	ND	ND	ND	ND	25	3(0)	3(0)	3
DLDH_RAT	Dihydrolipoyl dehydrogenase, mitochondrial，GN=Dld	93	5(2)	5(2)	5	ND	ND	ND	ND	40	5(1)	5(1)	5
G6PI_RAT	Glucose-6-phosphate isomerase，GN=Gpi	85	11(3)	9(2)	11	ND	ND	ND	ND	40	3(1)	3(1)	3
GDIA_RAT	Rab GDP dissociation inhibitor alpha，GN=Gdi1	205	8(5)	7(5)	8	ND	ND	ND	ND	30	7(1)	6(1)	7
HS90A_RAT	Heat shock protein HSP 90-alpha，GN=Hsp90aa1	57	3(1)	3(1)	2	ND	ND	ND	ND	56	4(2)	3(2)	2
HXK1_RAT	Hexokinase-1，GN=Hk1	198	6(5)	5(4)	6	ND	ND	ND	ND	39	7(1)	7(1)	7
LDHB_RAT	L-lactate dehydrogenase B chain，GN=Ldhb	304	11(9)	7(6)	9	ND	ND	ND	ND	79	5(3)	4(3)	4
MAP1A_RAT	Microtubule-associated protein 1A，GN=Map1a	23	21(0)	21(0)	21	ND	ND	ND	ND	34	16(1)	15(1)	16
MDHC_RAT	Malate dehydrogenase, cytoplasmic，GN=Mdh1	130	6(5)	6(5)	6	ND	ND	ND	ND	31	5(1)	5(1)	5
PEBP1_RAT	Phosphatidylethanolamine-binding protein 1，GN=Pebp1	167	8(3)	6(3)	8	ND	ND	ND	ND	64	3(2)	3(2)	3
PP2BA_RAT	Serine/threonine-protein phosphatase 2B catalytic subunit alpha isoform，GN=Ppp3ca	112	3(2)	6(3)	6	ND	ND	ND	ND	97	7(2)	6(2)	7
SYPH_RAT	Synaptophysin，GN=Syp	82	3(2)	3(2)	3	ND	ND	ND	ND	14	2(0)	2(0)	2
UCHL1_RAT	Ubiquitin carboxyl-terminal hydrolase isozyme L1，GN=Uchl1	342	13(8)	8(5)	13	ND	ND	ND	ND	163	8(3)	5(3)	8
VATE1_RAT	V-type proton ATPase subunit E 1，GN=Atp6v1e1	74	5(1)	4(1)	5	ND	ND	ND	ND	33	1(0)	1(0)	1

表3-4 青年、中年和老年增龄大鼠纹状体羰基化蛋白质3

登录号	羰基化蛋白质	Y-SED				M-SED				O-SED			
		Score	Matches	Sequences	Unique	Score	Matches	Sequences	Unique	Score	Matches	Sequences	Unique
ACON_RAT	Aconitate hydratase, GN = Aco2	115	8(3)	7(3)	7	ND	ND	ND	ND	21	2(0)	2(0)	2
ALDOA_RAT	Fructose-bisphosphate aldolase A, GN = Aldoa	166	11(5)	6(3)	11	ND	ND	ND	ND	42	2(1)	2(1)	2
GABT_RAT	4-aminobutyrate aminotransferase, GN = Abat	86	3(2)	3(2)	3	ND	ND	ND	ND	17	1(0)	1(0)	1
GSTP1_RAT	Glutathione S-transferase P, GN = Gstp1	131	3(3)	3(3)	3	ND	ND	ND	ND	73	2(2)	2(2)	2
GUAD_RAT	Guanine deaminase, GN = Gda	37	4(1)	3(1)	4	ND	ND	ND	ND	19	1(0)	1(0)	1
MDHM_RAT	Malate dehydrogenase, GN = Mdh2	148	9(5)	8(5)	9	ND	ND	ND	ND	90	3(1)	3(1)	3
MOG_RAT	Myelin-oligodendrocyte glycoprotein, GN = Mog	56	2(1)	2(1)	2	ND	ND	ND	ND	46	1(1)	1(1)	1
ODPA_RAT	Pyruvate dehydrogenase E1 component subunit alpha, somatic form, GN = Pdha1	49	2(1)	2(1)	2	ND	ND	ND	ND	44	1(1)	1(1)	1
PP1B_RAT	Serine/threonine-protein phosphatase PP1-beta catalytic subunit, GN = Ppp1cb	18	6(0)	3(0)	6	ND	ND	ND	ND	17	1(0)	1(0)	1
PP1C_RAT	Serine/threonine-protein phosphatase PP1-gamma catalytic subunit OS = Rattus norvegicus GN = Ppp1cc PE = 1 SV = 1	18	1(0)	1(0)	1	ND	ND	ND	ND	17	1(0)	1(0)	1
PRDX2_RAT	Peroxiredoxin-2, GN = Prdx2	28	4(1)	3(1)	4	ND	ND	ND	ND	50	3(1)	3(1)	3
AATC_RAT	Aspartate aminotransferase, GN = Got1	121	5(2)	5(2)	5	ND	ND	ND	ND	ND	ND	ND	ND
AATM_RAT	Aspartate aminotransferase, GN = Got2	77	2(1)	2(1)	2	ND	ND	ND	ND	ND	ND	ND	ND
ALDOC_RAT	Fructose-bisphosphate aldolase C, GN = Aldoc	100	6(3)	6(3)	6	ND	ND	ND	ND	ND	ND	ND	ND
AT12A_RAT	Potassium-transporting ATPase alpha chain 2, GN = Atp12a	26	7(1)	7(1)	6	ND	ND	ND	ND	ND	ND	ND	ND
CAP1_RAT	Adenylyl cyclase-associated protein 1, GN = Cap1	64	5(2)	5(2)	5	ND	ND	ND	ND	ND	ND	ND	ND
CH10_RAT	10 kDa heat shock protei, GN = Hspe1	57	2(1)	2(1)	2	ND	ND	ND	ND	ND	ND	ND	ND

续表

登录号	羰基化蛋白质	Y-SED				M-SED				O-SED			
		Score	Matches	Sequences	Unique	Score	Matches	Sequences	Unique	Score	Matches	Sequences	Unique
CH60_RAT	60 kDa heat shock protein, GN = Hspd1	109	9(2)	8(2)	9	ND	ND	ND	ND	ND	ND	ND	ND
DYN1_RAT	Dynamin-1, GN = Dnm1	85	7(2)	7(2)	7	ND	ND	ND	ND	ND	ND	ND	ND
GRP78_RAT	78 kDa glucose-regulated protein, GN = Hspa5	59	4(1)	3(1)	3	ND	ND	ND	ND	ND	ND	ND	ND
IDH3A_RAT	Isocitrate dehydrogenase [NAD] subunit alpha, GN = Idh3a	21	3(0)	3(0)	3	ND	ND	ND	ND	ND	ND	ND	ND
MPCP_RAT	Phosphate carrier protein, GN = Slc25a3	22	2(0)	2(0)	2	ND	ND	ND	ND	ND	ND	ND	ND
MTPN_RAT	Myotrophin, GN = Mtpn	40	1(1)	1(1)	1	ND	ND	ND	ND	ND	ND	ND	ND
NCAM1_RAT	Neural cell adhesion molecule 1, GN = Ncam1	81	5(2)	5(2)	5	ND	ND	ND	ND	ND	ND	ND	ND
OTUB1_RAT	Ubiquitin thioesterase OTUB1, GN = Otub1	27	2(1)	2(1)	2	ND	ND	ND	ND	ND	ND	ND	ND
PGAM1_RAT	Phosphoglycerate mutase 1, GN = Pgam1	98	5(4)	4(3)	4	ND	ND	ND	ND	ND	ND	ND	ND
PGK1_RAT	Phosphoglycerate kinase 1, GN = Pgk1	38	2(1)	2(1)	2	ND	ND	ND	ND	ND	ND	ND	ND
ROA1_RAT	Heterogeneous nuclear ribonucleoprotein A1, GN = Hnrnpa1	30	8(1)	8(1)	8	ND	ND	ND	ND	ND	ND	ND	ND
ROA3_RAT	Heterogeneous nuclear ribonucleoprotein A3, GN = Hnrnpa3	18	3(0)	3(0)	3	ND	ND	ND	ND	ND	ND	ND	ND
SAP_RAT	Sulfated glycoprotein 1, GN = Psap	21	6(0)	5(0)	6	ND	ND	ND	ND	ND	ND	ND	ND
VATB2_RAT	V-type proton ATPase subunit B, brain isoform, GN = Atp6v1b2	19	3(0)	3(0)	3	ND	ND	ND	ND	ND	ND	ND	ND
VISL1_RAT	Visinin-like protein 1, GN = Vsnl1	21	1(0)	1(0)	1	ND	ND	ND	ND	ND	ND	ND	ND

表3-5　青年、中年和老年增龄大鼠纹状体拨基化蛋白质4

登录号	拨基化蛋白质	Y-SED				M-SED				O-SED			
		Score	Matches	Sequences	Unique	Score	Matches	Sequences	Unique	Score	Matches	Sequences	Unique
HSP7C_RAT	Heat shock cognate 71 kDa protein, GN = Hspa8	629	20(16)	14(12)	13	109	8(5)	6(5)	8	344	11(9)	8(6)	11
TBA4A_RAT	Tubulin alpha-4A chain, GN = Tuba4a	993	24(23)	14(13)	3	1979	53(45)	15(15)	6	804	21(19)	14(13)	2
COX5A_RAT	Cytochrome c oxidase subunit 5A, GN = Cox5a	ND	ND	ND	ND	25	4(1)	2(1)	4	31	1(1)	1(1)	1
COX5B_RAT	Cytochrome c oxidase subunit 5B, GN = Cox5b	ND	ND	ND	ND	76	6(2)	3(2)	6	ND	ND	ND	ND
SNP25_RAT	Synaptosomal-associated protein 25 OS = Rattus norvegicus GN = Snap25 PE = 1 SV = 1	ND	ND	ND	ND	64	6(1)	6(1)	6	25	1(1)	1(1)	1
VDAC1_RAT	Voltage-dependent anion-selective channel protein 1, GN = Vdac1	ND	ND	ND	ND	97	5(2)	3(1)	5	59	1(1)	1(1)	1
GBB1_RAT	Guanine nucleotide-binding protein G(I)/G(S)/G(T) subunit beta-1, GN = Gnb1	ND	ND	ND	ND	87	4(3)	4(3)	3	ND	ND	ND	ND
MTAP2_RAT	Microtubule-associated protein 2, GN = Map2	ND	ND	ND	ND	35	16(1)	3(1)	16	ND	ND	ND	ND
PRDX6_RAT	Peroxiredoxin-6, GN = Prdx6	ND	ND	ND	ND	38	4(1)	4(1)	4	ND	ND	ND	ND
1433E_RAT	14-3-3 protein epsilon, GN = Ywhae	499	17(15)	8(7)	16	66	5(3)	2(2)	5	129	8(5)	6(4)	7
COF1_RAT	Cofilin-1, GN = Cfl1	390	10(9)	5(5)	10	319	12(10)	6(5)	12	380	10(8)	6(4)	10
PPIA_RAT	Peptidyl-prolyl cis-trans isomerase A, GN = Ppia	122	2(2)	2(2)	2	ND	ND	ND	ND	72	3(2)	3(2)	3
TRAP1_RAT	Heat shock protein 75 kDa, GN = Trap1	57	1(1)	1(1)	1	ND	ND	ND	ND	39	5(1)	4(1)	5
BSN_RAT	Protein bassoon, GN = Bsn	ND	ND	ND	ND	ND	ND	ND	ND	14	6(0)	6(0)	6
FSCN1_RAT	Fascin, GN = Fscn1	ND	ND	ND	ND	ND	ND	ND	ND	63	2(1)	2(1)	2
MAG_RAT	Myelin-associated glycoprotein, GN = Mag	ND	ND	ND	ND	ND	ND	ND	ND	17	3(0)	3(0)	3
NDKB_RAT	Nucleoside diphosphate kinase B, GN = Nme2	ND	ND	ND	ND	ND	ND	ND	ND	67	2(1)	2(1)	2
QCR2_RAT	Cytochrome b-c1 complex subunit 2, GN = Uqcrc2	ND	ND	ND	ND	ND	ND	ND	ND	28	2(1)	2(1)	2
RTN3_RAT	Reticulon-3, GN = Rtn3	ND	ND	ND	ND	ND	ND	ND	ND	38	7(1)	7(1)	7

续表

登录号	羰基化蛋白质	Y-SED				M-SED				O-SED			
		Score	Matches	Sequences	Unique	Score	Matches	Sequences	Unique	Score	Matches	Sequences	Unique
TAGL3_RAT	Transgelin-3，GN = Tagln3	ND	ND	ND	ND	ND	ND	ND	ND	55	4(1)	4(1)	4
THY1_RAT	Thy-1 membrane glycoprotein，GN = Thy1	ND	ND	ND	ND	ND	ND	ND	ND	73	4(2)	2(1)	4
UBN2_RAT	Ubinuclein-2，GN = Ubn2	ND	ND	ND	ND	ND	ND	ND	ND	14	3(0)	3(0)	3

表3-6　青年、中年和老年增龄大鼠纹状体未见氧化修饰的羰基化蛋白质

登录号	羰基化蛋白质	Y-SED				M-SED				O-SED			
		Score	Matches	Sequences	Unique	Score	Matches	Sequences	Unique	Score	Matches	Sequences	Unique
CALM_RAT	Calmodulin，GN = Calm1	478	10(10)	5(5)	10	326	9(7)	3(2)	9	300	7(6)	5(5)	8
TBA1A_RAT	Tubulin alpha-1A chain，GN = Tuba1a	966	22(21)	14(13)	2	1917	53(45)	15(15)	3	809	23(19)	14(13)	2
S100B_RAT	Protein S100-B，GN = S100b	140	5(5)	3(3)	5	27	2(1)	2(1)	2	59	3(1)	2(1)	3
EAA1_RAT	Excitatory amino acid transporter 1，GN = Slc1a3	83	1(1)	1(1)	1	17	1(0)	1(0)	1	ND	ND	ND	ND
STX1B_RAT	Syntaxin-1B，GN = Stx1b	79	3(2)	3(2)	3	23	1(1)	1(1)	1	ND	ND	ND	ND
QCR1_RAT	Cytochrome b-c1 complex subunit 1，GN = Uqcrc1	82	4(2)	3(2)	4	48	2(2)	1(1)	2	ND	ND	ND	ND
VAMP2_RAT	Vesicle-associated membrane protein 2，GN = Vamp2	ND	ND	ND	ND	46	1(1)	1(1)	1	105	1(1)	1(1)	1
CLD11_RAT	Claudin-11，GN = Cldn11	85	1(1)	1(1)	1	ND	ND	ND	ND	101	2(2)	1(1)	2
CPLX2_RAT	Complexin-2，GN = Cplx2	68	1(1)	1(1)	1	ND	ND	ND	ND	55	1(1)	1(1)	1
GPM6A_RAT	Neuronal membrane glycoprotein M6-a，GN = Gpm6a	54	1(1)	1(1)	1	ND	ND	ND	ND	107	4(3)	1(1)	4
PARK7_RAT	Protein DJ-1，GN = Park7	92	2(2)	1(1)	2	ND	ND	ND	ND	35	2(1)	1(1)	2

续表

登录号	酰基化蛋白质	Y-SED				M-SED				O-SED			
		Score	Matches	Sequences	Unique	Score	Matches	Sequences	Unique	Score	Matches	Sequences	Unique
PP1A_RAT	Serine/threonine-protein phosphatase PP1-alpha catalytic subunit, GN = Ppp1ca	18	1(0)	1(0)	1	ND	ND	ND	ND	17	1(0)	1(0)	1
LDHA_RAT	L-lactate dehydrogenase A chain, GN = Ldha	177	5(5)	3(3)	3	ND	ND	ND	ND	54	3(1)	3(1)	2
SIR2_RAT	NAD-dependent protein deacetylase sirtuin-2, GN = Sirt2	77	1(1)	1(1)	1	ND	ND	ND	ND	46	1(1)	1(1)	1
ARF1_RAT	ADP-ribosylation factor 1, GN = Arf1	25	2(1)	1(1)	2	ND	ND	ND	ND	ND	ND	ND	ND
ARF3_RAT	ADP-ribosylation factor 3, GN = Arf3	25	2(1)	1(1)	2	ND	ND	ND	ND	ND	ND	ND	ND
CAH2_RAT	Carbonic anhydrase 2, GN = Ca2	63	1(1)	1(1)	1	ND	ND	ND	ND	ND	ND	ND	ND
CRYM_RAT	Thiomorpholine-carboxylate dehydrogenase, GN = Crym	19	1(0)	1(0)	1	ND	ND	ND	ND	ND	ND	ND	ND
GDIR1_RAT	Rho GDP-dissociation inhibitor 1, GN = Arhgdia	42	2(1)	2(1)	2	ND	ND	ND	ND	ND	ND	ND	ND
GSTA3_RAT	Glutathione S-transferase alpha-3, GN = Gsta3	14	1(0)	1(0)	1	ND	ND	ND	ND	ND	ND	ND	ND
HPCL4_RAT	Hippocalcin-like protein 4, GN = Hpcal4	17	1(0)	1(0)	1	ND	ND	ND	ND	ND	ND	ND	ND
HSP72_RAT	Heat shock-related 70 kDa protein 2, GN = Hspa2	311	8(7)	6(5)	1	ND	ND	ND	ND	ND	ND	ND	ND
PROF2_RAT	Profilin-2, GN = Pfn2	33	1(1)	1(1)	1	ND	ND	ND	ND	ND	ND	ND	ND
SKP1_RAT	S-phase kinase-associated protein 1, GN = Skp1	25	1(1)	1(1)	1	ND	ND	ND	ND	ND	ND	ND	ND
SODC_RAT	Superoxide dismutase [Cu-Zn], GN = Sod1	139	6(5)	3(3)	6	ND	ND	ND	ND	ND	ND	ND	ND
ADT1_RAT	ADP/ATP translocase 1, GN = Slc25a4	ND	ND	ND	ND	47	3(1)	2(1)	3	ND	ND	ND	ND
CX6C2_RAT	Cytochrome c oxidase subunit 6C-2, GN = Cox6c2	ND	ND	ND	ND	59	2(2)	1(1)	2	ND	ND	ND	ND

续表

登录号	羰基化蛋白质	Y-SED Score	Matches	Sequences	Unique	M-SED Score	Matches	Sequences	Unique	O-SED Score	Matches	Sequences	Unique
BDH2_RAT	3-hydroxybutyrate dehydrogenase type 2, GN = Bdh2	ND	ND	ND	ND	13	5(0)	1(0)	5	ND	ND	ND	ND
RAB3A_RAT	Ras-related protein Rab-3A, GN = Rab3a	ND	ND	ND	ND	38	1(1)	1(1)	1	ND	ND	ND	ND
ACTN4_RAT	Alpha-actinin-4, GN = Actn4	ND	ND	ND	ND	ND	ND	ND	ND	196	10(7)	8(6)	2
AT5F1_RAT	ATP synthase subunit b, GN = Atp5f1	ND	ND	ND	ND	ND	ND	ND	ND	14	2(0)	1(0)	1
CISD1_RAT	CDGSH iron-sulfur domain-containing protein 1, GN = Cisd1	ND	ND	ND	ND	ND	ND	ND	ND	48	1(1)	1(1)	1
DHPR_RAT	Dihydropteridine reductase, GN = Qdpr	ND	ND	ND	ND	ND	ND	ND	ND	55	1(1)	1(1)	1
EFHD2_RAT	EF-hand domain-containing protein D2, GN = Efhd2	ND	ND	ND	ND	ND	ND	ND	ND	111	2(2)	2(2)	2
NDKA_RAT	Nucleoside diphosphate kinase A, GN = Nme1	ND	ND	ND	ND	ND	ND	ND	ND	67	1(1)	1(1)	1
SNAA_RAT	Alpha-soluble NSF attachment protein, GN = Napa	ND	ND	ND	ND	ND	ND	ND	ND	45	1(1)	1(1)	1

注：氧化修饰位点分别为：①Oxidation or Hydroxylation，②Cysteine sulfenic acid，③Proline oxidation to glutamic semialdehyde，④Sulfinic acid，⑤Phenylalanine oxidation to dihydroxyphenylalanine，⑥Sulphone，⑦Tryptophan oxidation to formylkynurenin，⑧Dioxidation or dihydroxy，⑨Cysteine oxidation to cysteic acid，⑩4 – hydroxynonenal Michael adduct，⑪Condensation product of glucose，⑫Lysine oxidation to aminoadipic semialdehyde，⑬3 – deoxyglucosone adduct，⑭Arginine oxidation to glutamic semialdehyde，⑮Adduct formed from malondialdehyde（MDA），⑯4 – Oxononenal，⑰Oxidized arginine biotinylated with biotin hydrazide，⑱Crotonaldehyde，⑲Oxidized lysine biotinylated with biotin hydrazide，⑳Oxidized lysine biotinylated with biotin-LC-hydrazide，㉑Oxidized proline biotinylated with biotin hydrazide，㉒Oxidized threonine biotinylated with biotin hydrazide，㉓2 – amino – 3 – oxo – butanoic acid，㉔Proline oxidation to pyroglutamic acid，㉕Proline oxidation to pyrrolidinone，㉖Tryptophan oxidation to hydroxykynurenin，㉗Tryptophan oxidation to kynurenine，㉘Tryptophan oxidation to oxolactone。

通过 GeneMANIA 预测服务器分析 O-SED 和 O-EX 大鼠获得羰基化蛋白的信号通路的相关信息。排在前 7 位的涉及线粒体内膜（GO：0005743）、能量代谢（GO：0006091）、ATP 酶活性（ATPase activity）、突触传导调节（GO：0050804）、黑质发育（GO：0021762）、轴突部位（GO：0033267）和老化（GO：0007568）等。与增龄性老化模型大鼠纹状体的基本一致，但线粒体内膜与能量代谢、黑质发育与轴突部位相互调换了位置。说明运动对线粒体和黑质发育相关信号转导的蛋白质有一定的影响。

从对青年、中年和老年各年龄大鼠实施规律有氧运动干预来看，可以得出只有各年龄安静组特有的能找出氧化修饰位点的羰基化蛋白有核内不匀一核糖核蛋白 A2/B1（Heterogeneous nuclear ribonucleoprotein A2/B1，Hnrnpa2b1）、14－3－3 蛋白 eta（Ywhah）、钙网蛋白（Calr）、补体组分 1q 子成分样蛋白（C1QBP）、G 蛋白/鸟苷酸结合蛋白 4（GBB4）、T 复合蛋白 1 亚基 ε（T-complex protein 1 subunit epsilon，Cct5）、二氢硫辛酸脱氢酶、α－烯醇酶等，还有除 Y-SED 外，M-SED 和 O-SED 大鼠安静组特有的丝切蛋白 1 和神经调制蛋白（Neuromodulin，Gap43）。而运动组特有的羰基化蛋白有肌动蛋白（Actin，alpha cardiac muscle 1，Actc1）和延长因子 α1（Elongation factor 1-alpha 1，Eef1a1），还有 M-EX 和 O-EX 大鼠特有的酸醛缩酶 A 果糖二磷酸醛缩酶（ALDOA）、髓少突胶质细胞糖蛋白（Myelin-oligodendrocyte glycoprotein，MOG）和苹果酸酶（MDH2）等。

表3-7　安静组青年大鼠纹状体差异羰基化蛋白质的情况

登录号	羰基化蛋白质名称	Y-SED				Y-Ex			
		Score	Matches	Sequences	Unique	Score	Matches	Sequences	Unique
1433B_RAT	14-3-3 protein beta/alpha, GN = Ywhab	325	12(7)	5(4)	11	122	3(3)	3(3)	2
1433T_RAT	14-3-3 protein theta, GN = Ywhaq	193	6(5)	5(4)	5	93	3(3)	3(3)	2
CISY_RAT	Citrate synthase, GN = Cs	101	3(3)	3(2)	3	37	1(1)	1(1)	1
ENOG_RAT	Gamma-enolase, GN = Eno2	628	14(13)	10(9)	8	117	5(3)	5(3)	5
MDHC_RAT	Malate dehydrogenase, GN = Mdh1	130	6(5)	6(5)	6	107	4(3)	4(3)	4
ODPA_RAT	Pyruvate dehydrogenase E1 component subunit alpha, somatic form, GN = Pdha1	49	2(1)	2(1)	2	24	1(0)	1(0)	1
PGAM1_RAT	Phosphoglycerate mutase 1, GN = Pgam1	98	5(4)	4(3)	4	86	3(2)	3(2)	3
SPTN1_RAT	Spectrin alpha chain, non-erythrocytic 1, GN = Sptan1	53	5(1)	5(1)	5	94	2(2)	2(2)	2
VATB2_RAT	V-type proton ATPase subunit B, brain isoform, GN = Atp6v1b2	19	3(0)	3(0)	3	32	2(1)	2(1)	2
1433F_RAT	14-3-3 protein eta, GN = Ywhah	151	4(4)	3(3)	3	ND	ND	ND	ND
ACON_RAT	Aconitate hydratase, GN = Aco2	115	8(3)	7(3)	7	ND	ND	ND	ND

登录号	羰基化蛋白质名称	Y-SED				Y-Ex			
		Score	Matches	Sequences	Unique	Score	Matches	Sequences	Unique
ALDOC_RAT	Fructose-bisphosphate aldolase C, GN = Aldoc	100	6(3)	6(3)	6	ND	ND	ND	ND
CALR_RAT	Calreticulin, GN = Calr	70	3(2)	3(2)	3	ND	ND	ND	ND
CH10_RAT	10 kDa heat shock protein, GN = Hspe1	57	2(1)	2(1)	2	ND	ND	ND	ND
CH60_RAT	60 kDa heat shock protein, GN = Hspd1	109	9(2)	8(2)	9	ND	ND	ND	ND
DLDH_RAT	Dihydrolipoyl dehydrogenase, GN = Dld	93	5(2)	5(2)	5	ND	ND	ND	ND
ENOA_RAT	Alpha-enolase, GN = Eno1	466	9(9)	7(7)	5	ND	ND	ND	ND
GUAD_RAT	Guanine deaminase, GN = Gda	37	4(1)	3(1)	4	ND	ND	ND	ND
IDH3A_RAT	Isocitrate dehydrogenase [NAD] subunit alpha, GN = Idh3a	21	3(0)	3(0)	3	ND	ND	ND	ND
MAP1A_RAT	Microtubule-associated protein 1A, GN = Map1a	23	21(0)	21(0)	21	ND	ND	ND	ND
MPCP_RAT	Phosphate carrier protein, GN = Slc25a3	22	2(0)	2(0)	2	ND	ND	ND	ND
MTPN_RAT	Myotrophin, GN = Mtpn	40	1(1)	1(1)	1	ND	ND	ND	ND
NCAM1_RAT	Neural cell adhesion molecule 1, GN = Ncam1	81	5(2)	5(2)	5	ND	ND	ND	ND
OTUB1_RAT	Ubiquitin thioesterase OTUB1, GN = Otub1	27	2(1)	2(1)	2	ND	ND	ND	ND
PGK1_RAT	Phosphoglycerate kinase 1, GN = Pgk1	38	2(1)	2(1)	2	ND	ND	ND	ND
PP1B_RAT	Serine/threonine-protein phosphatase PP1-beta catalytic subunit, GN = Ppp1cb	18	6(0)	3(0)	6	ND	ND	ND	ND
PP1G_RAT	Serine/threonine-protein phosphatase PP1-gamma catalytic subunit, GN = Ppp1cc	18	1(0)	1(0)	1	ND	ND	ND	ND
PRDX2_RAT	Peroxiredoxin-2, GN = Prdx2	28	4(1)	3(1)	4	ND	ND	ND	ND
ROA1_RAT	Heterogeneous nuclear ribonucleoprotein A1, GN = Hnrnpa1	30	8(1)	8(1)	8	ND	ND	ND	ND
ROA2_RAT	Heterogeneous nuclear ribonucleoproteins A2/B1, GN = Hnrnpa2b1	22	2(0)	2(0)	2	ND	ND	ND	ND
ROA3_RAT	Heterogeneous nuclear ribonucleoprotein A3, GN = Hnrnpa3	18	3(0)	3(0)	3	ND	ND	ND	ND
SAP_RAT	Sulfated glycoprotein 1, GN = Psap	21	6(0)	5(0)	6	ND	ND	ND	ND

续表

登录号	羰基化蛋白质名称	Y-SED				Y-Ex			
		Score	Matches	Sequences	Unique	Score	Matches	Sequences	Unique
TCPE_RAT	T-complex protein 1 subunit epsilon, GN = Cct5	38	2(1)	2(1)	2	ND	ND	ND	ND
VISL1_RAT	Visinin-like protein, GN = Vsnl1	21	1(0)	1(0)	1	ND	ND	ND	ND

注：GN 为基因名称，MS 为蛋白质质量，Score 为得分，Matches 为蛋白质匹配值，Sequences 为蛋白质匹配序列，U-nique 为蛋白质特有序列，ND 为 No data；其中阴影部分为找到氧化修饰位点的羰基化蛋白，下同。

表3-8   运动组青年大鼠纹状体差异羰基化蛋白质的情况

登录号	羰基化蛋白质名称	Y-SED				Y-Ex			
		Score	Matches	Sequences	Unique	Score	Matches	Sequences	Unique
ACTC_RAT	Actin, alpha cardiac muscle 1, GN = Actc1	514	19(16)	7(7)	4	510	16(13)	7(7)	4
AT1A2_RAT	Sodium/potassium-transporting ATPase alpha-2, GN = Atp1a2	258	14(4)	9(3)	9	449	17(10)	13(8)	4
AT1B1_RAT	Sodium/potassium-transporting ATPase beta-1, GN = Atp1b1	68	5(2)	4(2)	5	117	6(3)	4(3)	6
COF1_RAT	Cofilin-1, GN = Cfl1	390	10(9)	5(5)	10	175	7(4)	5(3)	7
EAA1_RAT	Excitatory amino acid transporter 1, GN = Slc1a3	83	1(1)	1(1)	1	29	3(2)	3(2)	3
GPM6A_RAT	Neuronal membrane glycoprotein M6-a, GN = Gpm6a	54	1(1)	1(1)	1	67	3(2)	2(1)	3
HS90B_RAT	Heat shock protein HSP 90-beta, GN = Hsp90ab1	57	3(1)	2(1)	2	69	5(2)	4(2)	4
HSP7C_RAT	Heat shock cognate 71 kDa protein, GN = Hspa8	629	20(16)	14(12)	13	178	10(6)	8(6)	10
PPIA_RAT	Peptidyl-prolyl cis-trans isomerase A, GN = Ppia	122	2(2)	2(2)	2	49	2(1)	2(1)	2
STX1B_RAT	Syntaxin-1B, GN = Stx1b	79	3(2)	3(2)	3	90	3(2)	3(2)	3
TBA4A_RAT	Tubulin alpha-4A chain, GN = Tuba4a	993	24(23)	14(13)	3	929	30(25)	18(16)	5
TRAP1_RAT	Heat shock protein 75 kDa, GN = Trap1	57	1(1)	1(1)	1	50	4(1)	4(1)	4
ADT2_RAT	ADP/ATP translocase 2, GN = Slc25a5	ND	ND	ND	ND	21	3(0)	3(0)	3
AP2B1_RAT	AP-2 complex subunit beta, GN = Ap2b1	ND	ND	ND	ND	25	5(1)	5(1)	5
AT5F1_RAT	ATP synthase subunit b, GN = Atp5f1	ND	ND	ND	ND	38	4(1)	3(1)	4
ATP5L_RAT	ATP synthase subunit g, GN = Atp5l	ND	ND	ND	ND	27	2(1)	2(1)	2
CD9_RAT	CD9 antigen, GN = Cd9	ND	ND	ND	ND	32	2(1)	2(1)	2

登录号	羰基化蛋白质名称	Y-SED				Y-Ex			
		Score	Matches	Sequences	Unique	Score	Matches	Sequences	Unique
CEND_RAT	Cell cycle exit and neuronal differentiation protein 1, GN = Cend1	ND	ND	ND	ND	15	2(0)	2(0)	2
CPSM_RAT	Carbamoyl-phosphate synthas, GN = Cps1	ND	ND	ND	ND	21	8(0)	8(0)	8
DYL1_RAT	Dynein light chain 1, GN = Dynll1	ND	ND	ND	ND	29	3(1)	3(1)	2
EF1A1_RAT	Elongation factor 1-alpha 1, GN = Eef1a1	ND	ND	ND	ND	29	3(0)	3(0)	3
ELP1_RAT	Elongator complex protein 1, GN = Ikbkap	ND	ND	ND	ND	29	2(1)	2(1)	2
GBB1_RAT	Guanine nucleotide-binding protein G (I)/G(S)/G(T) beta-1, GN = Gnb1	ND	ND	ND	ND	14	5(0)	4(0)	3
KCC2A_RAT	Calcium/calmodulin-dependent protein kinase type Ⅱ alpha, GN = Camk2a	ND	ND	ND	ND	84	6(3)	6(3)	3
KCC2B_RAT	Calcium/calmodulin-dependent protein kinase type Ⅱ beta, GN = Camk2b	ND	ND	ND	ND	44	6(2)	6(2)	3
KCRS_RAT	Creatine kinase S-type, GN = Ckmt2	ND	ND	ND	ND	40	7(1)	6(1)	7
PDE2A_RAT	cGMP-dependent 3′, 5′-cyclic phosphodiesterase, GN = Pde2a	ND	ND	ND	ND	31	3(1)	3(1)	3
QCR2_RAT	Cytochrome b-c1 complex subunit 2, GN = Uqcrc2	ND	ND	ND	ND	54	3(1)	3(1)	3
SNAA_RAT	Alpha-soluble NSF attachment protein, GN = Napa	ND	ND	ND	ND	17	2(0)	2(0)	2
SNP25_RAT	Synaptosomal-associated protein 25, GN = Snap25	ND	ND	ND	ND	71	2(1)	2(1)	2
VAMP2_RAT	Vesicle-associated membrane protein 2, GN = Vamp2	ND	ND	ND	ND	67	2(1)	2(1)	2

表3-9　安静组中年大鼠纹状体差异羰基化蛋白质的情况

登录号	羰基化蛋白质名称	M-SED				M-EX			
		Score	Matches	Sequences	Unique	Score	Matches	Sequences	Unique
AT12A_RAT	Potassium-transporting ATPase alpha chain 2, GN = Atp12a	52	4(1)	3(1)	2	46	4(1)	3(1)	1
AT1B1_RAT	Sodium/potassium-transporting ATPase beta-1, GN = Atp1b1	122	9(3)	5(2)	9	113	5(2)	4(2)	5
GBB2_RAT	Guanine nucleotide-binding protein G (I)/G(S)/G(T) subunit beta-2, GN = Gnb2	120	4(3)	3(2)	3	63	5(2)	2(2)	5

续表

登录号	羰基化蛋白质名称	M-SED				M-EX			
		Score	Matches	Sequences	Unique	Score	Matches	Sequences	Unique
GNAO_RAT	Guanine nucleotide-binding protein G (o) subunit alpha OS = Rattus norvegicus GN = Gnao1 PE = 1 SV = 2	317	14(10)	7(5)	14	70	3(2)	3(2)	3
KCC2B_RAT	Calcium/calmodulin-dependent protein kinase type Ⅱ subunit beta, GN = Camk2b	69	9(4)	5(4)	5	168	10(7)	6(4)	4
TBB3_RAT	Tubulin beta-3 chain, GN = Tubb3	2062	66(52)	20(17)	17	919	26(20)	14(13)	5
AT1A2_RAT	Sodium/potassium-transporting ATPase subunit alpha-2, GN = Atp1a2	488	16(12)	8(7)	8	ND	ND	ND	ND
C1QBP_RAT	Complement component 1 Q subcomponent-binding protein, mitochondrial OS = Rattus norvegicus GN = C1qbp PE = 1 SV = 2	58	4(3)	3(2)	4	ND	ND	ND	ND
COX5A_RAT	Cytochrome c oxidase subunit 5A, GN = Cox5a	25	4(1)	2(1)	4	ND	ND	ND	ND
COX5B_RAT	Cytochrome c oxidase subunit 5B, GN = Cox5b	60	6(3)	3(2)	6	ND	ND	ND	ND
GBB1_RAT	Guanine nucleotide-binding protein G(I)/G(S)/G(T) subunit beta-1, GN = Gnb1	87	4(3)	4(3)	3	ND	ND	ND	ND
GBB4_RAT	Guanine nucleotide-binding protein subunit beta-4, GN = Gnb4	76	3(2)	2(1)	1	ND	ND	ND	ND
NEUM_RAT	Neuromodulin, GN = Gap43	20	7(1)	2(1)	7	ND	ND	ND	ND
ROA2_RAT	Heterogeneous nuclear ribonucleoproteins A2/B1, GN = Hnrnpa2b1	56	3(1)	3(1)	3	ND	ND	ND	ND
SNP25_RAT	Synaptosomal-associated protein 25, GN = Snap25	64	6(1)	6(1)	6	ND	ND	ND	ND
SYN2_RAT	Synapsin-2, GN = Syn2	57	4(1)	4(1)	4	ND	ND	ND	ND
TCPE_RAT	T-complex protein 1 subunit epsilon, GN = Cct5	46	2(1)	2(1)	2	ND	ND	ND	ND

表3-10 运动组中年大鼠纹状体差异羰基化蛋白质的情况

登录号	羰基化蛋白质名称	M-SED				M-EX			
		Score	Matches	Sequences	Unique	Score	Matches	Sequences	Unique
1433E_RAT	14-3-3 protein epsilon, GN = Ywhae	66	5(3)	2(2)	5	56	5(4)	3(3)	5
1433B_RAT	14-3-3 protein beta/alpha, GN = Ywhab	ND	ND	ND	ND	43	5(2)	4(2)	4

续表

登录号	羰基化蛋白质名称	M-SED				M-EX			
		Score	Matches	Sequences	Unique	Score	Matches	Sequences	Unique
ACTN1_RAT	Alpha-actinin-1，GN = Actn1	ND	ND	ND	ND	57	8(2)	8(2)	8
ACTC_RAT	Actin，alpha cardiac muscle 1，GN = Actc1	682	30(20)	11(6)	9	470	22(14)	11(7)	10
ALDOA_RAT	Fructose-bisphosphate aldolase A，GN = Aldoa	ND	ND	ND	ND	46	5(2)	4(2)	5
ARF1_RAT	ADP-ribosylation factor 1，GN = Arf1	ND	ND	ND	ND	45	3(1)	2(1)	3
DREB_RAT	Drebrin，GN = Dbn1	ND	ND	ND	ND	36	2(1)	2(1)	2
EF1A1_RAT	Elongation factor 1-alpha 1，GN = Eef1a1	ND	ND	ND	ND	48	3(1)	3(1)	3
HXK1_RAT	Hexokinase-1，GN = Hk1	ND	ND	ND	ND	46	6(2)	5(1)	6
IDH3A_RAT	Isocitrate dehydrogenase［NAD］subunit alpha，GN = Idh3a	ND	ND	ND	ND	29	4(1)	4(1)	4
KAD1_RAT	Adenylate kinase isoenzyme 1，GN = Ak1	ND	ND	ND	ND	45	2(1)	2(1)	2
MDHC_RAT	Malate dehydrogenase，GN = Mdh1	ND	ND	ND	ND	28	4(1)	4(1)	4
MDHM_RAT	Malate dehydrogenase，GN = Mdh2	ND	ND	ND	ND	78	3(1)	3(1)	3
MOG_RAT	Myelin-oligodendrocyte glycoprotein，GN = Mog	ND	ND	ND	ND	54	3(1)	3(1)	3
MYH10_RAT	Myosin-10，GN = Myh10	ND	ND	ND	ND	27	12(1)	12(1)	12
PROF2_RAT	Profilin-2，GN = Pfn2	ND	ND	ND	ND	17	2(0)	2(0)	2
SUCA_RAT	Succinyl-CoA ligase［ADP/GDP-forming］subunit alpha，GN = Suclg1	ND	ND	ND	ND	24	2(0)	2(0)	2
SYPH_RAT	Synaptophysin，GN = Syp	ND	ND	ND	ND	24	4(0)	3(0)	4
UCHL1_RAT	Ubiquitin carboxyl-terminal hydrolase isozyme L1，GN = Uchl1	ND	ND	ND	ND	41	3(1)	3(1)	3

表3-11　安静组老年大鼠纹状体差异羰基化蛋白质情况

登录号	羰基化蛋白质名称	O-SED				O-EX			
		Score	Matches	Sequences	Unique	Score	Matches	Sequences	Unique
1433F_RAT	14-3-3 protein eta，GN = Ywhah	65	6(2)	5(2)	4	49	3(2)	2(1)	2
1433Z_RAT	14-3-3 protein zeta/delta，GN = Ywhaz	582	18(12)	10(7)	15	531	14(11)	9(8)	14
C1QBP_RAT	Complement component 1 Q subcomponent-binding protein，GN = C1qbp	70	4(3)	4(2)	4	23	2(1)	2(1)	2
COF1_RAT	Cofilin-1，GN = Cfl1	380	10(8)	6(4)	10	125	4(4)	3(3)	4
DPYL2_RAT	Dihydropyrimidinase-related protein 2，GN = Dpysl2	575	20(15)	13(11)	20	418	14(11)	11(9)	14

续表

登录号	羰基化蛋白质名称	O-SED				O-EX			
		Score	Matches	Sequences	Unique	Score	Matches	Sequences	Unique
ENOG_RAT	Gamma-enolase,GN = Eno2	170	10(5)	9(4)	7	297	8(6)	7(6)	7
G6PI_RAT	Glucose-6-phosphate isomerase, GN = Gpi	40	3(1)	3(1)	3	41	2(2)	2(2)	2
KCRU_RAT	Creatine kinase U-type, mitochondrial OS = Rattus norvegicus GN = Ckmt1 PE = 1 SV = 1	286	7(5)	6(4)	7	110	3(3)	3(3)	3
MAG_RAT	Myelin-associated glycoprotein, GN = Mag	17	3(0)	3(0)	3	22	1(0)	1(0)	1
PPIA_RAT	Peptidyl-prolyl cis-trans isomerase A, GN = Ppia	72	3(2)	3(2)	3	112	2(2)	2(2)	2
SYPH_RAT	Synaptophysin,GN = Syp	14	2(0)	2(0)	2	24	1(0)	1(0)	1
TBB2A_RAT	Tubulin beta-2A chain,GN = Tubb2a	889	34(24)	17(16)	6	1952	51(46)	22(21)	6
QCR2_RAT	Cytochrome b-c1 complex subunit 2, GN = Uqcrc2	28	2(1)	2(1)	2	ND	ND	ND	ND
BSN_RAT	Protein bassoon,GN = Bsn	14	6(0)	6(0)	6	ND	ND	ND	ND
CALR_RAT	Calreticulin,GN = Calr	25	3(0)	3(0)	3	ND	ND	ND	ND
COX5B_RAT	Cytochrome c oxidase subunit 5B, GN = Cox5b	31	1(0)	1(0)	1	ND	ND	ND	ND
DLDH_RAT	Dihydrolipoyl dehydrogenase,GN = Dld	40	5(1)	5(1)	5	ND	ND	ND	ND
FSCN1_RAT	Fascin,GN = Fscn1	63	2(1)	2(1)	2	ND	ND	ND	ND
GBB4_RAT	Guanine nucleotide-binding protein subunit beta − 4,GN = Gnb4	58	2(1)	2(1)	2	ND	ND	ND	ND
HS90A_RAT	Heat shock protein HSP 90-alpha, GN = Hsp90aa1	56	4(2)	3(2)	2	ND	ND	ND	ND
NEUM_RAT	Neuromodulin,GN = Gap43	36	3(1)	3(1)	3	ND	ND	ND	ND
PEBP1_RAT	Phosphatidylethanolamine-binding protein 1,GN = Pebp1	64	3(2)	3(2)	3	ND	ND	ND	ND
ROA2_RAT	Heterogeneous nuclear ribonucleoproteins A2/B1,GN = Hnrnpa2b1	81	6(2)	5(2)	6	ND	ND	ND	ND
RTN3_RAT	Reticulon − 3,GN = Rtn3	38	7(1)	7(1)	7	ND	ND	ND	ND
TAGL3_RAT	Transgelin − 3,GN = Tagln3	55	4(1)	4(1)	4	ND	ND	ND	ND
THY1_RAT	Thy − 1 membrane glycoprotein,GN = Thy1	73	4(2)	2(1)	4	ND	ND	ND	ND
TRAP1_RAT	Heat shock protein 75 kDa,GN = Trap1	39	5(1)	4(1)	5	ND	ND	ND	ND
VATE1_RAT	V-type proton ATPase subunit E 1, GN = Atp6v1e1	33	1(0)	1(0)	1	ND	ND	ND	ND

表 3-12 运动组老年大鼠纹状体差异羰基化蛋白质情况

登录号	羰基化蛋白质名称	O-SED				O-EX			
		Score	Matches	Sequences	Unique	Score	Matches	Sequences	Unique
ACTC_RAT	Actin, alpha cardiac muscle 1, GN = Actc1	509	17(13)	7(7)	5	759	30(23)	11(9)	12
ALDOA_RAT	Fructose-bisphosphate aldolase, AGN = Aldoa	42	2(1)	2(1)	2	25	4(1)	4(1)	4
AT1A1_RAT	Sodium/potassium-transporting ATPase subunit alpha-1, GN = Atp1a1	229	5(4)	5(4)	1	385	11(9)	9(7)	5
COX5A_RAT	Cytochrome c oxidase subunit 5A, GN = Cox5a	31	1(1)	1(1)	1	29	4(1)	4(1)	4
GPM6A_RAT	Neuronal membrane glycoprotein M6-a, GN = Gpm6a	107	4(3)	1(1)	4	23	2(0)	2(0)	2
HSP7C_RAT	Heat shock cognate 71 kDa protein, GN = Hspa8	344	11(9)	8(6)	11	266	13(9)	10(8)	13
LDHA_RAT	L-lactate dehydrogenase A chain, GN = Ldha	54	3(1)	3(1)	2	59	3(2)	3(2)	2
MBP_RAT	Myelin basic protein S, GN = Mbp	484	21(15)	6(4)	21	627	36(22)	10(8)	36
MDHM_RAT	Malate dehydrogenase, GN = Mdh2	90	3(1)	3(1)	3	90	4(1)	3(1)	4
MOG_RAT	Myelin-oligodendrocyte glycoprotein, GN = Mog	46	1(1)	1(1)	1	60	2(1)	2(1)	2
STXB1_RAT	Syntaxin-binding protein 1, GN = Stxbp1	95	4(4)	3(3)	4	137	10(5)	9(5)	10
TBA4A_RAT	Tubulin alpha - 4A chain, GN = Tuba4a	804	21(19)	14(13)	2	1001	30(27)	16(15)	4
VDAC1_RAT	Voltage-dependent anion-selective channel protein 1, GN = Vdac1	59	1(1)	1(1)	1	51	4(1)	4(1)	4
AATC_RAT	Aspartate aminotransferase, GN = Got1	ND	ND	ND	ND	31	5(1)	3(1)	5
ADT2_RAT	ADP/ATP translocase 2, GN = Slc25a5	ND	ND	ND	ND	33	4(1)	4(1)	4
ARF1_RAT	ADP-ribosylation factor 1, GN = Arf1	ND	ND	ND	ND	22	3(1)	3(1)	3
ATP5J_RAT	ATP synthase-coupling factor 6, GN = Atp5j	ND	ND	ND	ND	17	2(0)	2(0)	2
DYN1_RAT	Dynamin - 1, GN = Dnm1	ND	ND	ND	ND	93	5(3)	4(3)	5
EAA1_RAT	Excitatory amino acid transporter 1, GN = Slc1a3	ND	ND	ND	ND	84	3(1)	3(1)	3
EF1A1_RAT	Elongation factor 1 - alpha 1, GN = Eef1a1	ND	ND	ND	ND	68	2(1)	2(1)	2
MMTA2_RAT	Multiple myeloma tumor-associated protein 2 homolog, GN = Mmtag2	ND	ND	ND	ND	22	3(0)	2(0)	3

续表

登录号	羰基化蛋白质名称	O-SED				O-EX			
		Score	Matches	Sequences	Unique	Score	Matches	Sequences	Unique
NCDN_RAT	Neurochondrin, GN = Ncdn	ND	ND	ND	ND	66	6(1)	6(1)	6
NSF_RAT	Vesicle-fusing ATPase, GN = Nsf	ND	ND	ND	ND	51	6(1)	6(1)	6
ODO1_RAT	2 - oxoglutarate dehydrogenase, GN = Ogdh	ND	ND	ND	ND	30	4(1)	4(1)	4
PRDX6_RAT	Peroxiredoxin - 6, GN = Prdx6	ND	ND	ND	ND	77	5(2)	5(2)	5
SAP_RAT	Sulfated glycoprotein 1, GN = Psap	ND	ND	ND	ND	68	4(1)	4(1)	4
SPTN1_RAT	Spectrin alpha chain, non-erythrocytic 1, GN = Sptan1	ND	ND	ND	ND	37	8(1)	8(1)	8
TAU_RAT	Microtubule-associated protein tau, GN = Mapt	ND	ND	ND	ND	28	14(1)	13(1)	14
VDAC2_RAT	Voltage-dependent anion-selective channel protein 2, GN = Vdac2	ND	ND	ND	ND	29	3(1)	3(1)	3

第四节 讨 论

本实验结果显示大鼠纹状体青年组找出氧化修饰位点的羰基化蛋白质 78 个，占 69.65% ；中年组 52 个，占 76.47% ；老年 69 个，占 72.63% 。而脑皮层中青年组的氧化修饰位点的羰基化蛋白质 51 个，占 63.75% ；中年组 27 个，占 52.95% ；老年组 39 个，占 60.94% 。大鼠纹状体的羰基化蛋白质信号相关涉及能量代谢、线粒体内膜、ATP 酶活性、黑质发育、突触传导调节、轴突部位和老化等。表明羰基化修饰对蛋白质具有选择性，蛋白质的相对数量并不是蛋白质羰基化程度的决定因素。Stadtman 等（Stadtman et al. , 2003；Stadtman, 2006）研究组的早期研究表明，在老年个体中，蛋白质会发生明显的羰基化修饰。在此之后，越来越多的研究表明，随着年龄的增长，蛋白质羰基化的水平也会随之稳步上升，最终，几乎 1/3 的蛋白质都发生了羰基化修饰。而在 Chen 等（1998）研究果蝇飞行肌线粒体的实验中得到了很好的验证：尽管飞行肌线粒体中有很多种蛋白质，但实验结果表明只有顺乌头酸酶（Aconitase）和腺嘌呤核苷酸移位酶（Adenine nucleotide translocase）的羰基化程度会随增龄而增加，并相应地失去活性；而细胞色素 C，尽管在线粒体中含量相对丰富，但并没有显示出明显与年龄相关的羰基化修饰。Stadtman 等（Stadtman et al. , 2003；Stadtman, 2006）经过一系列开拓性实验后提出：预测蛋白质在金属催化氧化过程中是否易受羰基化修饰的关键特征，是该蛋白质是否具有过渡金属结合位点。蛋白质与过渡金属结合是产生自由基的重要来源，而自由基一旦产生，将启动一系列连锁反应，最终导致活性羰基与周围的氨基酸残基发生羰氨反应。除此之外，蛋白质的分子构象、更新速率及金属催化氧化敏感型氨基酸残基相对丰度，也是影响蛋白质羰基化修饰选择性的重要因素。而另一些蛋白质（如三羧酸循环和电子传递链中酶），由于其处于 ROS 生成位点的附近，因而也易受羰基化修饰。Dukan 等（2000）研究表明，翻译错误的蛋白质易发生羰基化，而且这些蛋白质发生羰基化修饰后，其稳定性要比正常蛋白质差，同时发现健康 *E. coli* 成熟核糖体内蛋白质羰基化的水平相对较低。Nyström（2005）研究组在大肠杆菌的实验结果表明，在衰老过程中，转录错误或翻译错误会导致部分异常多肽的轻微错误折叠，使一些在正常翻译 - 折叠偶联过程中被隐藏起来的氧化羰基化作用敏感型氨基酸残基暴露出来，从而导致这些异常蛋白质更易发生羰基化修饰，而蛋白质氨基酸的羰基化修饰将进一步导致蛋白质完整性的丧失；这样，蛋白质导致疏水表面的增加反过来又使 DnaK/DnaJ 的伴侣蛋白系统的作用位点增加，进一步增加蛋白质氧化作用的敏感性和蛋白质错误折叠，即蛋白质的错误折叠是蛋白质羰基化的重要原因之一。因此，蛋白质羰基化是衰老过程中蛋白质氧化敏感性逐步增加的重要原因（Fredriksson et al.，2005）。

本实验结果显示已鉴定的纹状体羰基化蛋白质的氧化修饰位点涵盖 28 种。蛋白质的二羰基糖基化位点与蛋白质的羰基化位点不同，这可能是因为二羰基物与精氨酸和赖氨酸反应很快，而单羰基类物质和赖氨酸反应缓慢。异生素诱导的氧化应激，由于能在细胞内形成醛类降解产物，因此，细胞毒性也可能使蛋白质羰基化。依此看来，蛋白质羰基化的程度，很可能反映了细胞内氧化应激水平，或者说氧化剂 - 抗氧化剂的体系和毒性羰基类物质产生 - 降解毒性羰基类物质的代谢酶体系的平衡。Madian 等（2010b，a）研究 32 ~ 36 岁的人血清羰基化蛋白组得出共有 24 种羰基化蛋白的氧化修饰位点，另外，迄今发现，这篇文章还首次提供了详细的羰基化蛋白抽提、纯化、质谱鉴定及相关生物信息学等相关内容，他利用这种方法获得了近 0.5% 的总蛋白被羰基化修饰。

本实验结果显示大鼠纹状体中出现在中年和老年的羰基化蛋白质有 Na-K-ATP 酶转运蛋白、补体组分 1q 子成分样蛋白、3 - 磷酸甘油醛脱氢酶、G 蛋白 - 鸟苷酸结合蛋白、Ca^{2+}/钙调素依赖的蛋白激酶 II（CaMK2a 和 CaMK2b）。出现在青年和老年的有钙网蛋白、二氢硫辛酸脱氢酶、HSP 90、微管结合蛋白、Syp 和 Uchl 等。还有中年特有的羰基化蛋白质 HSP71、Snap25、Vdac1、微管蛋白和过氧化物氧化还原酶等。本实验显示中年、老年纹状体中热休克蛋白等伴侣蛋白发生羰基化。事实上，伴侣蛋白通常能够通过多种方式消除错误折叠蛋白质的毒性，如屏蔽错误折叠蛋白质的活性表面、辅助错误折叠蛋白质的重新折叠或启动错误折叠蛋白质的降解。因此，伴侣蛋白的羰基化无疑是导致功能蛋白质错误折叠的重要原因，同时，蛋白质的错误折叠可能又会将蛋白质羰基化位点暴露出来，从而反过来促进和启动羰基化修饰。HSPs 的生物学功能最主要的是对抗应激，并且在维护 DNA、生物生长、发育和分化过程中具有重要作用。HSP90 的底物（Clients）多为涉及信号传递的蛋白质，HSP90 对其稳定性和活性具有重要的调节作用。HSP90 的分子伴侣功能因结合 ATP/ADP 状态的不同及辅助伴侣分子的不同而不同。当 HSP90 与 ATP 结合时，HSP90 与 p23 和 p50Cdc37 形成伴侣复合体，该复合体有助于 HSP90 底物蛋白的稳定及活性；而当 HSP90 与 ADP 结合时，HSP90 与 HSP70 及 p60Hop 形成的伴侣复合体促进底物蛋白的泛素化并经蛋白酶体通路降解（Neckers，2003）。尤其应该指出的是，HSP90 的底物中包括了众多的激酶、膜受体和核内受体及转录因子等（Pratt et al.，2003），这些因子是细胞正常信号传递功能发挥所必不可少的，也与细胞凋亡的发生密切相关。

在衰老和氧化应激过程中，蛋白质羰基化程度的升高并非是随机的，而是具有一定的选择性，往往有些蛋白质比较容易羰基化，而有些却不易羰基化；而且，即使是取自不同动物的某些相同的特定蛋白质，它们的羰基化程度也会随动物种属的不同而不同。由于羰基化蛋白质比没有氧化修饰的蛋白质易被蛋白水解系统降解，因此，异常蛋白质的迅速羰基化也许保证了这些异常多肽直接被蛋白水解系统降解（Madian et al.，2010b，a；Madian et al.，2011a，b）。关于蛋白质羰基化修饰的可逆问题有着不同的研究报道。有研究认为蛋白质羰基化是一种不可逆/不可修复的修饰，因此，羰基化也许充当了不可修复的信号，这种信号保证损伤蛋白质进入降解途径。而且，并不是所有羰基化修饰的蛋白质都能被清除，只有轻微的逐渐氧化羰基化的蛋白质才能被蛋白酶体降解，而过度氧化和交联的蛋白质却会具有抗蛋白质水解的抗性。在生命早期 RCS 在生物体内的产生和清除是一个动态平衡，蛋白质羰基化在蛋白质的质量控制过程中具有重要作用，它通过标记异常的、损伤的蛋白质或闲置的酶，从而启动它们的降解；而在生命晚期，伴随机体对羰基化蛋白质的降解能力的减弱和羰基化蛋白质生成速率的加快，羰基化蛋白质对蛋白质、细胞乃至机体的危害和消极影响开始暴露出来，从而导致蛋白质和细胞功能的降低和丧失。研究报道醛类诱导蛋白质羰基化修饰的主要机制虽都是羰氨交联，但具体过程略有不同：二醛是直接通过与一分子蛋白质的两个初级氨基酸残基或两分子蛋白质的初级氨基酸残基发生羰氨交联；而 α，β - 不饱和醛则是先在其 C ═C 双键位置与半胱氨酸残基的巯基或赖氨酸残基的氨基或组氨酸残基的咪唑基发生迈克尔加成反应（Michael-addition reaction），再与一分子初级氨基酸残基发生羰氨交联（Yan et al.，2000）。虽然它们的反应过程有一些差别，但结果都是导致蛋白质的羰基化修饰，以及进一步的交联和老年色素类物质的形成。

运动时，会导致主要来自能量代谢和能量需求方面的应激，包括氧化应激、缺血再灌注应激和许多其他应激等（Liu et al.，2008；Yin et al.，2012；Liu et al.，2019a）。本实验从安静组和运动组都能鉴定的羰基化蛋白青年大鼠最多、老年大鼠次之、中年大鼠最少，组间相差 10 个左右羰基化蛋白，表明运动的影响没有呈现增龄性变化。运动对青年大鼠的羰基化蛋白有所减少，而中年和老年大鼠的却有增加，当然幅度都不大。从通过 GeneMANIA 预测服务器分析 O-SED 和 O-EX 大鼠获得羰基化蛋白的信号通路的相关信息来看，本实验结果显示运动对增龄大鼠的影响，与增龄性老化的大鼠纹状体的羰基化情况基本一致，但线粒体内膜与能量代谢、黑质发育与轴突部位相互调换了位置，说明运动对线粒体和黑质发育相关信号转导的蛋白质有一定的影响。Richter 等（2013）的研究表明，HNE 以浓度依赖的方式（10 ~ 50 μmol/L）抑制源自线粒体由氧化剂诱导的 Ca^{2+} 释放。这种 Ca^{2+} 释放需要将 NADH 氧化成 NAD^+，进而将 NAD^+ 水解为烟酰胺和单（ADP - 核糖），该过程需要单（ADP - 核糖）与线粒体内蛋白质的短暂结合。HNE 能抑制其关键反应，也就是吡啶核苷酸的水解作用，结果造成 Ca^{2+} 超载到线粒体上，抑制了 Ca^{2+} 依赖的线粒体酶。因此，HNE 的细胞毒性一部分机制为导致线粒体功能的紊乱。HNE 处理过的细胞造成了细胞周期的严重紊乱，抑制了 DNA 的合成和细胞增殖的速度。另一项研究表明，HNE 似乎通过干扰某些基因的表达而影响细胞增殖。在红白血病细胞中，0.1 ~ 10.0 μmol/L 的 HNE 能剂量依赖性地导致 *c-myc* 致癌基因转录的减少，c-myc 蛋白似乎与调控细胞增殖有关。HNE 也具有诱导产生热休克蛋白和诱导产生一种类似于热休克因子（HSF）的 DNA - 结合蛋白的能力，这进一步表明，HNE 的一些生物学效应也许是通过改变某些基因的表达来实现（Yin et al.，2012）。

从对增龄老化的青年、中年和老年各年龄实施规律有氧运动干预来看，可以得出只有各年龄安静组特有的能找出氧化修饰位点的羰基化蛋白质有核内不均一核糖核蛋白 A2/B1（Hnrnpa2b1）、14 - 3 - 3 蛋白 eta、钙网蛋白（Calr）、补体组分 1q 子成分样蛋白（C1QBP）、G 蛋白/鸟苷酸结合蛋白 4（GBB4）、Cct5、二氢硫辛酸脱氢酶、α - 烯醇酶等，还有除 Y-SED 外，M-SED 和 O-SED 只能找到安静组特有的丝切蛋白 1 和神经调制蛋白（Gap43）。而运动组特有的羰基化蛋白有肌动蛋白（Actc1）和延长因子 α1（Eef1a1），还有除 Y-EX 外，M-EX 和 O-EX 特有酸醛缩酶 A 果糖二磷酸醛缩酶（ALDOA）、髓少突胶质细胞糖蛋白（MOG）和苹果酸酶（MDH2）等。

本实验显示规律有氧运动改善了与黑质发育及突触密切相关的 14 - 3 - 3 蛋白 eta 等，Cui 等（Cui et al.，2004；Chico et al.，2017；Sarasija et al.，2018）研究表明 14 - 3 - 3 蛋白 eta 可以通过增加 SOD 和 GSH-Px 的活性加强对 ROS 的清除能力，减轻 ROS 对细胞的损伤，从而发挥保护作用。还发现改善了与 DNA 有重要关系的核内不均一核糖核蛋白 A2/B1 等蛋白的羰基化。DNA 损伤是大多数有毒物质造成机体损伤的重要途径，机体对其修复能力的强弱直接关系到所受损害的大小。DNA 双链断裂被认为是电离辐射所致细胞 DNA 损伤的主要类型，低剂量辐射通过诱导某些 DNA 修复蛋白合成，增强 DNA 双链断裂修复能力，进一步表现为细胞对染色体畸变和基因突变的适应性反应。说明规律有氧运动对蛋白羰基化起到了一定的保护作用。

第五节 本章小结

①增龄过程中纹状体的羰基化蛋白质没有呈现增龄性递增变化，羰基化修饰对蛋白质具有选择性，蛋白质的相对数量并不是蛋白质羰基化程度的决定因素。呈现青年大鼠纹状体羰基化蛋白数量最多 78 个、老年次之 69 个和中年最少 52，但氧化修饰位点的羰基化蛋白质鉴定率呈现中年最高（76.47%）、老年次之（72.63%）、青年最低（69.65%）。

②大鼠纹状体的羰基化蛋白质信号相关涉及能量代谢、线粒体内膜、ATP 酶活性、黑质发育、突触传导调节、轴突部位和老化等。鉴定出在纹状体增龄性老化过程中具有重要作用的羰基化蛋白有 Na-K ATP 酶转运蛋白、补体组分 1q 子成分样蛋白、3 - 磷酸甘油醛脱氢酶、G 蛋白/鸟苷酸结合蛋白、Ca^{2+}/钙调素依赖的蛋白激酶 II（Camk2a 和 Camk2b）、钙网蛋白、二氢硫辛酸脱氢酶、HSP 90、微管结合蛋白、Syp 和 Uchl、HSP71、Snap25、Vdac1、微管蛋白及过氧化物氧化还原酶等。

③规律有氧运动的大鼠纹状体蛋白羰基化的影响没有呈现增龄性变化。规律有氧运动对线粒体和黑质发育相关信号转导的蛋白质羰基化有一定的影响，改善了与增龄性老化过程有关的钙网蛋白（Calr）、与 DNA 有重要关系的核内不均一核糖核蛋白 A2/B1 等、与黑质发育及突触密切相关的 14-3-3 蛋白等蛋白质的羰基化。

第四章　纹状体老化与运动干预的 miRNAs 基因表达谱研究

第一节　概　述

microRNAs 又叫 miRNAs，是一种小 RNA 基因，长度 20～24 个核苷酸，为内源性非编码蛋白。其在动植物细胞中通过作用于靶基因的特定序列，达到负性调控转录后水平靶基因表达的目的（Kim et al.，2006）。miRNA 在生物界中广泛存在，对基因表达具有微调作用，参与了包括生物发育、神经分化、细胞增殖、凋亡和脂肪代谢等一系列重要的生命进程，是细胞增殖分化和生物发育相关的重要调控因子（Wienholds et al.，2005）。大量研究表明 miRNA 以其广泛的表达调控着众多靶基因，参与生命活动的各项重要过程（van Rooij，2011；Wittmann et al.，2011）。miRNA 参与发育过程，参与神经发生、神经分化等发育过程（Shi et al.，2010；Vo et al.，2010）；miRNA 的表达与端粒酶的表达、细胞的衰老及老化过程都存在着密切的关系（Shi et al.，2010；Koziel et al.，2011）；研究也发现 miRNA 的异常表达可能与疾病乃至肿瘤的发生有关，miRNA 在肿瘤的发生发展过程中，根据不同的情况由不同的 miRNA 扮演着类似致癌基因或抑癌基因的作用（Willimott et al.，2010；Farazi et al.，2011）。

前期实验室为了系统地研究大鼠脑老化过程中 miRNA 的组学变化及相关调控机制，深度进行了 miRNA 测序工作。在没有实施任何处理时，每个年龄组大鼠分别在 6 月龄（青年组）、14 月龄（中年组）和 22 月龄（老年组）时各取 3 只，经过 12 h 的禁食处理后，所有的大鼠均被处死，迅速解剖和分离全脑组织；所得全脑组织清洗后，快速放入预冷的 RNA later 稳定溶液中，用于脑老化过程中 miRNA 测序（Yin et al.，2015）。

miRNA 测序工作在上海药明康德公司测序公司进行。通过脑组织分离、miNRA 抽提和质检、HiSeq 2000 高通量测序系统（Illumina 读数为 100 nt）深度测序分析了大鼠脑组织 miRNAs 的表达。经过 Illumina 质量筛选后，进入测序系统的小 RNAs，总共获得 127 790 121 条原始测序序列，即平均每只大鼠样本获得了 14 198 902 条原始测序序列（表 4-1）。

这些小 RNAs 的核苷酸长度大都处于 20～24 bp，且其峰值位于 22 bp（图 4-1），正好和当前公认的 miRNAs 长度一致，说明 miRNAs 是最丰富的小 RNA 种类之一。

miRNAs 作为基因表达转录后的有效调节因子，在很多生物生命过程中起着关键作用。为了探究这些差异表达的 miRNAs 的潜在功能，这些 miRNAs 的靶基因以 DAVID 生物信息学工具进行了进一步功能聚类和注释分析（Huang et al.，2009a，b）。结果发现：这些靶基因

表 4-1 每只大鼠小 RNA 深度测序的序列概况

Samples	Total number of raw reads	Total number of too-short	Total number of adapter	Total number of poly N	Total number of cleaned reads	Percent of cleaned reads	Total number of unique	Percent of unique
Old rat 1	15 560 134	808 719	37 037	10 878	14 703 500	94. 5	1 402 520	9. 5
Old rat 2	14 939 170	905 258	41 035	9937	13 982 940	93. 6	1 065 402	7. 6
Old rat 3	14 230 195	939 219	31 029	9327	13 250 620	93. 1	939 355	7. 1
Adult rat 1	14 254 482	902 612	38 951	9017	13 303 902	93. 3	909 037	6. 8
Adult rat 2	14 068 334	1 072 960	35 075	8813	12 951 486	92. 1	832 295	6. 4
Adult rat 3	12 760 276	750 956	23 182	7793	11 978 345	93. 9	729 541	6. 1
Young rat 1	12 791 641	917 768	44 929	7751	11 821 193	92. 4	1 032 638	8. 7
Young rat 2	13 568 443	1 060 427	48 687	8501	12 450 828	91. 8	1 065 924	8. 6
Young rat 3	15 617 446	1 018 046	67 992	10 375	14 521 033	93. 0	1 104 947	7. 6

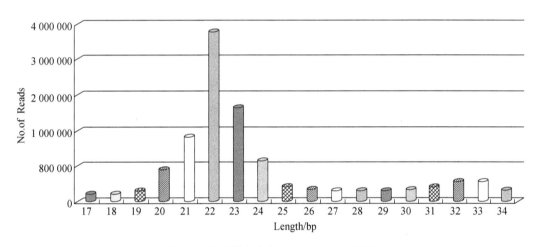

图 4-1 序列长度分布（Yin et al. , 2015）

聚类到了 253 个 GO 过程和 11 个 KEGG 通路。在 GO 过程中，转录调控、生物合成、蛋白质运输和定位及代谢等相关的生物过程是得分最高的几类生物过程。而间隙连接、轴突引导和鞘糖脂生物合成等直接与神经系统功能相关的过程均出现在 KEGG 通路中。

miRNAs 的表达改变可能导致脑老化相关的功能下降，甚至导致迟发的、渐进的病理紊乱。进一步采用 PANTHER 分类系统（Mi et al. , 2013）对靶基因进行了分析，以探索 miRNA 的改变与神经退行性疾病之间的潜在关系。研究发现 23 种差异表达的 miRNAs 所调控的 24 种靶基因，分别对 AD、HD 或 PD 有直接的作用。其中，在老年组中，大部分这些 miRNAs 均是表达下调的 miRNAs（图 4-2）。与最近的报道（Kumar et al. , 2013）一致的是，脂代谢相关的多种酶似乎涉及 AD 产生的病因。大部分的 miRNAs 只与某一种疾病相关联，而 miR-429 调控 AD 和 HD 两种疾病，miR-743b-3p 调节 HD 和 PD 两种疾病，miR-141-3p、miR-200a-3p、miR-200a-5p 和 miR-499a-5p 调控 AD 和 PD 这两种疾病，miR－182 对这 3 种疾病都有影响（图 4-2）。现有研究表明 miRNA 对脑老化和神经退行性疾病的形成具有关键调节作用，这与测序获得的结果是一致的（Lau et al.，2013；Abe et al.，2014；Van den Hove et al.，2014）。这些疾病潜在的发病机制归因于年龄相关的 miRNAs 水平下调，使相关的基因表达被抑制（Shi et al.，2011；Henson et al.，2012；Hunsberger et al.，2013；Muller et al.，2014）。

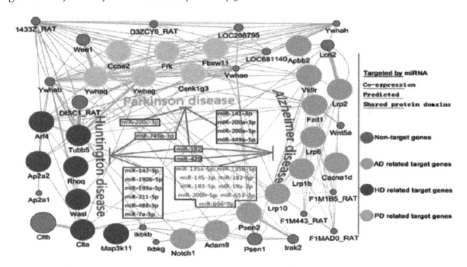

图 4-2　衰老相关的 miRNAs 和它们调控的靶基因与退行性疾病
相关通路的关系（Yin et al，Neurobiol Aging，2015）

注：图中显示的每个 miRNA 在相关通路中都有一个或者多个的靶基因。

考虑到实验室前期已经做了有关脑老化（可能包含了纹状体）研究工作，本实验就只针对运动干预对纹状体老化的 miRNAs 表达谱的组学研究。为了了解蛋白质羰基化在转录翻译的具体机制，我们订制了丹麦 Exiqon 公司研发的 miRNA 表达谱芯片，采用 miRCURY™ LNA Array（v. 18.0）和 GenePix Pro 6.0 software（Axon）等软件进行 miRNA 表达谱芯片的修正和分析。整合 IPKB、mirBase、TarBase 实验数据库及靶标预测数据库 TargetScan 中的所有 miRNA 靶标数据预测上调和下调 miRNA 基因预测。经过 Ingenuity Pathway Analysis 生物信息学分析其作用的相关信号通路，发现上调和下调 miRNA 参与的通路相关蛋白的调控。经过实时荧光定量 PCR（Real-time PCR，7900HT 384 孔板 qRT-PCR 仪，ABI 公司）验证趋势与 miRNA 芯片表达的结果的一致性。旨在运动适应性抗逆锻炼作用寻找调节相关通路蛋白质的 miRNA 的更直接证据，从而挖掘调节其关键的可解释运动适应性抗逆锻炼作用机制的蛋白的生物功能。

第二节　材料与方法

一、实验对象与分组

同第二章。取健康雄性 SD 大鼠 3 月龄 20 只、13 月龄 24 只和 23 月龄 24 只，均为 SPF

级动物。每个年龄组大鼠按体重随机分组，分为青年对照组（Y-SED，$n=10$）、青年运动组（Y-EX，$n=10$），中年对照组（M-SED，$n=12$）、中年运动组（M-EX，$n=12$），老年对照组（O-SED，$n=12$）和老年运动组（O-EX，$n=12$）。

二、规律有氧运动模型

同第二章。中等强度规律有氧运动模型：以中年大鼠运动负荷为依据，运动强度相当于 v_{O_2max} 60%～65% 逐渐递增到 70%～75%，采用 PT 动物电动跑台，坡度 0°，实验动物运动时间为期 10 周（表 2-1）。

三、实验取材与样本制备

（一）升主动脉灌注

同第二章。采用 4 ℃ 的 PBS 在取材前对大鼠进行灌注。

（二）纹状体的取材

同第二章。参照大鼠脑立体定位图谱，采用弯头镊依按廓轻取所需纹状体核团、海马、脑前额叶和脑皮层等组织。组织取材后经过液氮速冻后置于 -80 ℃ 冰箱保存。

四、miRNA 基因芯片

本实验采用丹麦 Exiqon 公司研发的第 7 代产品 miRNA 表达谱芯片 miRCURY™ LNA Array（v.18.0，Exiqon），包含 3100 个微探针，覆盖人类、小鼠和大鼠及除病毒之外的（如拟南芥、玉米、杨树、果蝇、线虫等）所有已发现的 microRNAs（参考 miRBase 18.0），另外，还包含 25 miRPlus™ human microRNAs（Liu et al.，2019b）。使用试剂盒 Invitrogen TRIzol、miRNeasy mini kit（QIAGEN）和 miRCURY™ Hy3™/Hy5™ Power labeling kit 等抽提总 RNA、量化 RNA 和进行杂交，处理好的 Exiqon's miRCURY LNA™ miRNA Array（microRNA 芯片）采用仪器 Axon GenePix 4000B microarray scanner 扫描等；最后采用软件 miRCURY™ LNA Array（v.18.0）、GenePix Pro 6.0 software（Axon）和 Ingenuity Pathway Analysis 等进行 RNA 芯片修正、分析和生物信息学分析。

（一）提取 miRNA

1. 总 RNA 的 Trizol 法提取

采用 Trizol（Invitrogen）和 miRNeasy mini kit（QIAGEN）试剂盒提取总 RNA，这种方法能有效覆盖所有种类的 RNA，包括 miRNA。

①准备工作：实验接触环境设备用 0.1% 的 DEPC、75% 的酒精擦洗，紫外照射 30 min。

②称重大鼠脑纹状体 60 mg 左右经液氮速冻的大脑研磨成粉末。加入 Trizol 试剂（每 50～100 mg 的组织加入 1 mL Trizol），室温下，静止 5min。

③溶解粉末后 Trizol 按每个 1.5 mL 的 EP 管 1 mL 分装，每管中加入 200 μL 的氯仿，颠倒震荡 15 s。室温静止 2～3 min。4 ℃、12 000 rpm，离心 15 min。

④取出，此时 EP 管内的样品分成三层，上层为无色透明液体，下层为红色透明液体，中间层为白色固体。将上层无色透明液体移取到新的不含 RNA 酶和 DNA 酶的 EP 管中，加

入 500 μL 的异丙醇，颠倒混匀，然后室温静置 10 min 或者 −20 ℃ 静置 30 min。4 ℃、12 000 rpm，离心 10 min。

⑤离心后，发现 EP 管的底部会有白色的沉淀，此为 RNA 沉淀。将上清完全移除，每管内加入 1 mL 75% 的乙醇（75% 的乙醇用 0.1% 的 DEPC 处理过的无菌水配制）。涡旋震荡后，4 ℃、7500 g，离心 5 min。

⑥将上清完全移除，超净台内静置 5 ~ 10 min。用适量的不含 DNase 酶和 RNase 酶的灭菌水溶解 EP 管内 RNA 沉淀。

2. RNA 的质量检测

取 1 μL RNA 溶液用紫外分光光度计（ND − 1000，Nanodrop Technologies）测定浓度和 A260/A280 的比值（即为 RNA 的纯度）比值范围在 1.8 ~ 2.1，表明 RNA 溶液可用于下一步实验。另外，取 1 μL RNA 溶液于 1.2% 的琼脂糖凝胶电泳跑胶鉴定纯度、浓度和是否有降解。

所提取的 RNA 经甲醛变性胶电泳检测完整性。由图 4-3 可以看出，RNA 样品电泳均呈现完整清晰的 28S、18S 和 5S 3 条带，28S：18S 条带亮度均大于或接近 1：1，说明 RNA 样品完整性好，无明显降解，质量符合 miRNA 芯片实验要求（图 4-3）。

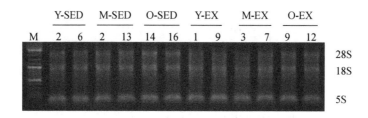

图 4-3 增龄模型大鼠样本抽提 RNA 的电泳情况

3. RNA 反转录和扩增

（1） 25 mmol/L dNTP 混合物的稀释

①按照表 4-2 中的方法稀释 25 mmol/L dNTPs，于灭菌且无核酸酶的 200 μL PCR 管中。

表 4-2 dNTP 混合物的稀释反应体系

试剂	体积/μL
25 mmol/L dNTP 混合物	0.5
超纯水	0.5
总体积/样品	1.0

②轻轻吸打 6 ~ 8 次，使其彻底混匀后离心，再置于冰上。

（2） 反转录

①按照表 4-3 反应体系配置反应液，于灭菌且无核酸酶的 200 μL PCR 管中。

表4-3 反转录的反应体系1

试剂	总体积/μL
5′-接头连接和3′-接头连接的 RNA	6.0
RNA 反转录酶（RTP）	1.0
总体积/样品	7.0

②轻轻吸打6~8次，使其彻底混匀后通过离心。

③将 PCR 管置于70 ℃预热的 PCR 仪上，70 ℃反应2 min 后，迅速将 PCR 管置于冰上。

④将 PCR 仪预热到50 ℃。

⑤按照表4-4的反应体系配置反应液，于灭菌且无核酸酶的200 μL PCR 管中。

表4-4 反转录的反应体系2

试剂	体积/μL
5×第一链缓冲液	2.0
12.5 mmol/L dNTP 混合液	0.5
100 mmol/L DTT	1.0
RNase 抑制剂	1.0
SuperScript Ⅱ 反转录酶	1.0
总体积/样品	5.5

⑥轻轻吸打6~8次，使其彻底混匀后离心。

⑦将上述5.5 μL 反应液加入③中的反应管中，用移液器枪头轻轻地吸打6~8次，使其彻底混匀后离心。此时总体积为12.5 μL。

⑧将此反应 PCR 管置于50 ℃预热的 PCR 仪上，于50 ℃反应60 min。反应完成后，将反应管置于冰上。

（3）PCR 扩增

①按照表4-5的反应体系配置反应液，于灭菌且无核酸酶的200 μL PCR 管中。

表4-5 PCR 扩增的反应体系

试剂	总体积/μL
超纯水	8.5
PCR Mix（PML）	25.0
RNA PCR 引物（RP1）	2.0
RNA PCR 引物索引（RP1X）	2.0
总体积/样品	37.5

②轻轻吸打6~8次，使其彻底混匀后离心。

③将上述37.5 μL 反应液加入反转录反应⑧的反应管中。

④用移液器枪头轻轻地吸打6~8次，使其彻底混匀后离心。此时总体积为50 μL。

⑤按下面的反应步骤进行PCR反应：将PCR仪的盖预热到100 ℃；98 ℃反应30 s；以下反应11个循环：98 ℃反应10 s，60 ℃反应30 s，72 ℃反应15 s；72 ℃反应10 min；4 ℃保存。

⑥按照说明书将每一个样品在高敏感度的DNA芯片做一个反应。

4. cDNA产物的纯化

Pellet Paint NF Co-Precipitant共沉淀溶液的稀释过程如下。

①按照表4-6反应体系稀释Pellet Paint NF Co-Precipitant共沉淀溶液，于灭菌且无核酸酶的200 μL PCR管中。

表4-6　纯化反应体系

试剂	体积/μL
1 × Pellet Paint NF Co-Precipitant 溶液	0.2
超纯水	1.8
总体积/样品	2.0

②轻轻吸打6~8次，使其彻底混匀后离心。PCR管壁上标记"0.1 × Pellet Paint"备用。

5. 凝胶电泳

①确定所需要的1× TBE缓冲液的体积。将5× TBE缓冲液稀释到1×，备用。

②2 μL的定制分子量标记（145 bp、160 bp和500 bp 3个片段）与2 μL的DNA上样染料混合。

③1 μL高分辨率的分子量梯度与1 μL的DNA上样染料混合。

④将所有扩增的cDNA产物（48~50 μL）与10 μL DNA上样染料混合。

⑤配置6%的PAGE凝胶。在两个孔道中分别上样2 μL定制的分子量标记与DNA上样染料混合物。

⑥在不同的孔道中上样2 μL高分辨率的分子量梯度与DNA上样染料混合物。

⑦将扩增的产物与DNA上样染料混合物上样在两个孔道，每个孔道25 μL样品。

⑧在147 V电压下跑胶，直到蓝色染料跑出凝胶为止。立即进行下一步操作。

6. miRNA纯化产物的再纯化

（1）提取纯化产物

①移出胶，在溴化乙啶染液中染色2~3 min，在凝胶成像仪下观察凝胶。

②切取145~160 bp的条带，即为miRNA条带。

③将目的条带置于0.5 mL的穿孔管（0.5 mL的离心管底部用21规格针刺3~4个孔），0.5 mL的穿孔管套于2 mL的离心管内。

④将此套管在离心机中，在20 000 g，室温下离心2 min，确保胶全部通过小孔进入下面的2 mL的离心管。

（2）纯化产物的浓缩与乙醇沉淀

①在上步骤中的 2 mL 离心管中加入 300 μL 超纯水。

②将上述反应液在室温条件下旋转混匀至少 2 h。

③将上述反应液转移到 5 μm 滤膜的离心管内，600 g 离心 10 s，然后丢弃滤膜。

④在离心液中加入 2 μL 糖原、30 μL 3 mol/L 醋酸钠、2 μL 0.1 倍 Pellet Paint 溶液及 −20 ℃ 预冷的无水乙醇 975 μL 混匀。

⑤在冷冻离心机中，4 ℃、20 000 g 离心 20 min，弃上层清液。

⑥用室温 70% 的乙醇 500 μL 洗涤⑤中的沉淀。

⑦在离心机中，室温条件下，20 000 g 离心 2 min，弃上层清液。

⑧将离心管盖打开，置于 37 ℃ 金属浴中 10 min 至干燥。

⑨用 10 μL 10 mmol/L Tris-HCl（pH 8.5）重新溶解沉淀。

（二）标记 miRNA

试剂及试剂盒：根据 miRCURY™ Hy3™/Hy5™ Power labeling kit（Cat#208032-A，Exiqon，Vedbaek，Denmark）制造商的说明书操作（表4-7）。

表4-7 试剂体系

试剂盒成分	用量/μL	管标签色
小牛肠磷酸酶（Calf Intestine Phosphartase，CIP）	20	白色
CIP 缓冲液	20	棕色
Hy5™荧光标记	12 ~ 24	蓝色
Hy3™荧光标记	12 ~ 24	红色
酶标记物（Labeling enzyme）	48	黄色
DMSO	100	无色透明
标记缓冲液（Labeling buffer）	150	橙色
无核酸酶缓冲液	500	绿色

①除了酶之外的所有试剂置于冰上溶解 15 ~ 20 min。振荡混匀后轻微离心。

②按表4-8配制反应液，充分混匀，37 ℃ 孵育 30 min。

表4-8 反应液

成分	用量/μL
RNA 总量	1 μg in 3 μL H_2O
CIP	0.5
CIP 酶	0.5
水	用水补足至 4 μL

③将反应液放入 95 ℃ 终止酶反应及使 RNA 变性后立即将反应管置于冰上，放置 2 ~

15 min，轻微离心。

④按表 4-9 配方向 CIP 反应液反应管中添加标记试剂，充分混匀，16 ℃孵育 1 h。

表 4-9　CIP 反应液

成分	用量/μL
CIP 反应试剂	4.0
标记缓冲液	3.0
荧光标记（Hy3™）	1.5
DMSO	2.0
酶标记物	2.0

⑤65 ℃孵育 15 min 以终止标记反应，轻微离心后标记产物放置于 4 ℃以备后续杂交反应使用。

（三）miRNA 芯片杂交（Array hybridization）

试剂及试剂盒：2×杂交缓冲液（Hybridization buffer），Phalanx Hyb. 组装剂，miRCURY™芯片，清洗缓冲液（#208021，Exiqon）：缓冲液 A、缓冲液 B、缓冲液 C。

①按表 4-10 配方配制杂交溶液。

表 4-10　杂交溶液

成分	用量/μL
样品标记物	12.5
2×杂交缓冲液	90.0
无核酸酶缓冲液	77.5
总体积	180.0

②95 ℃孵育 2 min，孵育过程需避光；孵育后冰上放置 2 min，最多 15 min。

③使用 Phalanx 公司的热收缩杂交袋杂交过夜；杂交温度为 56 ℃，杂交转速为 2 rad/min。

（四）洗片

试剂和试剂盒：miRCURY™ Array、清洗缓冲液（Cat #208021，Exiqon）：缓冲液 A、缓冲液 B、缓冲液 C。

①杂交后，将芯片从杂交袋中取出，用缓冲液 A 于 56 ℃洗 2 min。

②用缓冲液 B 于室温洗芯片 2 min。

③用缓冲液 C 于室温洗芯片 2 min，再用水清洗芯片。

④200G（1000 rpm）离心 2～3 min 以甩干芯片，芯片干燥后立即扫描。

（五）miRNA 芯片的扫描与数据分析

使用 Axon GenePix 4000B miRNA 芯片扫描仪、GenePix pro V6.0 分析芯片图像的探针的

荧光信号强度原始数据。采用中位数据归一化方法（Median Normalization Method）得到标准值（Normalized Data）：Normalized Data ＝修正值（Foreground － Background）/Median，即为各个 miRNA 的修正值除以各张芯片的中位数做标准化后的数值，进行样本比较时采用的数值（Wu et al.，2010；Liu et al.，2012b）。其中中位数（Median）为 50% miRNA 探针点信号强度，每张芯片上修正值都≥30 的非 Control 探针作标准化，以这部分探针中值（Median）作为标准化因子对整张芯片的点做标准化处理。然后选择以 $P < 0.05$ 和倍数变化≥2 为标准来分析 miRNAs 的显著性变化。采用在至少有一张芯片上修正值≥的非 Control 探针的 miRNA 的标准值进行聚类分析（Hierarchical clustering）。为了检测集合中的 miRNAs 的差异化表达水平，我们通过 Bioconductor DESeq package（Anders & Huber，2010）（http：//www. bioconductor. org/），来对 miRDeep 2 中已知 miRNAs 的表达数据进行统计学分析。

五、miRNAs 生物信息学分析：靶点预测和其功能分析

Ingenuity Pathway Analysis（IPA）搜索基因组、转录组和蛋白质组等研究中报道的相关的分子功能及相互作用。IPA 基于其知识库能够提供生物功能聚类分析、下游生物功能效应定量预测、生物通路分析、转录因子预测、相互作用网络构建、分子活性预测、miRNA 靶标过滤及 mRNA 匹配等分析工具。IPA 的 miRNA 分析工具整合了 IPKB、mirBase、TarBase 实验数据库及靶标预测数据库 TargetScan 中的所有 miRNA 靶标数据，TargetScan 是 Lewis 等（Lewis et al.，2003）于 2003 年基于靶基因跨物种保守和 miRNA – 靶基因二聚体热力学特征开发的哺乳类动物靶基因预测软件。并且将其与 IPKB 中 500 万条生物信息学发现进行有机结合，从而帮助我们预测 miRNA 靶标，进一步的能与 mRNA 实验结果进行对接筛选，能够快速得到 miRNA 对实验体系的调控途径和效应。IPA 通过表达量趋势配对、亚细胞定位筛选、靶标基因在已知疾病中的作用、通路筛选等过滤，将单个 miRNA 可能作用的几十和上千的靶基因结果提炼出我们实验体系中最有可能发生调控作用的靶基因对。IPA 能够使用转录因子预测、分子活性预测等模块结合我们提交的 miRNA-mRNA 实验数据对靶标作用对的可信度进行基于 Z-score 算法的打分评估，从靶标数据库中筛选出最可信的 miRNA-mRNA 相互作用网络。通过 GO（Gene Ontology）分析可得到分子功能、生物过程和细胞组成 3 个方面的信息（Ashburner et al.，2000）。蛋白质或者基因可以通过 ID 对应或者序列注释的方法找到与之对应的 GO 号，而 GO 号可对应到功能类别或者细胞定位等。

通过 miRDB（http：//mirdb. org/miRDB/）数据库来预测差异性表达的已知 miRNAs 的靶点——预测得分≥60（Ashburner et al.，2000；Wang et al.，2008）。借助 DAVID（http：//david. abcc. ncifcrf. gov/）生物信息学资源（6.7 版本）对每个测到的靶点基因进行功能学注释，包括一个整合的生物学知识库和分析工具，可以系统地从大基因/蛋白系列中提取生物学意义。DAVID 的功能注释图标可以用来评价预测的靶点基因是不是在特定的 KEGG（Kyoto Encyclopedia of Genes and Genomes，京都基因与基因组百科全书）通路中富集，或者 GOTERM_BP_FAT 是不是定义了其功能学关键字。通过 KEGG 网站数据库了解代谢、遗传信息处理、环境信息处理、细胞过程和人类疾病等信息（Kanehisa et al.，2006）。

六、qRT – PCR 检测 rno – miR – 207 和 rno – miR – 542 – 3p 的表达

（一）qRT – PCR 引物

qRT – PCR microRNA 引物设计如表 4–11 所示。

表 4–11　qRT – PCR microRNA 引物设计

基因名称	引物序列（5′—3′）
miR – 207 – 5p	Gene Copoeia™, Inc, USA Catalog#: RmiRQP3226
miR – 542 – 3p	Gene Copoeia™, Inc, USA Catalog#: RmiRQP0621
miRNA 内参引物	Gene Copoeia™, Inc, USA Catalog#: RmiRQP9003

（二）qRT – PCR

仪器为 ABI 公司提供的 7900HT 384 孔板的 qRT-PCR 仪，试剂为 SYBR® Premix Ex Taq™（Takara），总反应体系为 30 μL。取 0.2 mL 薄壁的 PCR 管数个，分别编号。向各管中加入 SYBR® Premix Ex Taq（2x）15 μL、各基因正向引物 1.2 μL、反向引物 1.2 μL、对应的模板 cDNA 各 3 μL、Rox Dye 0.6 μL、双蒸水 9 μL，混匀，分三重复孔，每孔 10 μL，置于实时荧光定量 PCR 仪中。PCR 反应程序为 95 ℃ 30 s，95 ℃ 5 s，60 ℃ 30 s，40 次循环。根据 Gene Bank 核酸数据库中血管各因子 cDNA 序列，以下引物和试剂均由 Gene Copoeia™ 公司设计合成提供。

（1）反转录

反转录采用 RevertAid First Strand cDNA Synthesis Kit（Fermentas 公司提供）试剂盒，具体步骤如下。

①取 6 个 1.5 mL 的 EP 管，编号 1~6，每管按下列组分加入试剂（消化基因组 DNA）：2.5 μL RNA（1 μg）、1.0 μL 10×buffer with MgCl₂、1.0 μL DNaseI（fermentas）、5.5 μL Nuclease-free water，37 ℃反应 30 min，30 min 后加入 1 μL 25 mmol/L 的 EDTA，65 ℃，10 min 终止反应。

②在上述反应体系中，准备 20 μL 的反应体系（反应体系因 RNA 的量而变动），其中 11 μL RNA（1 μg）、1 μL Primer oligo（dT）、4 μL 5×反应缓冲液、1 μL Ribolock 核酸酶抑制剂（RNase Inhibitor）（20 U/μL）、2 μL 10×dNTP Mix（10 mmol/L each）、1 μL RevertAid M-MuLV 反转录酶（200 U/μL）。

③42 ℃反应 60 min。

④70 ℃热处理 5 min，加水稀释至 100 μL，–20 ℃保存或者做后续实验。

（2）实时荧光定量 PCR

仪器：ABI 7900HT。

试剂：SYBR® Premix Ex Taq™（Takara）。

体系：15 μL SYBR® Premix Ex Taq（2×）、1.2 μL PCR 正向引物（10 μmol/L）、1.2 μL PCR 反向引物（10 μmol/L）、0.6 μL ROX、3 μL 模板（Template）、9 μL 双蒸水

（ddH$_2$O）。总体积 30 μL，分三重复孔，每孔 10 μL。

程序：95 ℃ 30 s，95 ℃ 5 s，用 60 ℃ 30 s，共循环 40 次。

每组随机 3 个样本，每个样本用 3 个复管进行实时荧光定量 PCR。检测 Ct（cycle threshold）值，取 3 个样本的 3 个复管平均值进行分析。

（三）目的基因 miRNA 的相对定量

反应结束后，确认 β-actin 的实时荧光定量 PCR 扩增曲线和溶解曲线（图 4-4），记录各个基因 miRNA 的 Ct 值，Ct 值为 PCR 扩增过程中扩增产物的荧光信号达到设定的阈值时所经过的扩增循环次数，每个反应内的荧光信号达到设定的阈值时所用的循环数，每个样品的 Ct 值与该样品的起始拷贝的对数存在线性关系。以 β-actin 作为内参，采用 $2^{-\Delta\Delta Ct}$ 法，对目的基因 miRNA 表达进行相对定量。

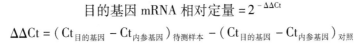

$$目的基因\ mRNA\ 相对定量 = 2^{-\Delta\Delta Ct}$$

$$\Delta\Delta Ct = \left(Ct_{目的基因} - Ct_{内参基因}\right)_{待测样本} - \left(Ct_{目的基因} - Ct_{内参基因}\right)_{对照}$$

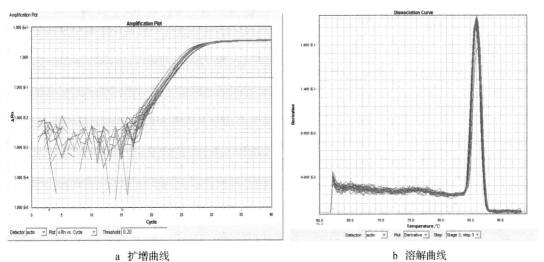

a 扩增曲线 　　　　　　　　　　　　　　b 溶解曲线

图 4-4 β-actin 的实时荧光定量 PCR 扩增曲线和溶解曲线

七、统计学分析

所有数据均用 SPSS 16.0 统计学软件进行处理。数据均采用平均值 ± 标准差（$\bar{X} \pm S$）表示；各组间显著性差异采用方差分析；本实验在满足方差齐性条件下，使用 LSD 法和 SNK 法进行多重比较；显著性水平为 $\alpha = 0.05$，$P < 0.05$ 具有统计学意义。

第三节 结 果

一、芯片扫描图

从芯片扫描图看，图像清晰，无背景信号，无图像缺失，无划痕，信号点规则，大小均一，无拖尾，边缘清晰杂交信号均一，表明芯片杂交反应成功（图4-5）。

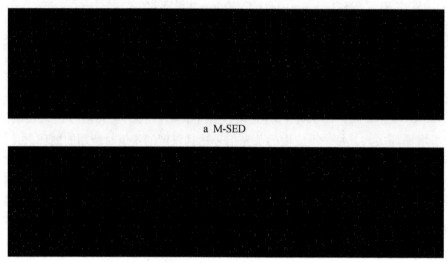

a M-SED

b M-EX

图4-5　M-SED 和 M-EX 的芯片扫描图

二、组间相关矩阵与散点分析

从相关矩阵散点图来看，组间的 miRNA 芯片结果的重复性或者再现性的相关系数均在 0.8 以上，表明 miRNA 芯片实验结果可行。矩阵散点图是直观评估芯片之变异程度的统计学图示，表明两个样本之间 miRNA 表达差别。两个样本差异越大，其散点图距离 $x = y$ 这条直线越远，分散程度越大（图4-6）。

三、差异 miRNAs 的结果

基于规律运动对中年、老年共同一致的影响，经过标准化、筛除两个比较样本中修正值都小于 50 的差异表达数位等不可靠的数据后，本实验通过 miRNA 微阵列芯片数据筛选出发生 2 倍级以上变化差异的 miRNAs 26 个。其中规律有氧运动上调 2 倍及以上的中年、老年大鼠纹状体的 miRNAs 15 个，分别为 rno－miR－207、rno－miR－3593－3p、rno－miR－106b－3p、rno－miR－344a－5p、rno－miR－742－5p、rno－miR－760－5p、rno－miR－872－3p、rno－miR－377－5p、rno－miR－1193－3p、rno－miR－483－5p、rno－let－7d－3p、rno－miR－344a/miR－344a－5p、rno－miR－465－3p、rno－miR－134－3p 和 rno－miR－1188－3p 等（表4-12）；而下调 2 倍及以上的中年、老年大鼠纹状体 miRNAs 11 个，分别为 rno－miR－542－3p、rno－miR－363－5p、rno－miR－141－5p、rno－miR－330－3p、rno－miR－878、rno－miR－34b－3p、rno－miR－668、rno－miR－200b－3p、rno－miR－3068－3p、rno－miR－219b 和 rno－miR－3571（表4-13）。

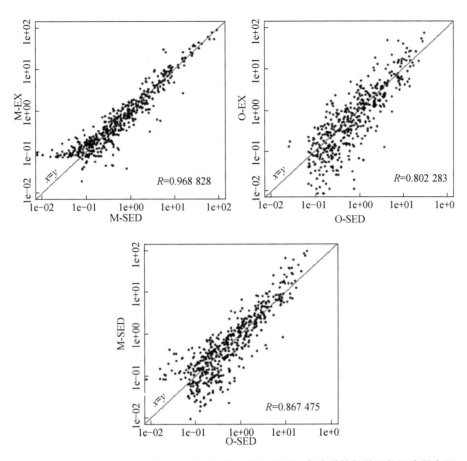

图4-6 M-SED、M-EX、O-SED 与 O-EX 组间 miRNA 表达谱的相关系数矩阵散点图

表4-12 筛选出大鼠纹状体运动组比安静组上调 2 倍的 miRNAs

ID	Name	Mean Fold change	Normalized			
			M-SED	M-EX	O-SED	O-EX
11208	rno – miR – 207	4. 193 982	6. 544 402	25. 22 383	1. 06 441	4. 825 721
148459	rno – miR – 3593 – 3p	2. 340 586	0. 271 557	0. 545 126	0. 152 838	0. 408 654
17854	rno – miR – 106b – 3p	2. 532 843	0. 270 270	0. 730 445	0. 134 279	0. 317 308
42677	rno – miR – 344a – 5p	4. 746 412	0. 691 120	1. 397 112	0. 173 581	1. 296 875
42712	rno – miR – 742 – 5p	2. 812 754	0. 146 718	0. 407 942	0. 110 262	0. 313 702
42741	rno – miR – 760 – 5p	3. 666 379	0. 350 064	0. 837 545	0. 170 306	0. 841 346
42752	rno – miR – 872 – 3p	3. 344 641	3. 594 595	9. 496 992	1. 540 393	6. 234 375
42899	rno – miR – 377 – 5p	3. 922 728	0. 330 759	0. 665 463	0. 230 349	1. 343 750
46251	rno – miR – 1193 – 3p	2. 803 461	2. 285 714	5. 978 339	1. 061 135	3. 174 279
46835	rno – miR – 483 – 5p	5. 892 533	0. 028 314	0. 158 845	0. 025 109	0. 155 048

续表

ID	Name	Mean Fold change	Normalized			
			M-SED	M-EX	O-SED	O-EX
145633	rno – let – 7d – 3p	3. 308 477	2. 319 176	4. 877 256	0. 873 362	3. 942 308
148046	rno – miR – 344a/ rno – miR – 344a – 5p	4. 988 187	3. 464 607	8. 725 632	0. 603 712	4. 502 404
148207	rno – miR – 465 – 3p	2. 033 268	0. 258 687	0. 524 669	0. 462 882	0. 943 510
148316	rno – miR – 134 – 3p	5. 072 856	5. 750 322	29. 86 161	2. 551 310	12. 635 820
148417	rno – miR – 1188 – 3p	3. 568 489	2. 691 120	6. 036 101	2. 052 402	10. 044 470

表4-13 筛选出大鼠纹状体运动组比安静组下调2倍的miRNAs

ID	Name	Mean Fold change	Normalized			
			M-SED	M-EX	O-SED	O-EX
14272	rno – miR – 542 – 3p	0. 184 197 901	0. 545 689	0. 111 913	1. 310 044	0. 213 942
27544	rno – miR – 363 – 5p	0. 024 660 196	0. 817 246	0. 038 508	8. 735 808	0. 019 231
42452	rno – miR – 141 – 5p	0. 310 896 714	0. 163 449	0. 077 016	0. 231 441	0. 034 856
42606	rno – miR – 330 – 3p	0. 334 815 712	0. 804 376	0. 323 706	0. 485 808	0. 129 808
42645	rno – miR – 878	0. 124 337 126	0. 379 665	0. 046 931	2. 296 943	0. 287 260
42724	rno – miR – 34b – 3p	0. 352 912 217	2. 634 492	0. 870 036	1. 539 301	0. 578 125
145701	rno – miR – 668	0. 131 929 514	0. 518 662	0. 120 337	3. 623 362	0. 115 385
147186	rno – miR – 200b – 3p	0. 253 030 254	0. 274 131	0. 045 728	0. 187 773	0. 063 702
148309	rno – miR – 3068 – 3p	0. 267 477 916	2. 759 331	1. 045 728	5. 401 747	0. 842 548
148386	rno – miR – 219b	0. 288 734 494	0. 420 849	0. 129 964	0. 684 498	0. 183 894
148389	rno – miR – 3571	0. 128 738 063	2. 797 941	0. 308 063	2. 495 633	0. 367 788

四、miRNA207 和 miRNA542 的生物信息学分析与下游靶基因预测

（一）GO 分析

本实验运用 TargetScan（http：//www. targetscan. org/）和 Pictar（http：//pictar. Bio. nyu. edu/）及 miRanda（http：//microrna. sanger. ac. uk/targets/v4/）对 miRNA207 和 miR-NA542 的基因聚类分析和靶基因预测。再通过 GO（Gene Ontology）分析可得到分子功能、生物过程和细胞组成 3 个方面的信息。蛋白质或者基因可以通过 ID 对应或者序列注释的方法找到与之对应的 GO 号，而 GO 号可对应到功能类别或者细胞定位等。

miRNA207 和 miRNA542 预测的相关蛋白的功能及亚细胞定位根据 GO 注释进行分析，亚细胞定位细胞质为 195 个、细胞成分 251 个、细胞 252 个、细胞膜等质膜 168 个等。蛋白

的功能主要参与蛋白结合的蛋白质有 122 个、催化结合蛋白 105 个、阳离子结合蛋白 61 个、金属结合蛋白 60 个、小分子结合蛋白 59 个、核苷结合蛋白 52 个和核苷磷酸化蛋白 52 个等，主要参与 AMP 结合、神经递质转运活动、ATP 合成、谷氨酸结合等。84 个蛋白参与能量代谢、93 个蛋白为氮有关活动蛋白、86 个蛋白为转运蛋白、84 个蛋白参与发育过程、96 个蛋白参与生物合成等。蛋白相关的生物功能涉及嘌呤核苷酸信号、Ca^{2+} 依赖的细胞外分泌正调控、细胞凋亡负调控、嘌呤受体信号、大脑行为应答、P53 参与调控的 DNA 损坏应答调控、IL-17 生成物正向调控和气体转运等。

（二）KEGG 生物学通路分析

可知 miRNA207 与钙信号依赖苏氨酸激酶（Cask）、突触素、1433 蛋白、Bcl-2、微观相关蛋白 1β 等蛋白有着密切关系；而 miR-542-3p 与谷氨酸结合蛋白、ATP 结合蛋白和核内不均一核糖蛋白-3 等有着密切关系。经过 KEGG 生物学通路分析对可能富集的生物学通路进行了预测，对符合 P 值（EASE-score，Fisher-Pvalue or Hypergeometric-Pvalue）进行相关通路的预测，$P < 0.05$ 表示预测通路有统计学意义。并将具有统计学意义的结果进行归类，这些具有统计学意义的生物学通路项目包括了刺激神经系统配合受体相互作用（Neuroactive ligand-receptor interaction，rno04080）、钙调信号通路（Calcium signaling pathway，rno04020）、γ-氨基丁酸突触信号通路（GABAergic synapse，rno04727）、糖酵解信号通路（Glycolysis/Gluconeogenesis，rno00010）、果糖代谢通路（Fructose and mannose metabolism，rno00051）、β-丙氨酸通路（beta-Alanine metabolism，rno00410）、戊糖磷酸通路（Pentose phosphate pathway，rno00030）、丙氨酸-天冬氨酸-谷氨酸代谢通路（Alanine, aspartate and glutamate metabolism，rno00250）、DNA 复制通路（DNA replication，rno03030）、错配修复通路（Mismatch repair，rno03430）、组氨酸代谢通路（Histidine metabolism，rno00340）和 2-氧化甲酸代谢通路（2-Oxocarboxylic，rno01210）。这些统计学意义的生物学信号通路可能与神经老化或者神经退行有着密切关系。综合基因聚类分析（GO）和 KEGG 生物学通路分析结果显示，运动对增龄大鼠纹状体的细胞死亡、突触结构重塑、氨基酸代谢、糖代谢和 DNA 损伤等的影响是本研究中 miRNAs 靶基因生物信息学分析的主要方向，提示了我们研究 miRNA 微阵列芯片预测结果的可靠性。

五、差异筛选 miRNA207 和 miRNA542 的验证

采用 qRT-PCR 验证差异表达的 miRNA，根据前面靶基因预测与分析，选择上调 miRNA207 和下调 miRNA542 进行验证，验证结果与芯片结果基本一致。

从 qRT-PCR 测定 miRNA207 扩增曲线和溶解曲线（图 4-7）可以看出，其扩增效率高，T_m 值性质均一、特异性强，没有非特异性扩增，也没有形成二聚体。miRNA207 表达呈现年龄增龄性趋势，与 Y-SED 相比，M-SED 和 O-SED 的 miRNA207 表达上调显著（$P < 0.05$），但是 M-SED 和 O-SED 之间没有统计学意义（$P > 0.05$）；各年龄安静组与运动组相比，miRNA207 表达上调显著（$P < 0.01$）。

从 qRT-PCR 测定 miRNA542 扩增曲线和溶解曲线（图 4-8）可以看出，其扩增效率高，T_m 值性质均一、特异性强，没有非特异性扩增，也没有形成二聚体。miRNA542 表达的

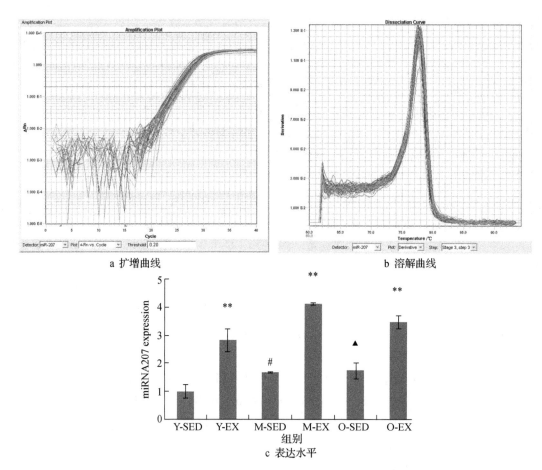

a 扩增曲线   b 溶解曲线

c 表达水平

图4-7　qRT-PCR 测定 miRNA207 扩增曲线和溶解曲线及其表达水平

注：＊表示安静组与运动组之间比较 $P < 0.05$，＊＊表示 $P < 0.01$，#表示青年组与中年组之间比较 $P < 0.05$，##表示 $P < 0.01$；Δ 表示中年组与老年组之间比较 $P < 0.05$，ΔΔ 表示 $P < 0.01$；▲表示青年组与老年组之间比较 $P < 0.05$，▲▲表示 $P < 0.01$，下同。

变化没有呈现增龄性趋势，与 Y-SED 相比，M-SED 的 miRNA542 表达略有上调（$P > 0.05$），而 O-SED 上调显著（$P < 0.01$）；Y-EX 的 miRNA542 表达略高于 Y-SED（$P > 0.05$），但 M-EX 和 O-EX 与相应的 M-SED 和 O-SED 相比，miRNA542 表达显著下调，其中 O-EX 下调非常显著（$P < 0.01$）。

第四节　讨　论

　　miRNA 是真核细胞中一类参与基因转录后调控的非编码小分子 RNA，是一类近年来新发现的非编码小 RNA 分子，通常成熟 miRNA 通过与 mRNA 完全或不完全配对，降解靶 mRNA 或阻遏其转录后翻译。miRNA 涉及许多重要的细胞调控过程，如细胞的增殖、凋亡和分化、造血及器官的形成等（Bosnak et al.，2009；Hua et al.，2009）。在 2003 年，Krichevsky 等（2003）第一次利用基因芯片研究了脑发育过程中 miRNA 的情况，发现 9 个

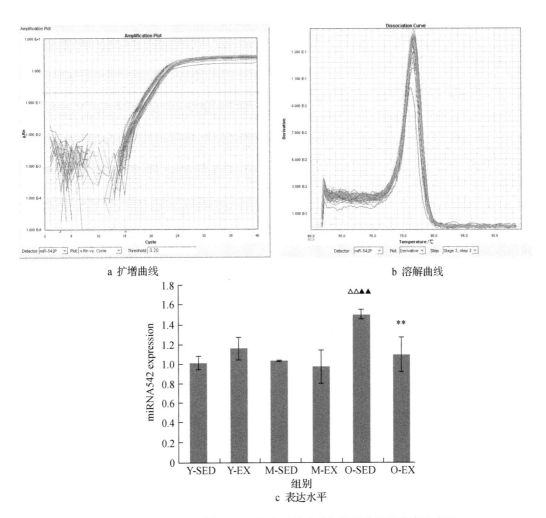

a 扩增曲线　　　　　　　　　　　　　b 溶解曲线

c 表达水平

图 4-8　qRT-PCR 测定 miRNA542 扩增曲线和溶解曲线及其表达水平

miRNA 在脑发育过程中差异超过 2 倍，包括 miR - 131、miR - 124a、miR - 128、miR - 19b、miR - 9、miR - 178、miR - 125b、miR - 103 和 miR - 266，并用 Northern Blots 进一步做了证实。Smirnova 等（2005）研究了神经发育过程中 miRNA 的调控，发现 miR - 26、miR - 124 和 miR - 128 表达明显，miR - 23 和 miR - 26 在整个发育过程中相对稳定，而 miR - 9、miR - 125 和 miR - 128 的表达强度随着发育不断增加，与之平行。

　　本实验利用生物芯片的高通量、高敏感性的特点，采用丹麦 Exiqon 公司研发的 microR-NA 表达谱芯片，采用软件 miRCURY™ LNA Array（v. 18. 0）和 GenePix Pro 6. 0 software（Axon）等进行 RNA 芯片修正和分析。整合 IPKB、mirBase、TarBase 实验数据库及靶标预测数据库 TargetScan 中的所有 miRNA 靶标数据预测上调和下调 miRNA 基因预测。发现规律有氧运动上调 2 倍及以上的中年、老年大鼠纹状体的 15 个 miRNAs，如 rno - miR - 207 等；而下调 2 倍及以上的 11 个 miRNAs，如 rno - miR - 542 - 3p 等。翟帅等（2014）研究发现持续 8 周递增负荷跑台运动成功的诱导了小鼠心脏肥大；运动心脏重塑过程中 miRNA - 350、

JNK mRNA 和 JNK 蛋白呈动态变化，提示 miRNA‑350/JNK 信号通路可能参与运动心脏重塑的调节。但是关于运动对脑组织中的纹状体 miRNAs 的影响至今未见报道，本书选择靶基因的相关通路进行研究。

第五节　本章小结

本实验通过 miRNA 微阵列芯片数据筛选出发生 2 倍级以上变化差异的 miRNAs 26 个。其中规律有氧运动上调 2 倍及以上的中年、老年大鼠纹状体的 15 个 miRNAs，分别为 rno‑miR‑207、rno‑miR‑3593‑3p、rno‑miR‑106b‑3p、rno‑miR‑344a‑5p、rno‑miR‑742‑5p、rno‑miR‑760‑5p、rno‑miR‑872‑3p、rno‑miR‑377‑5p、rno‑miR‑1193‑3p、rno‑miR‑483‑5p、rno‑let‑7d‑3p、rno‑miR‑344a/rno‑miR‑344a‑5p、rno‑miR‑465‑3p、rno‑miR‑134‑3p 和 rno‑miR‑1188‑3p 等；而下调 2 倍及以上的中年、老年大鼠纹状体的 11 个 miRNAs，分别为 rno‑miR‑542‑3p、rno‑miR‑363‑5p、rno‑miR‑141‑5p、rno‑miR‑330‑3p、rno‑miR‑878、rno‑miR‑34b‑3p、rno‑miR‑668、rno‑miR‑200b‑3p、rno‑miR‑3068‑3p、rno‑miR‑219b 和 rno‑miR‑3571 等。

综合基因聚类分析（GO）和 KEGG 生物学通路分析结果显示，运动对增龄大鼠纹状体的上调 miRNA207 和下调 miRNA542，得出与神经老化或者神经退行有着密切关系的刺激神经系统配合受体相互作用通路、钙调信号通路、γ‑氨基丁酸突触信号通路、糖酵解信号通路等 12 条通路是本研究中 miRNA207 和 miRNA542 靶基因生物信息学分析的主要方向；选择上调 miRNA207 和下调 miRNA542 进行 qRT‑PCR 验证，验证结果与芯片结果基本一致，提示我们研究 miRNA 微阵列芯片预测结果的可靠性。

第五章 纹状体增龄性老化的运动抗逆作用机制研究

第一节 概 述

采用电喷雾 – 四极杆 – 飞行时间串联质谱仪（ESI-Q-TOF-MS/MS）进行肽质量指纹图谱（PMF）分析，研究增龄大鼠脑纹状体的羰基化蛋白质组学，发现羰基化蛋白没有呈现增龄性递增变化，羰基化修饰对蛋白质具有选择性，蛋白质的相对数量并不是蛋白质羰基化程度的决定因素，得出青年大鼠羰基化蛋白质数量 78 个、老年次之 69 个、中年 52 个，而氧化修饰位点的羰基化蛋白质鉴定率中年最高（76.47%）、老年次之（72.63%）、青年最低（69.65%）。采用蛋白质专家分析系统（ExPAsY）和美国国家生物技术信息中心（NCBI）数据库逐一将所检测的蛋白质进行亚细胞定位与功能检索，主要涉及能量代谢、线粒体内膜、ATP 酶活性、黑质发育、突触传导调节、轴突部位和老化等。增龄性老化过程中具有重要作用的羰基化蛋白与 AMPK 通路、CaMK 通路和 PI3K/Akt/mTOR 通路网络。而规律有氧运动对线粒体和黑质发育相关信号转导的蛋白质羰基化产生了一定的影响，改善了与老化过程有关的钙网蛋白、与 DNA 有重要关系的核内不均一核糖核蛋白 A2/B1 及与黑质发育及突触密切相关的 14 – 3 – 3 蛋白等的羰基化。

我们发现芯片结果显示规律有氧运动上调 miRNA207 和下调 miRNA542 的表达，涉及与神经老化或者神经退行有着密切关系的刺激神经系统配合受体相互作用通路、钙调信号通路、γ – 氨基丁酸突触信号通路和糖酵解信号通路等。表明规律有氧运动有利于纹状体的生物学功能和改善神经老化的机制，可能也与 AMPK 通路、CaMK 通路和 PI3K/Akt/mTOR 通路有着重要的关系。Henriette 等（van Praag et al.，2005）研究表明自转轮有氧运动能改善老年小鼠学习能力，促进海马神经元新生（Neurogenesis）刺激神经纤维生长。长期规律性有氧运动本身是一种应激刺激。有氧运动产生适量的 ROS 等通过机体抗逆锻炼重建或加强了机体动态稳态的缓冲能力（ABC），即是一种抗逆锻炼机制。具体机制如何，值得进一步研究。

第二节 材料与方法

一、实验对象与分组

同第二章。取健康雄性 SD 大鼠 3 月龄 20 只、13 月龄 24 只和 23 月龄 24 只，均为 SPF

级动物。每个年龄组大鼠按体重随机分组，分为青年对照组（Y-SED，$n = 10$）、青年运动组（Y-EX，$n = 10$）、中年对照组（M-SED，$n = 12$）、中年运动组（M-EX，$n = 12$）、老年对照组（O-SED，$n = 12$）和老年运动组（O-EX，$n = 12$）。

二、规律有氧运动模型

同第二章。中等强度规律有氧运动模型：以中年大鼠运动负荷为依据，运动强度相当于$v_{O_{2max}}$ 60%～65%逐渐递增到70%～75%，采用 PT 动物电动跑台，坡度 0°，实验动物运动时间为期 10 周（表 2-1）。

三、实验取材与样本制备

1. 升主动脉灌注

同第二章。采用 4 ℃的 PBS 在取材前对大鼠进行灌注。

2. 纹状体的取材

同第二章。参照大鼠脑立体定位图谱，采用弯头镊按轮廓轻轻取所需纹状体核团、海马、脑前额叶和脑皮层等组织。组织取材后经过液氮速冻后置于－80 ℃的冰箱保存。

3. 石蜡切片样本制作

同第二章。上述升主动脉灌注完生理盐水后，用 4%的多聚甲醛、0.1 mol/L 磷酸缓冲液（pH 7.4），4 ℃进行灌注固定，经常规脱水、透明、进蜡、石蜡包埋。

四、细胞凋亡检测

TUNEL（TdT-mediated dUTP nick end labeling）细胞凋亡检测试剂盒是用来检测组织细胞在凋亡早期过程中细胞核 DNA 的断裂情况。其原理是荧光素（Fluorescein）标记的 dUTP 在脱氧核糖核苷酸末端转移酶（TdT Enzyme）的作用下，可以连接到凋亡细胞中断裂 DNA 的 3′-OH 末端，并与连接辣根过氧化物酶（horse-radish peroxidase，HRP）的荧光素抗体特异性结合，后者又与 HRP 底物二氨基联苯胺（DAB）产生很强的颜色反应（呈深棕色），特异准确地定位正在凋亡的细胞，因而在光学显微镜下即可观察凋亡细胞；由于正常的或正在增殖的细胞几乎没有 DNA 断裂，所以没有 3′-OH 的形成，很少能够被染色。按原位细胞凋亡检测试剂盒（In Situ Cell Death Detection Kit，POD）说明书操作，其操作步骤如下。

①常规脱蜡水化处理。

②冲洗样品：双蒸水浸洗 3 min×2 次，PBS（0.01 mol/L、pH 7.4）洗 5 min×3 次。

③抗原修复：用 0.1 mol/L pH 6.0 的枸橼酸盐缓冲液进行高压抗原修复（微火力 80%，95 ℃，5 min），自然降温后 PBS 浸洗 5 min×3。

④内源性过氧化物酶的阻断：新鲜配制 3%的 H_2O_2 甲醇溶液（80%的甲醇 97 mL + 30%的 H_2O_2 3 mL）滴加在切片上，室温静置 10 min，以阻断内源性过氧化物酶的活性，PBS 浸洗 5 min×3 次。

⑤标记：每片滴加 50 μL 的 TUNEL 反应混合溶液，37 ℃孵育 60 min，PBS 浸洗 5 min×3 次。

⑥信号转化和分析：每片加入 50 μL POD-转化剂，37 ℃孵育 30 min，PBS 浸洗 5 min×3 次。

⑦显色：DAB 显色 5 min，显微镜下掌握染色程度，自来水洗 10 min。

⑧复染：苏木素复染 2 min，盐酸酒精（95% 的乙醇 +1%~2% 盐酸）分色，自来水水洗 10~15 min。

⑨中性树胶封片、镜检。

⑩阴性对照：经过修复和阻断的切片加入 50 μL 仅含有核苷酸混合液的反应液代替 TUNEL 反应混合物，标记步骤同⑤。

⑪阳性对照：经过修复和阻断的切片用细球菌的核酸酶或 DNase I 使之产生 DNA 链缺口，标记步骤同⑤。

在普通光学显微镜下观察，阳性凋亡细胞表现为细胞核呈棕黄色或棕褐色着色，部分胞质也可因胞核 DNA 碎片溢出而呈阳性着色；同时，可结合凋亡细胞形态特征来综合判断（未染色细胞变小，胞膜完整但出现发泡现象，晚期出现凋亡小体，贴壁细胞出现皱缩、变圆、脱落；而染色细胞呈现染色质浓缩、边缘化，核膜裂解，染色质分割成块状/凋亡小体）。正常非凋亡细胞和阴性对照细胞核被苏木素复染成蓝色，细胞核相对较大，形态大小一致。

根据下列标准确定着色阳性细胞为凋亡细胞：①单个散在分布；②具有凋亡的核形态；③周围无炎症反应。对于缺乏凋亡核形态的阳性细胞，除非染色强度与背景有鲜明对比且呈单个分布，否则不认为是凋亡细胞。光学显微镜（×400）下每张切片随机观察 6 个视野，每个视野至少 500 个细胞水平。以 Simple PCI 显微图像分析软件测试每 100 个细胞中的平均阳性凋亡细胞数，即凋亡指数（Apoptosis Index，AI）。

五、Beclin1 和 pAMPKα1/AMPKα1 免疫组织化学的测定

采用 Super Sensitive TM IHC Detection System Kit 试剂盒（No BS13278，购自美国 Bioworld Technology 有限公司）对脑纹状体组织中 Beclin1 和 pAMPKα1/AMPKα1 进行定位、定性和定量的研究。具体步骤同第二章。

每个样本滴加 50 μL AMPKα1 和 pAMPKα1 一抗（1∶200，购自美国 Bioworld Technology 有限公司），Beclin1 一抗（1∶200，购自美国 Proteintech Group 公司），置 4 ℃冰箱过夜；每个样本滴加 50 μL Goat anti-Rabbit IgG（H&L）-HRP 二抗（1∶2000，No BS13278，购自美国 Bioworld Technology 有限公司）。

免疫组织化学的形态学计量：采用美国 Image-Pro Plus（IPP）Version 6.0 计算机生物显微图像系统分析。每组选片 10 张，每张切片镜下（×200）随机取 5 个视野进行分析，Beclin1 和 pAMPKα1/AMPKα1 的免疫组化阳性物质为黄色或棕色或棕褐色。然后，采用美国 Image-Pro Plus Version 6.0 中的 AOI 方式，选择测量阳性物质的总面积、平均光密度（MOD）和总累计光密度（IOD）。

六、Beclin1 和 pAMPKα1/AMPKα1 免疫印迹的测定

（一）提取大鼠纹状体组织蛋白和蛋白含量的测定

①组织匀浆。使用北京康为世纪科技有限公司动物细胞（组织）总蛋白抽提试剂盒（No CW0891），按照 1∶99 的比例加入蛋白酶抑制剂混合物；称组织重量后，按 1 g∶10 mL 的比例加入组织蛋白抽提试剂并作匀浆处理，具体参考说明书。

取保存于 −80 ℃ 中的大鼠脑纹状体 60～80 mg 置于 5 mL 离心管中，按照 0.8 mL∶100 mg 的比例加预冷的组织蛋白抽提液。冰上采用 F6/10 −6G 型超细匀浆器匀浆，匀浆 3 次，每次工作 10 s，间歇 5 s，随后冰水浴。取组织悬液 14 000 g、4 ℃，离心 15 min，吸取上清分装于 −80 ℃ 保存备用。

②Bradford 法测定蛋白含量：具体操作按照试剂说明书进行。

（二）Western blot

采用碧云天生物技术研究所的 Western blot 试剂盒。

①清洗配角玻璃板，用吹风机吹干。

②配制分离胶：按照表 5–1 配制 10% 的分离胶。加满超纯水压胶，用于隔绝空气，使胶面平整用保鲜膜封口，静置 30～60 min，待分离胶凝结可看到超纯水与凝固的胶面有折射率不同的界线。此时将超纯水倒去，然后用滤纸吸干。

③配制浓缩胶：再按照表 5–1 配制 5% 的浓缩胶。保鲜膜封口，静置 40 min 左右，待浓缩胶凝结后，装电泳槽，加入电泳缓冲液，使液面没过短玻璃板约 0.5 cm。

表 5–1　Western blot 分离胶和浓缩胶配制　　　　单位：mL

	分离胶		浓缩胶	
总体积	5.0	10.0	1.00	2.00
双蒸水	1.90	4.0	0.68	1.40
30% 的 Acrylamide mix	1.70	3.3	0.17	0.33
1.5 mol/L Tris（pH 8.8）	1.30	2.5	0.13	0.25
10% 的 SDS	0.05	0.1	0.01	0.02
10% 的 APS	0.05	0.1	0.01	0.02
TEMED	0.002	0.004	0.001	0.0002

④样品制备：定量蛋白浓度，稀释至 10 μg/μL，取 10 μL 蛋白样品，加入 2 μL 缓冲液，100 ℃ 恒温金属浴 5～10 min，点样；其中一个孔加入 8 μL 预染色的蛋白质标识物，其他不用的空孔中加入等体积的 1× 上样缓冲液。

⑤电泳：将电泳仪与电源接通，打开电泳仪稳压在 80 mV，电泳 20 min，至溴酚蓝前沿达分离胶处，将电压调至 120 mV，电泳 80 min 左右，当溴酚蓝染料距底框 0.5 cm 时，停止电泳。

⑥转膜：小心剥下凝胶，转一张膜需准备 6 张 8.0 cm 的滤纸和 1 张 8.6 cm 的 PVDF。

将切好的 PVDF 膜置于甲醇中浸 15 s 才可使用。使膜浮于水上，只有下层才与水接触。在加有转移液的搪瓷盘里放入转膜用的夹子、两块海绵垫、若干滤纸和一张浸过的膜。将夹子打开使黑色的一侧保持水平。按顺序组装转印夹层：一块海绵、三层滤纸、凝胶、一张 PVDF 膜、三层滤纸、一块海绵。小心剥下分离胶盖于滤纸上，用手调整使其与滤纸对齐，每加一层就用玻棒来回擀几遍以赶走里面的气泡。整个操作在转移液中进行，要不断地赶气泡。膜两边的滤纸不能相互接触，接触后会发生短路。安装时注意胶靠近转印夹黑色的一侧，膜则靠近转印夹白色的一侧，以保证转膜时凝胶在负极。冰上转膜，100 V、300 mA，时长大约 80 min。

⑦封闭：转膜结束后，将膜放入 TBST 洗 1 次，采用 5% 的脱脂奶粉室温摇床封闭 2 h，去封闭液，TBST 10 min×3 次。

⑧用封闭液稀释一抗，每个样本滴加 50 μL AMPKα1 和 pAMPKα1 一抗（1：200，购自美国 Bioworld Technology 有限公司），Beclin1 和内参 β-actin（~45 kDa，No AP0060）一抗（1：200，购自美国 Proteintech Group 公司）及 anti-GAPDH（glyceraldehyde-3-phosphate dehydrogenase，~36 kDa，1：4000，No 10494-1-AP，购自美国 Proteintech Group 公司），置 4 ℃ 冰箱过夜；每个样本滴加 50 μL Goat anti-Rabbit IgG（H&L）-HRP 二抗（1：2000，No BS13278，购自美国 Bioworld Technology 有限公司），置 4 ℃ 冰箱过夜；一抗可以回收再次利用，可加入 0.25% 的叠氮钠防止变质。次日晨将膜取出，湿盒内用 TBST 振摇洗涤，15 min×3 次。

⑨二抗孵育：将膜放入新的杂交袋中，每张 PVDF 膜添加 3 mL Goat anti-Rabbit IgG（H&L）-HRP 二抗（1：50 000，No BS13278，购自美国 Bioworld Technology 有限公司），室温振摇 2 h。取出膜后，TBST 振摇洗涤，10 min×4 次。

⑩化学发光与扫描。其原理为在 HRP 催化作用下，过氧化物与 Luminol 增强剂反应发强光，可见光信号可以用压片法检测。Western 实验中，HRP 标记在二抗上，与一抗－靶蛋白复合物结合，再用 SuperSignal 底物进行发光检测。用天能 5500 化学发光凝胶成像系统扫描拍照。

⑪图像分析。采用美国国立卫生研究院（National Institutes of Health，NIH）开发的 Image J 对 Western blots 条带进行灰度分析。

（三）Western blots 参照体系

本实验采用碧云天公司的彩色预染蛋白质分子量标准（Prestained Dual Color Protein Molecular Weight Marker）。内参即是内部参照（Internal control），对于哺乳动物细胞表达来说一般是指由管家基因编码表达的蛋白（Housekeeping proteins），它们在各组织和细胞中的表达相对恒定，在检测蛋白的表达水平变化时常用它来作参照物。β-actin 在各组织和细胞中的表达相对恒定，借助检测每个样品内参的量就可以用于校正上样误差，这样使得半定量的结果才更为可信。

在本实验过程中，除了进行蛋白定量、等量蛋白上样电泳外，还进行了内参 β-actin 的检测，以校正蛋白质定量、上样过程中存在的实验误差，保证实验结果的准确性。实验时先检测内参、观测样品间内参显色条带是否一致，根据差异大小调整各样品的上样量重新进行 Western blots 实验至内参量一致；再进行不同样品间目的蛋白表达变化分析。

七、qRT-PCR 检测 *Sirt2*、*Camk2a*、*Vdac1*、*Pi3k*、*Akt1*、*mTOR*、*UCH-L1*、*Map1a*、*Ywhah* 和 *Hnrnpa2b1* 基因 mRNA 表达

（一）目的基因的引物

qRT-PCR 测定的 mRNA 引物如表 5-2 所示。

表 5-2　qRT-PCR mRNA 引物设计

基因名称	相应蛋白质登录号	序列（5′—3′）
β-actin		F：GAGATTACTGCTCTGGCTCCTA R：GGACTCATCGTACTCCTGCTTG
Sirt2	SIR2_RAT	GeneCopoeia, Inc, USA Catalog#：RQP045535
Camk2a	KCC2A_RAT	GeneCopoeia, Inc, USA Catalog#：RQP049239
Vdac1	VDAC1_RAT	GeneCopoeia, Inc, USA Catalog#：RQP051105
Pi3k	PI3K_RAT	GeneCopoeia, Inc, USA Catalog#：RQP045271
Akt1	Akt1_RAT	GeneCopoeia, Inc, USA Catalog#：RQP051482
mTOR	mTOR_RAT	GeneCopoeia, Inc, USA Catalog#：RQP050125
UCH-L1	UCH-L1_RAT	GeneCopoeia, Inc, USA Catalog#：RQP049756
Map1a	MAP1A_RAT	GeneCopoeia, Inc, USA Catalog#：RQP050910
Ywhah	1433F_RAT	GeneCopoeia, Inc, USA Catalog#：RQP049362
Hnrnpa2b1	ROA2_RAT	GeneCopoeia, Inc, USA Catalog#：RQP055531

（二）目的基因 mRNA 的样本提取、反转录反应和 PCR 反应体系

qRT-PCR 测定具体步骤参考第四章。

每组随机 2 个样本，每个样本用 3 个复管进行实时荧光定量 PCR。检测 Ct（cycle threshold）值，取 2 个样本的 3 个复管平均值进行分析。

（三）目的基因 mRNA 的相对定量

反应结束后，确认 β-actin 的 qRT-PCR 测定扩增曲线和溶解曲线（图 5-1），记录各个基因 mRNA 的 Ct 值，Ct 值为 PCR 扩增过程中扩增产物的荧光信号达到设定的阈值时所经过的扩增循环次数，每个反应内的荧光信号达到设定的阈值时所用的循环数，每个样品的 Ct 值与该样品的起始拷贝的对数存在线性关系。以 β-actin 作为内参，采用 $2^{-\Delta\Delta Ct}$ 法，对目的基因 mRNA 表达进行相对定量。具体同第四章。

从扩增曲线和溶解曲线图来看，β-actin 扩增效率高，引物 T_m 值性质均一、特异性强，没有非特异性扩增，也没有形成引物二聚体：

$$目的基因\ mRNA\ 相对定量 = 2^{-\Delta\Delta Ct}$$

$$\Delta\Delta Ct = (Ct_{目的基因} - Ct_{内参基因})_{待测样本} - (Ct_{目的基因} - Ct_{内参基因})_{对照}$$

八、统计学分析

所有数据均用 SPSS 16.0 统计学软件进行处理。数据均采用平均值 ± 标准差（$\bar{X} \pm S$）

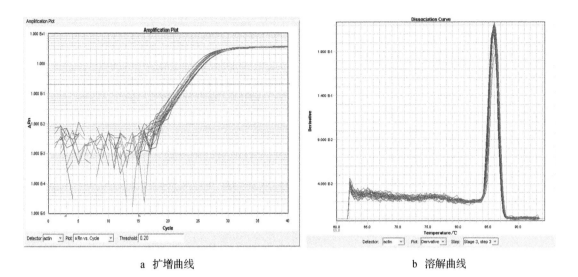

a　扩增曲线　　　　　　　　　　　　　　　　　b　溶解曲线

图 5-1　β-actin 的 qRT-PCR 测定扩增曲线和溶解曲线

表示；各组间显著性差异采用方差分析；本实验在满足方差齐性条件下，使用 LSD 法和 SNK 法进行多重比较；显著性水平为 $\alpha = 0.05$，即 $P < 0.05$ 具有统计学意义。

第三节　结　果

一、增龄大鼠纹状体细胞凋亡 TUNEL 的影响

从图 5-2 可以看出，通过 TUNEL 检测技术，Y-SED 偶尔出现凋亡细胞核，细胞核分布均匀，排列整齐；M-SED 凋亡细胞核增多，还有些凋亡细胞核中间出现空泡状；O-SED 凋亡细胞核较多，凋亡细胞核比正常细胞核大，分布比较凌乱。Y-EX 凋亡细胞核较多，凋亡细胞核比正常细胞核大，凋亡细胞核中间浓缩成团；M-EX 有些凋亡细胞核中间出现空泡状；O-EX 凋亡细胞核比正常细胞核大，凋亡细胞核中间浓缩成团，多为散在分布。

由图 5-2 和图 5-3 可以看出，所有大鼠纹状体均出现细胞凋亡，凋亡发生率为 100%。各年龄安静组大鼠纹状体细胞凋亡的增加呈现增龄性趋势，与 Y-SED 相比，M-SED 细胞凋亡指数增加了 288.88% （$P < 0.05$），而 O-SED 细胞凋亡指数增加了 392.22% （$P < 0.05$）；与 M-SED 相比，O-SED 增加了 27.85%，但没有统计学意义（$P > 0.05$）。实施规律有氧运动后，各年龄运动组大鼠纹状体细胞凋亡指数显著增加，呈年龄性增加，分别增加了 205.56%、57.00% 和 68.24% （$P < 0.01$）。

二、增龄大鼠纹状体细胞自噬因子 Beclin1 的影响

从图 5-4 Beclin1 免疫印迹结果分析得出，与 Y-SED 相比，M-SED 和 O-SED 的 Beclin1/ β-actin 比值呈上升趋势（$P < 0.05$），呈现增龄性变化，而与 M-SED 相比，O-SED 的比值增加，但没有统计学意义（$P > 0.05$）。实施规律有氧运动的各年龄运动组大鼠纹状体的

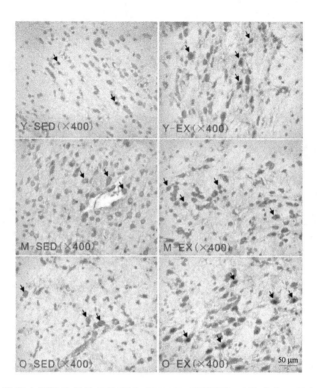

图 5-2　增龄大鼠脑纹状体细胞凋亡 TUNEL 显微图像（箭头表示凋亡细胞核）

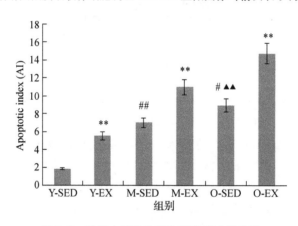

图 5-3　增龄大鼠脑纹状体细胞凋亡的结果

注：＊表示安静组与运动组之间比较 $P < 0.05$，＊＊表示 $P < 0.01$；#表示青年组与中年组之间比较 $P < 0.05$，##表示 $P < 0.01$；△表示中年组与老年组之间比较 $P < 0.05$，△△表示 $P < 0.01$；▲表示青年组与老年组之间比较 $P < 0.05$，▲▲表示 $P < 0.01$，下同。

Beclin1/β-actin 均显著上升（$P < 0.05$），其中 M-EX 和 O-EX 显著增加（$P < 0.01$）。

从图 5-5 的 Beclin1 免疫组织化学显微图像观察得出，大鼠纹状体的 Beclin1 阳性物质着色主要分布在细胞核边缘及其周围。

大鼠纹状体 Y-SED 出现少量 Beclin1 表达在细胞核和细胞质；M-SED Beclin1 阳性表达明显增加，颜色分布不均，有大量细胞核、细胞核边缘及其周围；O-SED 组 Beclin1 阳性物质的颜色分布较为均匀，有大量细胞核，而细胞核边缘及其周围着色部分有所减少。而实施规律有氧运动处方的各年龄组 Beclin1 阳性表达显著增加，Y-EX 着色分布在细胞核和细胞核边缘；M-EX 有大量细胞核着色，细胞核边缘及其周围也有大量阳性物质着色；O-EX Beclin1 阳性物质的颜色分布不均，有大量细胞核、细胞核边缘及其周围。

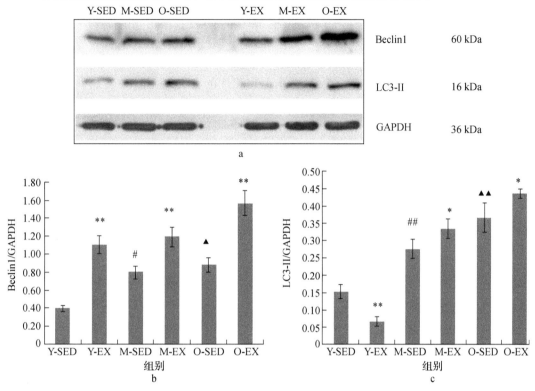

图 5-4　各组大鼠纹状体 Beclin1 和 LC3 - Ⅱ 表达水平的免疫印迹结果

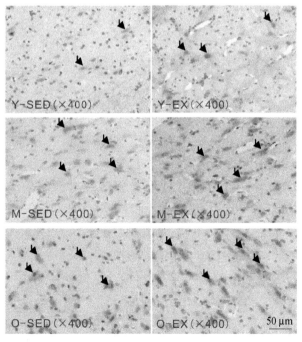

图 5-5　各组大鼠纹状体 Beclin1 表达水平的免疫组织化学的显微图像和结果

由表 5-3 大鼠纹状体 Beclin1 蛋白表达的免疫组织化学分析结果得出，与 Y-SED 相比，M-SED 的大鼠纹状体 Beclin1 的阳性物质 MOD 值、阳性总面积和阳性物质 IOD 值均显著上升（$P<0.01$）；O-SED 的 MOD 值有所上升（$P>0.05$），而阳性总面积和 IOD 值上升显著（$P<0.01$）。与 M-SED 相比，O-SED 的 MOD 值有所下降（$P>0.05$），而阳性总面积和 IOD 值上升显著（$P<0.01$）。与各年龄安静组相比，M-EX 的 MOD 值下降显著（$P<0.01$），Y-EX 和 O-EX 均显著上升（$P<0.01$）；与 M-SED 相比，M-EX 的 Beclin1 阳性总面积显著上升（$P<0.01$），而 Y-EX 和 O-EX 的阳性总面积却比相应的安静组下降（分别 $P<0.05$、$P<0.01$）；与各年龄安静组相比，相应的各年龄运动组的 IOD 值均显著上升（$P<0.05$），其中 O-EX 的显著上升（$P<0.01$）。

表 5-3　大鼠脑纹状体 Beclin1 蛋白表达的免疫组织化学分析结果

组别	阳性物质 MOD 值	显著性水平		阳性总面积/ μm^2	显著性水平		阳性物质 IOD 值	显著性水平	
		0.05	0.01		0.05	0.01		0.05	0.01
Y-SED	0.2246 ± 0.0844	a	A	$38\,000 \pm 1637$	a	A	8097.80 ± 523.70	a	A
Y-EX	0.2864 ± 0.0189	b	B	$34\,900 \pm 1454$	b	A	9683.36 ± 3710.84	b	A
M-SED	0.2938 ± 0.0394	b	B	$44\,800 \pm 1160$	c	B	$13\,505.13 \pm 3251.83$	c	B
M-EX	0.2494 ± 0.0484	a	A	$57\,400 \pm 1768$	d	C	$13\,954.32 \pm 2430.66$	c	B
O-SED	0.2520 ± 0.0379	a	A	$66\,900 \pm 2101$	e	D	$16\,668.62 \pm 4515.51$	d	C
O-EX	0.3178 ± 0.0401	b	B	$55\,500 \pm 2205$	d	C	$18\,995.62 \pm 8485.31$	e	D

注：显著性水平栏中，有相同小写字母表示在 $\alpha=0.05$ 水平、大写字母表示在 $\alpha=0.01$ 水平，组间均数不具有统计学意义 $P>0.05$；完全不同小写字母表示在 $\alpha=0.05$ 水平组间均数具有统计学意义 $P<0.05$，完全不同大写字母表示在 $\alpha=0.01$ 水平组间均数具有统计学意义 $P<0.01$。

三、增龄大鼠纹状体 AMPK 信号通路的影响

（一）AMPKα1 和 pAMPKα1 蛋白表达的情况

由图 5-6 可以得出，与 Y-SED 和 M-SED 相比，O-SED 的 AMPKα1/β-actin 呈上升趋势（$P<0.05$），而与 Y-SED 相比，M-SED 的 AMPKα1/β-actin 有所下降，没有统计学意义（$P>0.05$）。规律有氧运动的各年龄运动组大鼠纹状体的 AMPKα1/β-actin 均显著上升（$P<0.05$），呈现了增龄性趋势，与相应的各年龄安静组相比，Y-EX、M-EX 和 O-EX 的 AMPKα1/β-actin 分别上升 46.18%、62.85% 和 22.84%（$P<0.01$）。与 Y-SED 相比，M-SED 的 pAMPKα1/β-actin 降低 15.53%，O-SED 上升 26.21%（$P<0.05$），M-SED 的 pAMPKα1/β-actin 最低。与相应的各年龄安静组相比，Y-EX、M-EX 和 O-EX 的 AMPKα1/β-actin 分别上升 39.54%、31.84% 和 2.30%，其中 Y-EX 和 M-EX 上升具有统计学意义（$P<0.05$）。

从图 5-7 可以看出，大鼠纹状体的 AMPKα1 阳性物质着色主要分布在细胞核或核周围，pAMPKα1 阳性物质着色主要分布在细胞质，Y-SED 组 pAMPKα1 阳性物质成团或者成束大

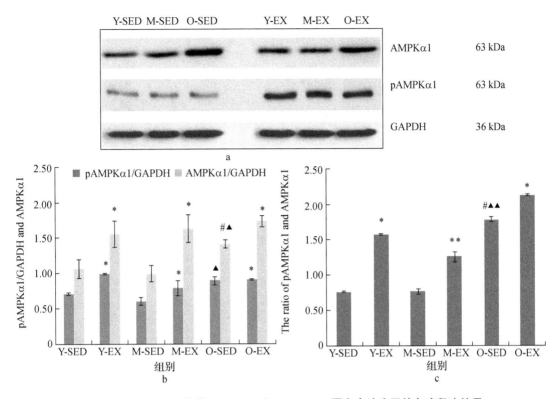

图 5-6 各组大鼠纹状体 AMPKα1 和 pAMPKα1 蛋白表达水平的免疫印迹结果

量分布于细胞质中；M-SED 组和 O-SED 组 pAMPKα1 阳性物质成团或者成束大量分布于细胞质中，比 Y-SED 面积上有所减少。与相应的各年龄安静组相比，实施规律有氧运动处方的各年龄组 pAMPKα1 阳性物质的着色没有明显的成团或者成束，但大量细胞质都着色，也有较多细胞核着色，较安静组浅。

由图 5-7 可以看出，与 Y-SED 相比，M-SED 和 O-SED 的 AMPKα1 阳性物质 MOD 值显著上升（$P < 0.05$），而 M-SED 和 O-SED 的阳性总面积和阳性物质 IOD 值显著下降（$P < 0.05$）。与各年龄安静组相比，各年龄运动组的 AMPKα1 的 MOD 值、阳性总面积和 IOD 值都呈现上升趋势，其中 IOD 值显著上升（$P < 0.01$）；而与 Y-SED 相比，Y-EX 的 MOD 值和阳性总面积有所增加，但是没有统计学意义（$P > 0.05$）；M-EX 和 O-EX 的 MOD 值和阳性总面积显著增加（分别为 $P < 0.05$、$P < 0.01$）。与 Y-SED 相比，M-SED 和 O-SED pAMPKα1 的 MOD 值下降（$P < 0.05$），M-SED 的阳性总面积和 IOD 值也显著下降（$P < 0.05$），但 O-SED 阳性总面积和 IOD 值却显著上升（$P < 0.05$）；与 M-SED 相比，O-SED 阳性总面积和 IOD 值显著上升（$P < 0.01$）。各年龄运动组的 MOD 值比相应的各年龄安静组下降，其中 Y-EX 和 O-EX 下降（$P < 0.05$）；而阳性总面积和 IOD 值显著上升（$P < 0.01$）。

（二）SirT2 mRNA 表达的情况

由 qRT-PCR 测定 SirT2 mRNA 扩增曲线和溶解曲线及其表达水平（图 5-8）可以看出，其扩增效率高，T_m 值性质均一、特异性强，没有非特异性扩增，也没有形成二聚体。SirT2 mRNA 呈现年龄增龄性趋势，与 Y-SED 相比，M-SED 和 O-SED 的 SirT2 mRNA 表达上调显

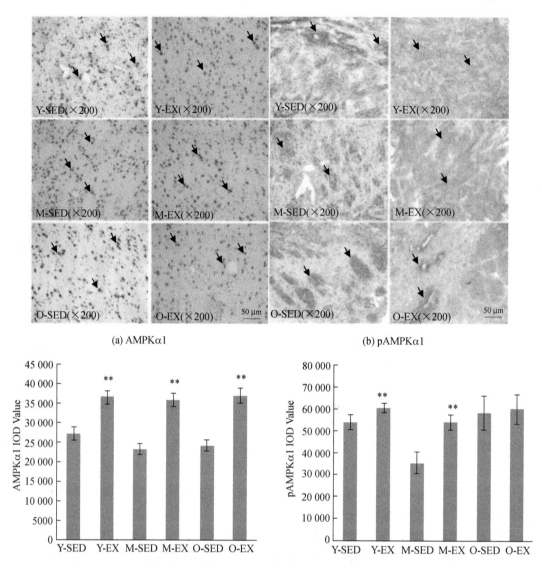

图 5-7　增龄大鼠纹状体 AMPKα1 和 pAMPKα1 免疫组织化学显微图像和分析结果

著（$P < 0.05$），但是 M-SED 和 O-SED 之间 SirT2 mRNA 表达没有统计学意义（$P > 0.05$）；各年龄安静组与运动组相比，SirT2 mRNA 表达上调显著（$P < 0.01$）。

四、增龄大鼠纹状体 CaMK Ⅱα 信号通路的影响

从 qRT-PCR 测定 CaMK Ⅱα mRNA 和 Vdac1 mRNA 扩增曲线和溶解曲线及其表达水平（图 5-9 和图 5-10）可以看出，其扩增效率高，T_m 值性质均一、特异性强，没有非特异性扩增，也没有形成二聚体。CaMK Ⅱα mRNA 和 Vdac1 mRNA 呈现年龄增龄性趋势，与 Y-SED 相比，M-SED 和 O-SED 的 CaMK Ⅱα mRNA 和 Vdac1 mRNA 表达显著上调（$P < 0.05$），但是 M-SED 和 O-SED 之间没有统计学意义（$P > 0.05$）；各年龄安静组与运动组相比，CaMKⅡα mRNA 和 Vdac1 mRNA 表达上调显著（$P < 0.05$），而 M-EX 比 M-SED 明显上调（$P < 0.01$）。

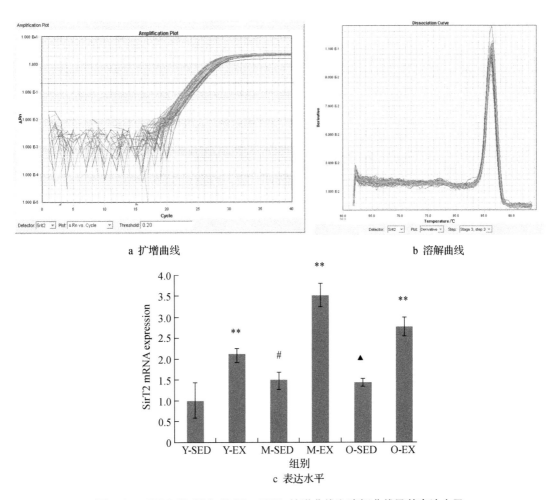

a 扩增曲线 b 溶解曲线

c 表达水平

图 5-8　qRT-PCR 测定 SirT2 mRNA 扩增曲线和溶解曲线及其表达水平

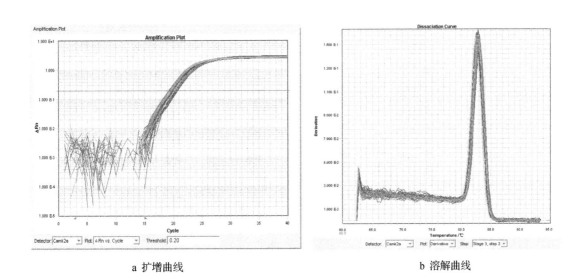

a 扩增曲线 b 溶解曲线

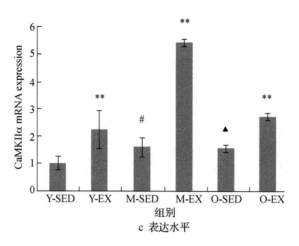

c 表达水平

图 5-9　qRT-PCR 测定 CaMK Ⅱ α mRNA 扩增曲线和溶解曲线及其表达水平

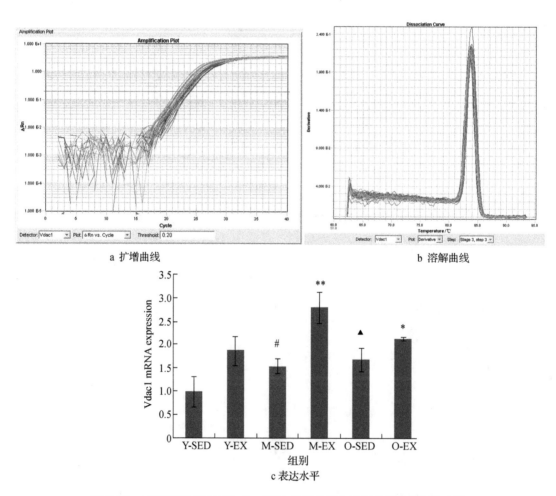

a 扩增曲线　　　　　　　　　　　　　　　b 溶解曲线

c 表达水平

图 5-10　qRT-PCR 测定 Vdac1 mRNA 扩增曲线和溶解曲线及其表达水平

五、增龄大鼠纹状体 PI3K mRNA、Akt mRNA 和 mTOR mRNA 信号通路的影响

由 qRT-PCR 测定 PI3K mRNA、Akt mRNA 和 mTOR mRNA 扩增曲线和溶解曲线及其表达水平（图 5–11 至图 5–13）可以看出，其扩增效率高，T_m 值性质均一、特异性强，没有非特异性扩增，也没有形成二聚体。PI3K mRNA、Akt mRNA 和 mTOR mRNA 表达呈现随着年龄增龄性下调，与 Y-SED 相比，O-SED 的 PI3K mRNA、Akt mRNA 和 mTOR mRNA 表达下调显著（$P < 0.05$），但是 Y-SED 和 M-SED 或者 M-SED 和 O-SED 之间没有统计学意义（$P > 0.05$）。与 Y-SED 相比，O-SED Akt mRNA 和 mTOR mRNA 表达稍微上调，而 PI3K 出现下调趋势，但没有统计学意义（$P > 0.05$）；但是 M-EX 和 O-EX 与相应的 M-SED 和 O-SED 相比，PI3K mRNA、Akt mRNA 和 mTOR mRNA 表达上调；其中，与 O-SED 相比，O-EX 的 PI3K mRNA、Akt mRNA 和 mTOR mRNA 表达上调显著（$P < 0.01$）。

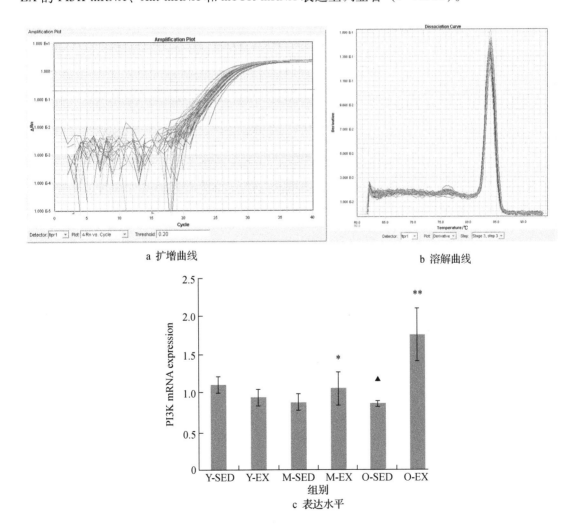

a 扩增曲线　　　　　　　　　　　b 溶解曲线

c 表达水平

图 5–11　qRT-PCR 测定 PI3K mRNA 扩增曲线和溶解曲线及其表达水平

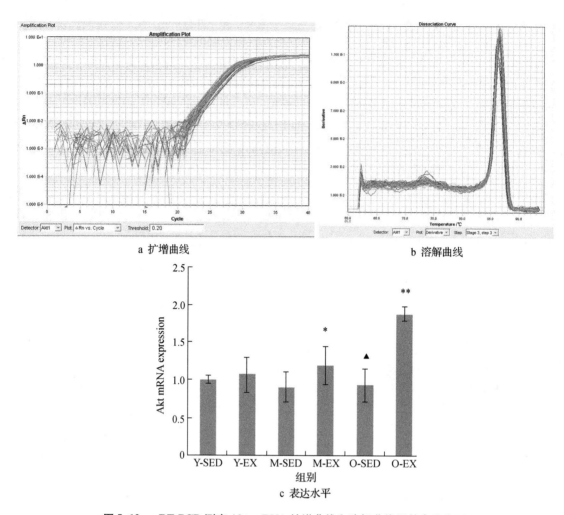

a 扩增曲线　　　　　　　　　　　b 溶解曲线

c 表达水平

图 5-12　qRT-PCR 测定 Akt mRNA 扩增曲线和溶解曲线及其表达水平

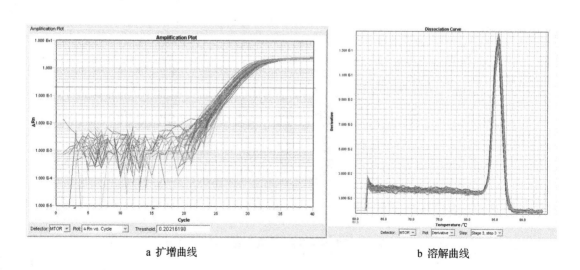

a 扩增曲线　　　　　　　　　　　b 溶解曲线

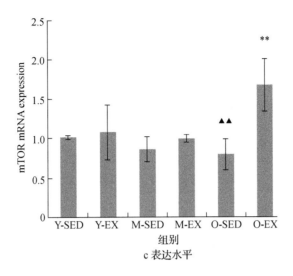

c 表达水平

图5-13 qRT-PCR 测定 mTOR mRNA 扩增曲线和溶解曲线及其表达水平

六、增龄大鼠纹状体下游分子的影响

由 qRT-PCR 测定 Map1a mRNA 和 Ywhah mRNA 扩增曲线和溶解曲线及其表达水平（图 5-14 和图 5-15）可以看出，其扩增效率高，T_m 值性质均一、特异性强，没有非特异性扩增，也没有形成二聚体。Map1a mRNA 和 Ywhah mRNA 呈现增龄性趋势，与 Y-SED 相比，M-SED 和 O-SED 的 Map1a mRNA 和 Ywhah mRNA 表达上调显著（$P < 0.05$），但是 M-SED 和 O-SED 之间没有统计学意义（$P > 0.05$）。与 M-SED 相比，M-EX 的 Map1a mRNA 表达水平显著上调（$P < 0.01$），而各年龄安静组与运动组相比较 Ywhah mRNA 表达上调显著（$P < 0.01$）。

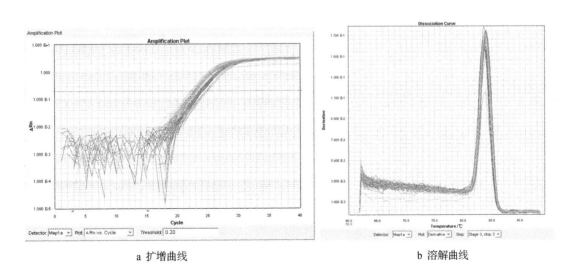

a 扩增曲线   b 溶解曲线

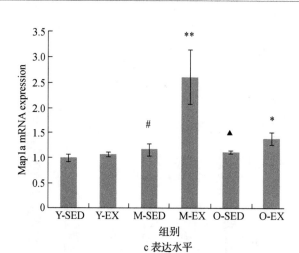

c 表达水平

图 5–14　qRT-PCR 测定 Map1a mRNA 扩增曲线和溶解曲线及其表达水平

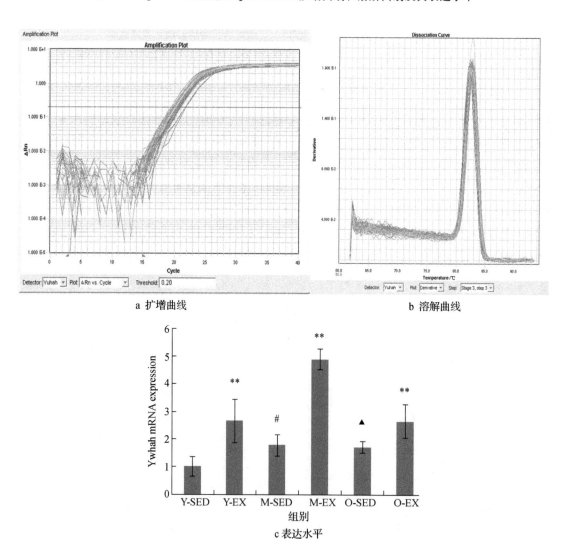

a 扩增曲线　　　　　　　　　　　b 溶解曲线

c 表达水平

图 5–15　qRT-PCR 测定 Ywhah mRNA 扩增曲线和溶解曲线及其表达水平

从 qRT-PCR 测定 UCH-L1 mRNA 和 ROA2 m RNA 扩增曲线和溶解曲线及其表达水平（图 5-16 和图 5-17）可以看出，其扩增效率高，T_m 值性质均一、特异性强，没有非特异性扩增，也没有形成二聚体。与 Y-SED 相比，M-SED 和 O-SED 的 UCH-L1 mRNA 和 ROA2 mRNA 表达上调显著（$P < 0.05$），但是 O-SED 比 M-SED 的 UCH-L1 mRNA 和 ROA2 m RNA 表达下调（$P < 0.05$，$P > 0.05$）。各年龄安静组与运动组相比，UCH-L1 mRNA 和 ROA2 mRNA 表达上调显著（$P < 0.01$）。

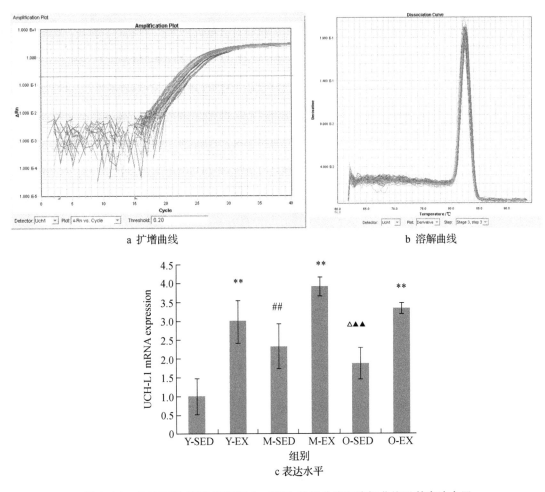

a 扩增曲线　　　　　　　　　　　　　　　b 溶解曲线

c 表达水平

图 5-16　qRT-PCR 测定 UCH-L1 mRNA 扩增曲线和溶解曲线及其表达水平

第四节　讨　论

一、增龄性老化及运动干预纹状体的细胞自噬与凋亡

自噬主要起调节性的作用，以保护细胞免遭感染、癌症、神经变性、老化，以及心脏疾病等在内的各种病理性损伤，与细胞的存活、分化、发育和内环境稳态的维持密切相关。通

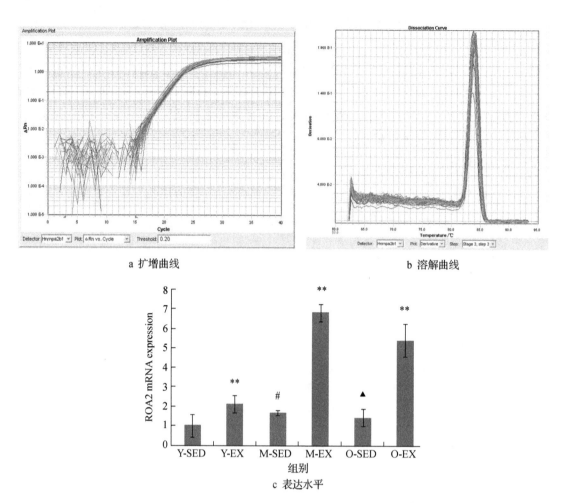

a 扩增曲线　　　　　　　　　　　　　b 溶解曲线

c 表达水平

图5-17　qRT-PCR 测定 ROA2 mRNA 扩增曲线和溶解曲线及其表达水平

过自噬降解后的氨基酸和代谢物得以循环利用是生物体的一种自我修复过程（Eskelinen et al.，2009）。本实验结果免疫印记显示，与 Y-SED 相比，M-SED 和 O-SED 的 Beclin1/β-actin 上升趋势呈现增龄性变化（$P < 0.05$），而与 M-SED 相比，O-SED 的 Beclin1/β-actin 增加（$P > 0.05$）。有研究表明，在增龄性衰老进程中机体异常细胞器增多，大自噬途径超负荷，消耗了必要大自噬体；增龄性衰老过程中的氧化应激造成了大自噬失能；以及老化引起的溶酶体内蛋白水解酶活性进行性下降都可造成老年个体脑自噬的失代偿（Martinez-Vicente et al.，2005；Norris et al.，2005）。与核 DNA 相比，线粒体 DNA（mtDNA）没有组蛋白的保护，修复能力较弱，更容易受 ROS 攻击发生突变（Yakes et al.，1997）。衰老时 mtDNA 的突变可能会阻止线粒体自噬发生，导致老化细胞自噬能力下降（Terman，1995）。活性氧（ROS）能作为胞内的一种信号分子参与 Ⅱ 型程序性细胞死亡（Kiselyov et al.，2007）。本实验结果显示各年龄安静组大鼠纹状体细胞凋亡的增加也呈现增龄性趋势，与 Y-SED 相比，M-SED 细胞凋亡指数增加了 288.88%，O-SED 细胞凋亡指数增加了 392.22%（$P < 0.05$）；与 M-SED 相比，O-SED 细胞凋亡指数增加了 27.85%。是不是说明细胞自噬活性过强？很

显然不是。恰恰表明，适宜的细胞自噬水平可作为维持细胞稳定状态的管家机制，调控过氧化物酶体、线粒体和内质网的不断更新，还能清除胞质内受损的细胞器、衰老的蛋白质和代谢产物，并对其进行亚细胞水平的重建，从而维持细胞正常的生理功能。Pattingre 等（Pattingre et al. , 2005；Ablikim et al. , 2015）研究表明，Beclin1 可通过与 Bcl－2、UVRAG、mVps34 等因子组成复合物，在自噬诱导阶段发挥关键作用。Bcl－2 是一种凋亡抑制蛋白，能通过与 Beclin1 相互作用调节自噬水平。当细胞能量缺乏或受氧化应激信号刺激时，Beclin1 能通过减少与 Bcl－2 的相互作用，提高自噬水平。Furuya 等（2005）研究发现 Beclin1 可通过增强 Caspase-9 的活性加强化疗药物 CDDP 诱导的人胃癌细胞 MKN28 发生凋亡，说明 Beclin1 作为自噬重要调控基因也参与了细胞凋亡的调控，但当然自噬活性过强则会过多降解胞质中的蛋白质与细胞器，从而导致 Ⅱ 型程序性细胞死亡，甚至可能导致一系列疾病的产生。

抑制自噬与神经元内细胞损伤的增加及寿命的减少密切相关，而通过提高自噬基因的表达水平来维持自噬活性可阻止神经元内损伤的随年龄增加，促进长寿（Simonsen et al. , 2008；Cao et al. , 2018）。若增加果蝇神经系统自噬特异性基因 *Atg8* 的表达，可延长50%的果蝇寿命（Simonsen et al. , 2008；Cao et al. , 2018），这为自噬参与调节组织老化提供了一个有利证据。本实验结果显示，实施规律有氧运动处方的各年龄运动组大鼠纹状体的 Beclin1/β-actin 均显著上升（$P < 0.05$），其中 M-EX 和 O-EX 显著增加（$P < 0.01$）。调节老化的信号途径和自噬途径之间存在密切的联系，自噬的门控蛋白 mTOR 在老化调控中发挥着重要作用（Hands et al. , 2009）；老化的调节因子可通过调控自噬基因来延缓老化和寿命，自噬很可能是动物老化调控机制的关键因素（Vellai et al. , 2008；Rubinsztein et al. , 2011）。Goldbaum 等（2002）发现运动可以增加骨骼肌和心肌细胞的自噬，证明了自噬是运动增强糖脂代谢的分子基础。Jamart 等（2012）观察了 11 名男性运动员在进行 24 小时超耐力踏车运动前后，股外肌 LC3b Ⅱ 增加 554% ±256%。磷酸化 DRP 1 增加 110% ±47%，Mfn 1 保持不变。

本节实验结果显示，实施规律有氧运动处方后，各年龄运动组大鼠纹状体细胞凋亡指数显著增加，Y-SED、M-SED、O-SED 分别增加了 205.56%、57% 和 68.24%（$P < 0.01$）。Buolas 等、姜宁等（Budas et al. , 2010；姜宁 等，2012）采用雄性 C57BL/6 小鼠（6~8 周龄）进行连续 6 周，每周 6 天、每天 20 min 的跑台训练，速度 12 m/min. 运动强度相当于最大摄氧量（$v_{O_{2max}}$ 75%），研究发现 6 周的跑台运动显著提高了小鼠中脑和纹状体 *Beclin1* 和 *LC3-Ⅱ* 基因，以及 Beclin1 的蛋白表达水平。表明运动使线粒体线粒体融合分裂处于高水平动态平衡，自噬水平相应增高，当 MPTP 发生损害时，这一过程可及时调控线粒体分裂，促进自噬水平上调，进而改善中脑和纹状体线粒体功能，减少 ROS 生成，发挥神经保护作用。结合本实验表明规律有氧运动增加了纹状体细胞凋亡可能是通过增加 *Beclin1* 表达的调控，从而清除机体的胞质内受损的细胞器、氧化的蛋白质（如羰基化蛋白）和代谢产物等，是一种规律有氧运动促进适当凋亡的神经保护机制。

二、增龄性老化及运动干预纹状体的 AMPK 信号通路

AMPK（AMP 激活的蛋白质激酶）是一种保守的异源三聚体蛋白质激酶，其酶活力能

够被 AMP 上调。该蛋白质激酶能够通过感受细胞能量状态来维持真核细胞的 ATP 生成和消耗的平衡，即能量稳态。同时，AMPK 在调控细胞生长和增殖、建立和稳定细胞极性、调节动物寿命、调控生理节律等方面也起着重要作用。这些重要的功能使 AMPK 成为治疗肥胖症、2 型糖尿病和某些癌症的药物靶点（Budas et al.，2010）。本书第四章的结果显示，增龄大鼠纹状体的羧基化蛋白信号相关涉及能量代谢、线粒体内膜、ATP 酶活性、黑质发育、突触传导调节、轴突部位和老化等，以及前文也证明细胞自噬和细胞凋亡都有增龄性趋势，表明能量代谢等与增龄大鼠纹状体有着很密切的关系。有研究表明细胞的能量状态可通过调节 mTOR 信号转导通路影响细胞自噬。当饥饿时，缺少细胞葡萄糖或者葡萄糖浓度的变化，ATP/AMP 降低，AMPK 被激活，被激活的 AMPK 通过磷酸化激活 TSC 1/2 复合物，后者通过加强对小 GTP 酶 Rheb 的抑制作用，从而抑制 mTOR，上调细胞自噬。最近有研究报道，AMPK 也可直接磷酸酸化 raptor Ser722 位点和 raptor Ser792 位点，并促使 14 - 3 - 3 家族蛋白结合到磷酸化的 raptor 上，进而抑制 mTOR 的活性，激活细胞自噬（Gwinn et al.，2008）。本实验结果显示与 Y-SED 和 M-SED 相比，O-SED 的 AMPKα1/β-actin 呈上升趋势（$P < 0.05$），而与 Y-SED 相比，M-SED 的 AMPKα1/β-actin 有所下降，没有统计学意义（$P > 0.05$）。表明自然增龄过程中大鼠纹状体没有激活 AMPK，或者不成一定的线性关系。

本书采用免疫组织化学和免疫印迹研究发现运动能激发纹状体的 AMPK 活性，AMPKα1/pAMPKα1 在运动后增龄性增大，运动对细胞自噬因子（BECN 1）与细胞凋亡变化趋势出现随增龄性增加的现象，两者呈高度相关性，表明 AMPK 通路参与了运动可以调控细胞自噬与凋亡的发生。Gwinn 等（2008）的研究支持此结果。国内学者刘知学等（2012）做了不少研究。说明运动时脑部的 AMPK 活性增强，因而自噬因子也有所增加。这一过程中 AMPK 是如何参与了自噬发生的调控需要进一步探讨。

有研究表明，适量减少 20%～40% 的热量摄入可以减缓衰老，减少年龄相关的慢性疾病发生，使寿命延长。在酵母中，这些影响已经通过沉默信息调节因子 2（Sir2）来说明。Sir2 是一个 NAD$^+$ 依赖的蛋白去乙酰基酶，在酵母和哺乳动物细胞中它能够促进长寿（Gwinn et al.，2008）。Sir2 具有抗衰老的作用，细胞缺乏 Sir2 时，寿命会缩短。其机制可能是通过高度沉默核仁中染色体外的核糖体 DNA 环的形成来调控的，这是酵母衰老已知的一个原因（Gwinn et al.，2008）。据研究报道，热量限制能减缓新陈代谢的速度，产生更多的自由 NAD$^+$ 辅助因子，使 Sir2 脱乙酰基酶的活性更多地被激活，从而延长寿命（Imai et al.，2000；Lin et al.，2000）。因此，NAD$^+$ 依赖相关联的 Sir2 活性影响代谢的变化。本实验结果表明，SirT2 mRNA 呈现年龄增龄性趋势，与 Y-SED 相比，M-SED 和 O-SED 的 SirT2 mRNA 表达上调显著（$P < 0.05$），但是 M-SED 和 O-SED 之间 SirT2 mRNA 表达没有统计学意义（$P > 0.05$）；各年龄安静组与运动组相比，SirT2 mRNA 表达上调显著（$P < 0.01$）。表明大鼠年龄增龄过程中 Sir2 确实被激活，运动也能激活 Sir2。Bayod 等（2011）研究发现 9 周中等强度的跑台训练提高了大鼠皮质和海马的 IGF - 1，PGC - 1α 和沉默调节蛋白 - 1（Sirtuin1）的表达，并激活了 AMPK。由于 SirT1 的去乙酰化作用需要 NAD$^+$ 作辅助因子，所以 NAD$^+$ 合成途径和补救途径在调节 SirT1 功能上起着重要作用。SirT1 活性可受 NAD$^+$、NADH 和一些 NAD$^+$ 的代谢物及 NAD$^+$ 补救途径中的中间产物（如烟碱、烟酸等）的调节，

其中尤以局部微环境 NAD$^+$ 水平的变化影响最为显著。哺乳动物烟碱磷酸核糖转移酶（Nicotinamide phosphoribosy ltransferase，Nampt）和烟碱/烟酸单核苷酸腺嘌呤转移酶（Nicotinamide mononucleotide adenylyl trans-ferase，Nmnat）催化由烟碱合成 NAD$^+$ 的一些反应，已经发现 Nampt 作为哺乳动物 NAD$^+$ 生物合成途径的限速酶对 SirT1 起主要的调节作用（Fulco et al.，2008）。综合上述情况表明 SirT1 和 SirT2 对神经细胞能量变化和细胞氧化还原状态的变化起着重要的调节作用（Prozorovski et al.，2008）。

三、增龄性老化及运动干预纹状体的 CaMK 信号通路

Ca^{2+} 是可兴奋细胞中一种重要的第二信使，担负着"兴奋信号传感器"的作用。这一过程依赖 Ca^{2+} 内流、Ca^{2+} 释放和吸收的共同作用，使 Ca^{2+} 在传递信号的同时，不影响整个细胞内 Ca^{2+} 水平。控制细胞内钙稳态、维持相对稳定的胞质内 Ca^{2+} 的浓度是神经元进行生理活动、维持生理功能的重要条件。正常状态下细胞内 Ca^{2+} 处于动态平衡状态，当外界刺激导致钙稳态失调的时候，许多重要的生理反应，包括细胞增殖、分裂、运动、分泌、形态发生、能量代谢、氧代谢、糖代谢等将出现异常。一旦钙稳态失调将导致细胞损伤或死亡。因此，细胞内 Ca^{2+} 的浓度要处于严格的调节控制之中，以维持细胞的重要生理功能（Berridge et al.，1998；Klionsky et al.，2016）。Ca^{2+} 会通过几个交叉放大的级联造成细胞凋亡。首先，Ca^{2+} 直接或间接激活被称为钙蛋白酶的半胱氨酸蛋白酶（Caspase），从而降解一系列底物，包括细胞骨架蛋白质、膜受体和代谢酶（Buchanan et al.，1999；Klionsky et al.，2016）。钙蛋白酶具有激活 Caspase 能力，在触发凋亡级联反应发挥着重要作用（Leist et al.，1997；Stefanis，2005）。另外，Ca^{2+} 介导氧化应激，此过程通过几种不同机制来实现，包括激活如花生四烯酸级联中的加氧酶、干扰线粒体内 Ca^{2+} 与能量代谢等（Lafon-Cazal et al.，1993；Klionsky et al.，2016）。本书第三章的实验结果显示，在纹状体增龄性老化过程中具有重要作用的羰基化蛋白：Na-K ATP 酶转运蛋白、补体组分 1q 子成分样蛋白、3 - 磷酸甘油醛脱氢酶、G 蛋白/鸟苷酸结合蛋白、Ca^{2+}/钙调素依赖的蛋白激酶 Ⅱ（CaMK2α 和 CaMK2β）和钙网蛋白等；同时，规律有氧运动对线粒体和黑质发育相关信号转导的蛋白质羰基化有一定影响，改善了与老化过程有关的钙网蛋白（Calr）等蛋白的羰基化。采用改良的生物素 - 亲和素技术和电喷雾 - 四极杆 - 飞行时间串联质谱仪进行肽质量指纹图谱（PMF）检测差异羰基化蛋白质，进一步分析了羰基化蛋白质的生物学功能和生物信息学以确定其氧化修饰位点，发现 Ca^{2+}/钙调素依赖的蛋白激酶 Ⅱα（Calcium/calmodulin-dependent protein kinase Ⅱ alpha，CaMKⅡα）中主要的氧化修饰位点是 4 - 羟壬烯醛（4-HNE）加合物，而钙信号通路相关蛋白的羰基化失调在我们的实验中是一个重要发现（Liu et al.，2019d）。Lisman 等（2002）发现钙信号蛋白表达和失调的改变，如缺失 CaMKⅡα，可能有助于减少成熟突触的数量，这可能会改变树突棘的形态，并损害海马依赖性学习和记忆能力。Hamezah 等（2017）分析蛋白质差异表达，发现海马中的 CaMKⅡα、CaMKⅡβ 和 CaMKⅡγ 会随年龄的增长而显著降低。我们先前的实验（Liu et al.，2019d；Liu et al.，2020）和 Hamezah 等（2018）的研究进一步加强了这一发现。第四章的结果表明，运动对增龄大鼠纹状体的上调 miRNA207 和下调 miRNA542，得出与神经老化或者神经退行有着密

切关系的刺激神经系统配合受体相互作用通路、钙调信号通路、γ-氨基丁酸突触信号通路、糖酵解信号通路等12条通路，说明钙调信号通路在纹状体增龄性老化或规律有氧运动干预中的重要性。

钙内流的增加能活化一系列的 Ca^{2+} 依赖酶，包括蛋白激酶C、磷酸酯酶A2和膦酸酯酶C、Ca^{2+}/钙调蛋白依赖性蛋白激酶Ⅱ、NO合成酶、蛋白激酶和核酸激酶。Ca^{2+} 诱导的与蛋白、磷酸酯和核苷酸分解代谢有关的酶的激活，通过各种途径导致细胞死亡（Macaya et al.，1994；Blandini et al.，2000）。CaMKⅡ是脑内最为丰富的蛋白激酶之一，能调控钙信号且是多条信号转导通道的重要分子，在突触可塑性、学习和记忆中具有关键作用（Ghosh et al.，1995；Malenka et al.，1999）。CaMKⅡα被发现同时存在于突触前和突触后部位。突触前的CaMKⅡα主要参与突触小泡群集和神经递质释放的调控；突触后部位的CaMKⅡα则参与调节NMDA受体的表达水平及其向突触后膜的定位。已有实验证实CaMKⅡα缺乏的转基因小鼠表现出显著的突触可塑性缺陷和记忆形成障碍（Miller et al.，2002）。Foster等（2001）将老化脑中CN活性变化与胞内 Ca^{2+} 浓度的变化联系了起来。他们发现在脑老化过程中 Ca^{2+} 依赖的蛋白磷酸酶CN的表达、活性都有增加，其原因之一便是脑中 L-型 Ca^{2+} 通道的阻断被减弱导致胞内 Ca^{2+} 负荷增加从而通过不同的机制启动或加速神经变性和细胞死亡过程，在某些机制中要求有钙调神经素（Calcineurin，CN）的参与。CN是一种由细胞内钙调控的丝/苏氨酸蛋白磷酸酶，在脑内主要分布于大脑皮层、海马、纹状体神经元中（Sola et al.，1999）。他们证明其在学习记忆中有着重要作用，参与了大脑神经元突触效应的去增强，多种不同机制的长时程增强、长时程抑制，认知记忆，短期记忆向长期记忆的转换，脑老化等过程。

四、增龄性老化及运动干预纹状体 PI3K/Akt/mTOR 信号通路

磷脂酰肌醇-3-激酶/蛋白激酶B/哺乳动物雷帕霉素靶蛋白（Phosphoinositide 3-kinase/Protein kinase B/the mammalian target of Rapamycin，PI3K/Akt/mTOR）是细胞内一条重要的生存信号转导通路，通过影响下游多种效应分子的活化状态，参与调节细胞增殖、凋亡、分化和代谢等一系列重要的生理活动，也与肿瘤细胞的增殖、分化、凋亡、化疗耐药性及血管生成密切相关（Morgensztern et al.，2005）。Akt是一种在进化上高度保守的丝氨酸/苏氨酸蛋白激酶，在静息状态下大部分位于胞质中。由于它和PKA及PKC有相似性，所以又被称为蛋白激酶B（Protein kinase B，PKB）。Akt 1和Akt 2广泛分布在脑、胸腺、心肺中，表达水平较高。Akt 3则主要在脑和睾丸中表达，在心肺、脾和骨骼肌中分布和表达较少。在抗凋亡途经PI3K/AKT激酶通路中，AKT激酶等一系列激酶均属于HSP90底物蛋白（Fujita et al.，2002；Bronk et al.，2018），HSP90底物蛋白及辅助伴侣分子Cdc37与AKT结合，使其活化发挥抗凋亡作用。mTOR又称FRAP、RAFTI或RAPTI，是哺乳动物细胞内Akt信号分子下游雷帕霉素作用的靶点，也是一种丝/苏氨酸蛋白激酶。mTOR是细胞的感受和调控器，细胞通过它感受细胞里的基本状况、营养、能量和生长因子等，通过这些感受的信息，加以整合，做出相应的应答，mTOR能够根据接收到的刺激信息，调节细胞的蛋白质的翻译、转录与合成，起着决定细胞大小、组织形态、器官形态的作用，被称为细胞的

"中心调控者"。

本实验结果显示 PI3K mRNA、Akt mRNA 和 mTOR mRNA 表达呈现随着年龄增龄性下调，与 Y-SED 相比，O-SED 的 PI3K mRNA、Akt mRNA 和 mTOR mRNA 表达下调显著（$P < 0.05$），但是 Y-SED 和 M-SED 或者 M-SED 和 O-SED 之间没有统计学意义（$P > 0.05$）。M-EX 和 O-EX 与相应的 M-SED 和 O-SED 相比，PI3K mRNA、Akt mRNA 和 mTOR mRNA 表达上调；其中与 O-SED 相比，O-EX 的 PI3K mRNA、Akt mRNA 和 mTOR mRNA 表达上调显著（$P < 0.01$）。表明增龄过程中，生存信号转导通路 PI3K/Akt/mTOR 确实随年龄的增长而下调，这与增龄性纹状体老化有着密切的关系；而规律有氧运动能激活 PI3K/Akt/mTOR 信号通路。本书第二章实验结果表明，BDNF 阳性表达总面积随着年龄增加出现增龄性减小，组间均数比较具有统计学意义（$P < 0.05$），中年大鼠、老年大鼠 BDNF 阳性物质的积分光密度也低于青年大鼠，但中年组尤为明显。同时，实验结果显示规律有氧运动提高了各年龄大鼠纹状体 BDNF 的表达水平，规律有氧运动后大鼠 BDNF 的表达水平呈现增龄性趋势。综合本章实验结果，进一步说明符合 Barbacid 和 Kaplan 等（Barbacid, 1993；Kaplan et al., 2000）报道的 BDNF 参与调节谷氨酸和 GABA 能突触的突触后神经递质受体的数量与分布，即突触后调控作用。BDNF 与 TrkB 的结合引起 TrkB 的磷酸化，进而触发信号级联转导，激活 3 个主要神经元信号通路：丝裂原活化蛋白激酶/细胞外信号调节蛋白激酶（MEK/ERK 信号）、磷酸肌醇 - 3 - 激酶（PI3K）/Akt 和磷脂酶 Cγ1（PLCγ1）的途径。这些信号继续传递到细胞核，激活转录因子从而改变基因表达，调节蛋白合成。

第五节　本章小结

大鼠增龄过程中纹状体细胞凋亡和细胞自噬都有增龄性增加的趋势，两者的平衡稳定关系影响增龄性老化的发生发展，调节老化的信号途径和自噬途径之间存在密切的联系，与 AMPKα1/SIR2 信号通路、CaMKⅡ信号通路和 PI3K/Akt/mTOR 信号通路等密切相关。

规律有氧运动对细胞自噬因子（BECN1）与细胞凋亡变化趋势出现增龄性增加的现象，两者高度正相关。规律有氧运动有利于纹状体的生物学功能和改善神经老化的机制，是通过激发大鼠纹状体的 AMPK 信号通路、CaMKⅡ信号通路和 PI3K/Akt/mTOR 信号通路共同参与了运动，可以调控细胞自噬与凋亡发生的平衡稳态。

第六章　6－OHDA 致帕金森病运动干预模型的建立

第一节　概　述

帕金森病（Parkinson's disease，PD）是目前世界上最普遍的神经退行性运动障碍性疾病，且随年龄的增加发病率增高。病理上，PD 患者最主要的特征是黑质致密部的多巴胺能神经元减少，使黑质纹状体通路中多巴胺（Dopamine，DA）释放减少，造成纹状体 DA 含量显著降低。现有的研究显示，遗传因素、氧化应激、线粒体功能障碍、泛素蛋白酶体功能障碍、异常蛋白聚集、自噬及炎症等病理因素与 PD 的发病密切相关。PD 的发病机制迄今尚未完全明确，为进一步研究 PD 的发病机制，研究者常采用 1－甲基－4－苯基－1，2，3，6－四氢吡啶（1－methyl－4－phenyl－1，2，3，6－tetrahy dropyridine，MPTP）、6－羟多巴胺（6－hydroxydopa-mine，6－OHDA）及鱼藤酮（Rotenone）等构建 PD 细胞或动物模型。采用左旋多巴和茶酚胺自毒作用等药物施加治疗，但多集中在发病期及后期，无论是药物治疗、手术治疗或者神经细胞移植治疗，所获得的结果都没能解决问题。

流行病学调查显示，PD 的发生呈现年龄相关性，大多数病例发生在 50 岁以上人群，在高龄人群中发病率随年龄增加而递增，高龄是 PD 发病的独立危险因子（Zhang et al.，2005）。PD 是与增龄性老化相关的神经退行性疾病，脑的增龄性老化是 PD 发病的重要基础。老化过程中人脑经历复杂的变化，在老年人尸检标本中可以发现 Lewy 小体形成等 PD 相关的病理改变，"健康"老年人亦可表现出震颤等类 PD 的症状，老化改变和 PD 发病之间存在密切的关系（Biskup et al.，2006）。对于 PD 患者的治疗，主要采用左旋多巴类药物改善相关症状，但是经过 5~7 年的治疗后，由产生对左旋多巴类药物的抗性，使药物逐渐失去功效。当前也有部分学者致力于 PD 物理疗法的发展，通常物理疗法分为个人治疗和团体治疗两个方面，包括移动性练习、步伐训练、日常活动训练、放松治疗及呼吸训练。Cao 等、Thacker 等和 Chen 等（Cao et al.，2006；Thacker et al.，2008；Chen et al.，2010）的 3 个类似的实验研究表明，中年保持中等强度的活力锻炼习惯能降低 PD 后期发展的危险性。Goodwin 等（2008）证明运动可以提高 PD 患者的运动功能、生活质量、肌力、平衡能力和步态等。Hackney 等（2009）采用音乐与舞蹈结合的治疗方法，在节奏感强的音乐带动下，步伐、转身、重心调整等一系列动作对于 PD 患者的运动能力有非常明显的提升作用。有研究表明，运动训练可以改善小鼠由于 6－OHDA 对黑质细胞损伤而导致的运动障碍；相反，如果一侧中脑黑质细胞毁损后，限制其控制的对侧肢体运动将加重黑质细胞的丢失（Tillerson et al.，2001）。

运动被广泛用于激活一系列生物学过程，引起细胞与分子水平结构改变，增强和维持脑的可塑性。Cotman 等（2002）报道，运动可以促进脑血管再生、神经发生、功能改善和抗损伤能力，这些作用与运动诱导表达脑可塑性相关基因有关，包括 BDNF、神经生长因子（Nevre growth factor，NGF）、纤维母细胞生长因子－2（Fibroblast growth factor 2，FGF－2）和胶质细胞源性营养因子（Glial cell line-derived neurotrophic factor，GDNF）等。Laurin 等（2001）历时 5 年的大样本前瞻性研究和一项回顾性分析发现，体育运动能减小认知障碍，降低 AD 等神经退行性疾病的发生危险度（Friedsland et al.，2001）。Shin 等（2016）报道跑台运动促进帕金森 C57BL/6J 小鼠多巴胺能神经元的突触可塑性，增加了酪氨酸羟化酶（Tyrosine hydroxylase，TH）、突触小泡蛋白/突触素和突触后致密蛋白－95（PSD-95）的蛋白表达。也有研究表明早年体育锻炼对以后 PD 病的发生具有预防作用，并且能促进纹状体胚胎移植物的成活和功能发挥（Sasco et al.，1992；Brasted et al.，1999）。关于运动干预 PD 的研究报道近年来呈现增加趋势，但是运动发挥作用的具体机制还是不清楚。本实验构建 13 月龄雄性大鼠预先 8 周递增负荷中等强度规律有氧运动和 2 周 6－OHDA 致 PD 病变的模型，第六至第九章内容从羰基应激角度来研究运动适应性作用机制。

第二节　材料与方法

一、实验对象与分组

取健康雄性 SD 大鼠 13 月龄 40 只［体重（549.50 ± 16.13）g］，均为 SPF 级动物，由湖南省科学技术厅认证许可的长沙市开福区东创实验动物科技服务部提供，动物许可证号：SCXK（湘）2009－0012，湖南省动检二站进行质量检测。以国家标准啮齿类动物饲料饲养，等级为 A 级。按体重随机分为帕金森对照组（Sedentary control Parkinson's disease group，SED-PD，$n = 18$）、有氧运动帕金森实验组（Aerobic exercise Parkinson's disease group，EX-PD，$n = 22$），以正常侧与手术侧相互对照比较，最终组别分别为帕金森对照组正常侧（Unilateral normal in sedentary control Parkinson's disease group，SED-NOR）和帕金森对照组手术侧（Unilateral Parkinsonism in sedentary control Parkinson's disease group，SED-NOR，SED-PD），有氧运动帕金森实验组正常侧（Unilateral normal in aerobic exercise Parkinson's disease group，SED-NOR EX-NOR）和有氧运动帕金森实验组手术侧（Unilateral Parkinsonism in aerobic exercise Parkinson's disease group，SED-NOR EX-PD）。经过 8 周规律有氧运动和 6－OHDA 诱导成帕金森病 2 周后取材两个过程（Gkanatsiou et al.，2019；Liu et al.，2020），大鼠实际年龄为 16 月龄（相当于人的年龄 42 岁左右）。

二、预先规律有氧运动模型

参考 Tuon 等、da Costa 等（Tuon et al.，2012；da Costa et al.，2017）实验方案和本书第二章规律有氧运动模型的运动方案：所有 SD 大鼠在实验动物房内适应性饲养 2 周后，采用杭州立泰科技有限公司研制的 PT 动物电动跑台进行 3 天 5～10 min 适应性跑台训练，坡度 0°，速度 10 m/min。运动强度相当于最大摄氧量（$v_{O_{2max}}$）50%～55% 逐渐递增到 65%～70%，实验动物运动时间为期 8 周。第一周运动负荷从在跑台每天 15 m/min 运动 15 min 开始；第二周 15 m/min 速度不变运动时间递增 5 min；第三周适当递增运动强度，速度增加 3 m/min 并将时间再延长 5 min；第四周 18 m/min 的运动速度不变，运动时间递增 5 min；第五周从速度和时间两个方面考虑递增延续到第六周作为运动负荷固定的过渡运动期；前 6 周每周运动 6 天；第 7 和第 8 周以 22 m/min 速度跑台运动 40 min 固定运动强度，每周运动 5 天。

三、6-OHDA 致使大鼠帕金森模型

根据最近的研究，我们进行单侧纹状体内 6-OHDA 注射之前制备有氧运动模型（Real et al.，2013；Aguiar et al.，2016；da Costa et al.，2017；Crowley et al.，2019）。有氧运动 8 周后休息和禁食 24 h，SD 大鼠用 10% 的水合氯醛按 3 mL/kg 体重腹腔注射，麻醉后，大鼠脑颅平位固定于脑立体定位仪上，切开头部皮肤，双氧水处理，暴露前囟，将前囟和中线交点确定为零点。参照由 George Paxinos 和 Charles Watson 著、诸葛启钏译的《大鼠脑立体定位图谱》确定右侧纹状体双坐标：①前囟前 1 mm，中线右侧 3.0 mm，硬膜下（脑颅骨下）7.0 mm；②前囟后 0.2 mm，中线右侧 2.6 mm，硬膜下 6.0 mm。三棱针标记，钻开小孔，每点吸取 5.0 μL 6-羟基多巴胺（6-OHDA，4.0 μg/μL）分别注入上述 2 个靶点，其中 6-OHDA（20 μg，以 4.0 μg/μL 6-OHDA 溶于 0.9% 的氯化钠，再以 0.2 mg/mL 抗坏血酸溶于 0.9% 的氯化钠）注射速度为 0.50 μL/min，每点注射 10 min，注射完毕后留针 5 min，后以 1.0 mm/min 速度退针。注射完毕后用骨蜡封住伤口，缝合头部皮肤，常规消毒局部皮肤，同时每只大鼠腹腔注射克林霉素，术后每周注射 2 次，以防止感染，置笼中正常饲养。

四、帕金森模型大鼠的行为鉴定

术后 1 周开始，将大鼠放置在一个直径 28 cm 左右、高度 25 cm 以上的塑料圆桶内，每次放大鼠前均用酒精进行消毒和去味，然后使用阿朴吗啡盐酸盐（Apomorphine hydrochloride）按 0.50 mg/kg 腹腔注射以诱导其向健侧旋转，记录大鼠向健侧旋转次数，每次测定持续 40 min，分别记录第 10 分钟、第 20 分钟和第 30 分钟旋转的次数，每周 1 次，旋转次数超过 7 次/min 以上，即为成功模型（Thomas et al.，1994）。

五、实验取材与样本制备

（一）血液样本的收集

实验方案结束后，腹腔注射 10% 的水合氯醛溶液按 0.5 mL/100 g 麻醉大鼠，将大鼠呈仰卧位于手术台上，暴露胸腔。使用第一章的方法，用血肝素采血管采集血液，进行血液生化指标的检测。

（二）升主动脉灌注

在取材前对大鼠进行灌注。灌注的具体方法与步骤同第二章。

（三）纹状体的取材

参考 Glowinski 和 Iversen 发表的 *Adrenergic structures and regulation of pituitarty-adrenal function*，George Paxinos 和 Charles Watson 著、诸葛启钏译的《大鼠脑立体定位图谱》取出大鼠大脑两侧的纹状体。

取纹状体核团方法和采集海马、脑前额叶和脑皮层等组织方法同第二章，同时，取黑质致密部（Substantia nigra pars compacta，SNc）检测酪氨酸羟化酶（Tyrosine hydroxylase，TH）和 α-突触核蛋白（α-synuclein）。组织取材后速冻后置于 -80 ℃冰箱保存，速冻法同第二章。

（四）电镜样本制作

迅速将大鼠脑纹状体组织分离，用刀片将组织块切成长 3 mm × 3 mm × 3 mm 左右的立方体小块，放入装有预冷 2% 的戊二醛溶液（来源 Glutaraldehyde，50% Solution Code：0875 100 mL，Lot#：2781C268，Reagnt Grade，Amresco）的进口离心管内，置于 4 ℃冰箱保存用于电子显微镜待测。

（五）石蜡切片样本制作

上述升主动脉灌注完生理盐水后，用 4% 的多聚甲醛 + 0.1 mol/L 磷酸缓冲液（pH 7.4，4 ℃）400 ~ 500 mL 灌注固定，直到动物的肝脏发硬，尾巴僵直，才完成灌注。取脑，继续保存在 4% 的多聚甲醛 + 0.1 mol/L 磷酸缓冲液中，于 4 ℃冰箱过夜（不要超过 24 h），第二天转移至 30% 的蔗糖脱水至沉底，然后常规脱水、透明、进蜡、石蜡包埋。每组取 3 只大鼠用于石蜡切片样本制作。

六、生化指标的测定

采用南京建成生物工程研究所有限公司提供的相应的检测试剂盒完成测定 GSH-Px、T-SOD 活力，采用 Bradford 法测定蛋白浓度。

具体步骤参考第二章，具体计算如下：

$$GSH\text{-}Px\ 活力（U）= \frac{非酶管\ OD\ 值 - 酶管\ OD\ 值}{标准管\ OD\ 值 - 空白管\ OD\ 值} × 标准品浓度（20\ \mu mol/L）×$$

$$稀释倍数 × 样本测试前稀释倍数，$$

$$T\text{-}SOD\ 活力（U/mgprot）= \frac{对照\ OD\ 值 - 测定\ OD\ 值}{对照\ OD\ 值} ÷ 50\% × \frac{反应液总体积（mL）}{取样量（mL）} ÷$$

$$待测样本蛋白浓度（mgprot/mL）。$$

七、苏木精 - 伊红染色

同第二章。采用 820 型转轮切片机（美国 AO 公司提供）切片（5 μm）。常规步骤：脱蜡水化，苏木素染色 10 ~ 15 min，1% 的盐酸酒精分色，5% 的伊红染色 1 min，梯度酒精脱水、二甲苯透明和中性树胶封片。采用 OLYMPUS BX52 型显微镜（日本 Olympus 公司提供）

拍照。

八、扫描电镜

同第二章。经固定、脱水、置换乙醇等步骤后，进行样品的干燥并粘贴样品，待导电胶干透后进行真空镀膜和 SEM 镜检。样品的导电处理：采用离子溅射镀膜法进行镀膜。

九、α-synuclein、TH、SOD 和 BDNF 免疫组织化学的测定

采用 Super Sensitive TM IHC Detection System Kit 试剂盒（No BS13278，美国 Bioworld Technology 有限公司）对脑纹状体组织中 α-synuclein、TH 和 BDNF 进行定位、定性和定量的研究。具体步骤同第二章。

每个样本滴加 50 μL anti-α-synuclein（Cat#66412-1-Ig，1∶50，Proteintech Group，Inc.，IL，USA）、anti-TH（Cat#66412-1-Ig，1∶50，Proteintech Group，Inc.，IL，USA）、anti-SOD（No ab13533，1∶200，Abcam 公司）和 anti-BDNF（No BS6533，1∶200，美国 Bioworld Technology 有限公司）一抗，置 4 ℃冰箱过夜；每个样本滴加 50 μL Goat anti-Rabbit IgG（H&L）-HRP 二抗（1∶2000，No BS13278，美国 Bioworld Technology 有限公司）。

形态学计量：采用美国 Image-Pro Plus（IPP）Version 6.0 计算机生物显微图像系统分析。每组选切片 5 张，每张切片镜下（×200）随机取 5 个视野进行分析，α-synuclein、TH 和 BDNF 的免疫组化阳性物质为黄色或棕色或棕褐色。然后，采用美国 IPP 6.0 中的 AOI 方式，选择测量阳性物质的总面积、平均光密度（MOD）和总累计光密度（IOD）。

十、α-synuclein 和 SOD 免疫印迹

提取大鼠脑纹状体组织蛋白和蛋白含量的测定，Western blots 具体步骤见第二章。

（1）一抗孵育

anti-SOD 一抗（～25 kDa，No ab13533，1∶2000，购自 Abcam 公司），内参 β-actin（～45 kDa，No AP0060）一抗（1∶5000，购自美国 Bioworld Technology 有限公司），置 4 ℃冰箱过夜；一抗可以回收再次利用，可加入 0.25% 的叠氮钠防止变质。次日晨将膜取出，放在湿盒内，用 TBST 振摇洗涤，15 min ×3 次。

（2）二抗孵育

将膜放入新的杂交袋中，每张 PVDF 膜添加 3 mL Goat anti-Rabbit IgG（H&L）-HRP 二抗（1∶50 000，No BS13278，购自美国 Bioworld Technology 有限公司），室温振摇 2 h。将膜取出后，用 TBST 振摇洗涤，10 min ×4 次。Western blots 图像采集与分析同第二章。参照系同第二章。

十一、统计学分析

所有数据均用 SPSS16.0 统计学软件进行处理。所有数据均采用平均值 ± 标准差（$\bar{X} \pm S$）表示；各组间显著性差异采用方差分析，其中旋转实验采用重复方差分析；本实验在满足方差齐性条件下，使用 LSD 法和 SNK 法进行多重比较；显著性水平为 $\alpha = 0.05$，即 $P <$

0.05 具有显著性差异。

第三节　结　果

一、PD 模型大鼠旋转实验的测定

本实验采用 6－OHDA 构造 PD 模型，通过腹腔注射阿朴吗啡盐酸盐的旋转实验佐证构建模型的成功与否，除去术后第 1 周注射阿朴吗啡盐酸盐没有反应或者少于转圈数 4 次以下的手术大鼠。术后第 2 周注射阿朴吗啡盐酸盐在 30 min 内凡有旋转次数有超过 7 次/min 以上视为造模成功。实验结果发现 SED-PD 成功率为 77.78%，EX-PD 成功率为 72.72%。

由图 6-1 可以得出，通过重复测量方差来分析旋转实验的结果得出 $[F(1, 28) = 6.862, P = 0.021]$ 单侧纹状体内注射 6－OHDA 造模前进行有氧运动可改善 PD 大鼠阿朴吗啡诱发的旋转行为。

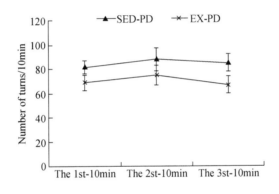

图 6-1　旋转实验的结果

二、PD 模型大鼠体重监控

由表 6-1 可以得出，从实施运动处方第 3 周开始，与 SED-PD 大鼠相比，EX-PD 大鼠体重显著下降（$P < 0.01$）。SED-PD 大鼠体重随着实验时间延长呈现逐渐增加趋势，而 EX-PD 大鼠体重却呈现逐渐减少趋势；随着实验时间延长，SED-PD 与 EX-PD 组间大鼠体重均数比较，相差越来越大（$P < 0.01$）。

表 6-1　PD 模型大鼠体重情况

周数	SED-PD	EX-PD
第 1 周	552.00 ± 20.06	547.71 ± 12.19
第 2 周	569.00 ± 27.36	544.71 ± 14.40
第 3 周	599.40 ± 24.60	530.71 ± 12.31[**]
第 4 周	610.40 ± 24.91	521.86 ± 16.17[**]

续表

周数	SED-PD	EX-PD
第5周	639.80 ± 26.78	519.57 ± 23.82 **
第6周	659.80 ± 26.61	514.43 ± 28.67 **
第7周	669.00 ± 24.93	498.86 ± 28.46 **
第8周	673.20 ± 26.71	495.86 ± 42.34 **

注：* 表示安静组与相应的运动组之间比较 $P < 0.05$，** 表示 $P < 0.01$；#表示与 PD 大鼠正常侧之间比较 $P < 0.05$，##表示 $P < 0.01$；Δ 表示与 M-SED 之间比较 $P < 0.05$，ΔΔ 表示 $P < 0.01$，下同。

三、PD 模型大鼠血液生化指标

由表 6-2 可以得出，与 M-SED 大鼠相比，SED-PD 帕金森模型大鼠血清 T-SOD 和 GSH-Px 活力显著上升 15.03% 和 6.12%（$P < 0.01$）；而 EX-PD 大鼠血清 T-SOD 活力显著下降（$P < 0.05$），GSH-Px 活力却显著上升（$P < 0.05$）。

表 6-2　PD 模型大鼠 T-SOD 和 GSH-Px 结果

组别	T-SOD/（U/mL）	GSH-Px/U
M-SED	281.77 ± 26.22	1800.00 ± 234.25
M-EX	270.70 ± 22.38	1595.32 ± 466.20
SED-PD	324.13 ± 12.22 ΔΔ	1910.23 ± 113.37 ΔΔ
EX-PD	308.82 ± 12.94 *	1986.45 ± 129.32 *

四、PD 模型大鼠纹状体的形态学观察

（一）HE 染色体视学检测

由图 6-2 可以看出，帕金森模型大鼠纹状体的 SED-PD 手术侧可见到手术时，微量进样器注射 6 - OHDA 的手术处，可以判断帕金森造模选择的靶点准确无误，手术处间隙明显，周围的细胞核密集，未见大面积的坏死或者损伤的部位；除手术部位以外的地方，从形态上来看正常侧与手术侧区别不大。预先实施规律有氧运动的帕金森模型大鼠，大鼠纹状体基质部分成团均匀分布，出现结构紧密。

（二）扫描电子显微镜观察

由图 6-3 可以看出，电镜 5000 倍下可见 SED-NOR 大鼠纹状体的神经绒毛较少，排列稀疏、凌乱，从 10 000 倍的扫描电子显微镜图像观察出 SED-NOR 神经绒毛成长散型排列，没有缠结成团，神经绒毛上或者之间有较多结节状的突触连接处；SED-PD 3000 倍下观察大鼠纹状体，发现神经绒毛萎缩，可以见到大量的胞突和轴突，胞突和轴突缠结不清，类似于散渣状；而 10 000 倍下发现神经绒毛上面或者之间有结节状的突触链接处，结节状的体积大、结构复杂。

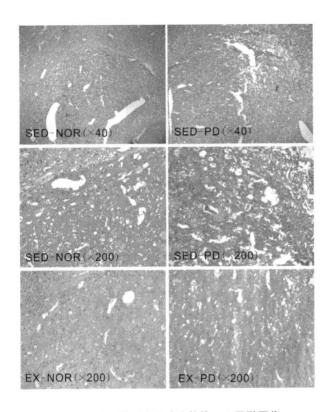

图 6-2　PD 模型大鼠脑纹状体 HE 显微图像

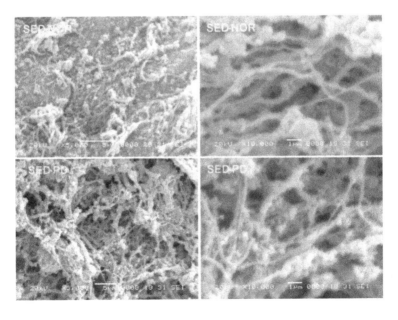

图 6-3　PD 模型 SED-NDR 和 SED-PD 大鼠纹状体扫描电子显微镜图像

由图6-4可以看出，EX-NOR在5000倍下就可见大鼠纹状体上面有较多的神经绒毛，成束排列，排列整齐，神经绒毛上或者之间有较多结节状的突触连接处。在3000倍下观察EX-PD大鼠纹状体，发现神经绒毛萎缩，可以见到大量的胞突和轴突，但胞突和轴突缠结成束，排列整齐，很多神经绒毛缠绕在胞突和轴突上面；10 000倍下发现胞突和轴突粗大，神经绒毛上面或者之间尚存有较多结节状的突触链接处。

总之，与SED-PD相比，EX-PD的纹状体的神经胞突、轴突和绒毛排列明显整齐和紧密，神经胞突和轴突明显大一些。

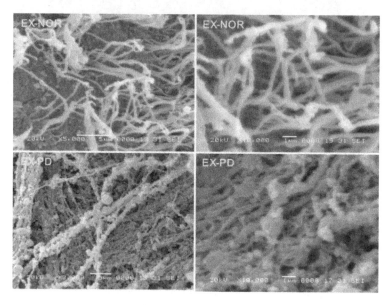

图6-4　PD模型EX-NOR和EX-PD大鼠脑纹状体扫描电子显微镜图像

五、PD模型大鼠纹状体 α-synuclein 和 TH 的表达水平

由图6-5可以看出，α-synuclein蛋白大量表达于纹状体的细胞质中，几乎表达在间质中。SED-NOR有较多α-synuclein蛋白表达，而SED-PD几乎整个纹状体都表达，阳性总面积大。EX-NOR和EX-PD比相应的SED-NOR和SED-PD的α-synuclein蛋白表达面积减少。

由图6-6可以看出，TH蛋白大量表达于纹状体的细胞核和细胞质中，成簇分布。SED-NOR较多细胞核中有TH蛋白表达，主要表达于纹状体接近边缘的周围；而SED-PD中TH蛋白表达成簇分布，特别是观察黑质部分也有较多TH蛋白表达的阳性物质。EX-NOR细胞核中有较多TH蛋白表达，成簇分布；EX-PD细胞质和细胞核都有大量的TH蛋白表达，几乎整个纹状体都可见TH阳性物质成簇分布。

与相应的正常侧（即SED-NOR和EX-NOR）或者是SED-PD（N）和EX-PD（N）相比，纹状体和黑质致密部（SNc）的SED-PD和EX-PD的病变侧TH表达均显著降低（$P < 0.01$）。与SED-PD相比，EX-PD的TH表达显著增加（$P < 0.01$）。与正常无病变侧相比，通过蛋白质印迹在病变侧的 α-突触核蛋白表达在SED-PD中纹状体中显著增加了390%，在EX-PD中显著增加了70%（$P < 0.01$）。有趣的是，与SED-PD相比，EX-PD中的α-synu-

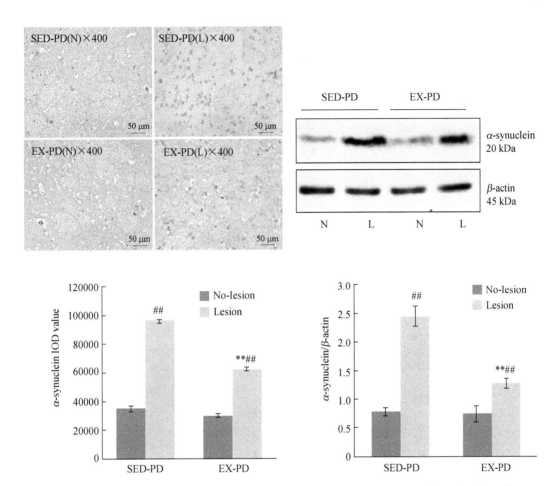

图 6-5　PD 模型大鼠脑纹状体 α-synuclein（alpha-syn）免疫印迹图像及其表达水平的影响

注：＊表示安静组与相应的运动组之间比较 $P < 0.05$，＊＊表示 $P < 0.01$；#表示与 PD 大鼠正常侧之间比较 $P < 0.05$，##表示 $P < 0.01$。No-lesion side（N）and Lesion side（L）。

clein 显著降低（$P < 0.01$）。免疫组织化学染色显示的 α-synuclein 的正 IOD 值与 western blot 结果非常相似（图 6-5）。

六、PD 模型大鼠纹状体 SOD 的表达水平

由图 6-7 可以看出，SOD 蛋白大量表达于纹状体的细胞核和细胞质中，几乎表达在纹状体间质中。SED-NOR 纹状体间质的细胞质中有较多 SOD 蛋白表达，而 SED-PD 的细胞质中也有较多 SOD 蛋白表达，但阳性总面积较 SED-NOR 组少。EX-NOR 细胞质中有较多 SOD 蛋白表达，有趋向表达于纹状体的中间部分；EX-PD 在手术部位的周围也可见较多的阳性物质。大鼠手术侧运动皮层中主要是细胞核。

由图 6-8 可以看出，与 SED-NOR 相比，SED-PD 手术侧的 SOD/β-actin 显著升高（$P < 0.05$），而 EX-NOR 稍有下降趋势，但没有统计学意义（$P > 0.05$）。与 SED-PD 相比，预先实施了规律有氧运动的 EX-PD 的 SOD/β-actin 显著上升（$P < 0.05$），与 EX-NOR 相比，EX-

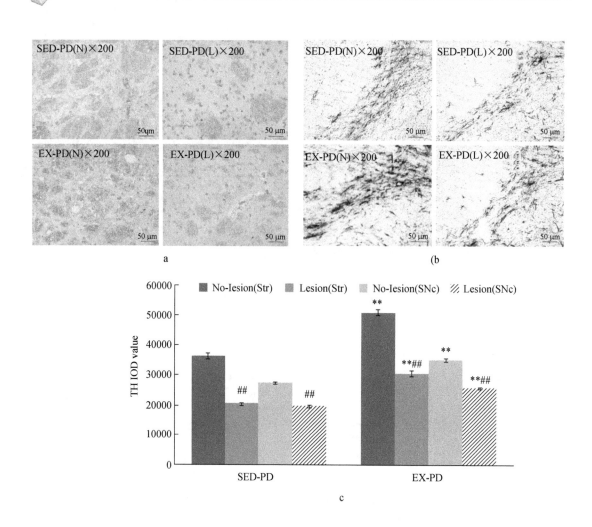

图6-6　PD模型大鼠脑纹状体TH显微镜图像

注：Str，stratum 纹状体；Snc，Substantia nigra 黑质致密部；＊表示安静组与相应的运动组之间比较 $P<0.05$，＊＊表示 $P<0.01$；#表示与PD大鼠正常侧之间比较 $P<0.05$，##表示 $P<0.01$。No-lesion side（N）and Lesion side（L）。

PD 的 $SOD/\beta\text{-actin}$ 显著上升（$P<0.05$）。

七、PD 模型大鼠纹状体 BDNF 的蛋白表达

由图6-9可以看出，BDNF阳性物质的表达主要分布在细胞核，细胞质也有较多表达。SED-NOR 的 BDNF 阳性物质的表达主要分布在细胞核，有少许表达在细胞质，阳性细胞核比较均匀地分布整个纹状体；SED-PD 手术侧 BDNF 阳性物质的明显比 SED-NOR 组正常侧少，阳性细胞核散在分布；而预先实施规律有氧运动的 EX-NOR 大鼠 BDNF 阳性物质的表达主要分布在细胞核，细胞质中的表达也明显，大部分阳性物质分布于纹状体间质；EX-PD 手术侧有大量的 BDNF 在细胞核中表达，明显多于 SED-PD 手术侧的 BDNF 表达量。SED-PD 手术侧运动皮层的 BDNF 阳性物质主要表达在细胞核，呈放射性分布，而 EX-PD 手术侧运动皮层的 BDNF 表达量大，阳性细胞核排列规则，有明显的皮层密集分层样的阳性细胞核。

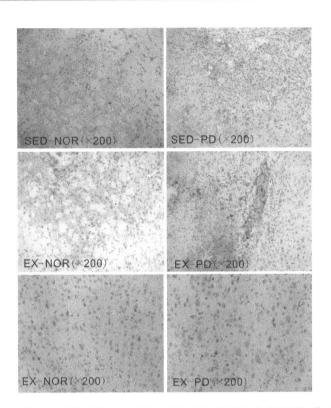

图 6-7 PD 模型大鼠纹状体和手术侧大脑运动皮层 SOD 免疫组织化学显微图像

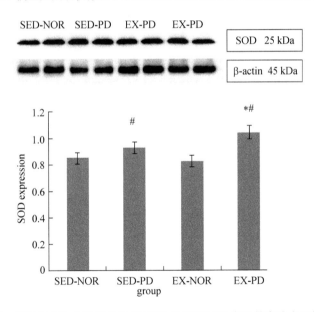

图 6-8 运动对 PD 大鼠脑纹状体 SOD 免疫印迹图像及其表达水平的影响

注：＊表示安静组与相应的运动组之间比较 $P < 0.05$，＊＊表示 $P < 0.01$；#表示与 PD 大鼠正常侧之间比较 $P < 0.05$，##表示 $P < 0.01$。

由表 6-3 可以得出，与 SED-NOR 相比，SED-PD 手术侧的 BDNF 蛋白表达的阳性物质 MOD 值和阳性总面积均下降，没有统计学意义（$P > 0.05$）；SED-PD 组阳性物质 IOD 值却

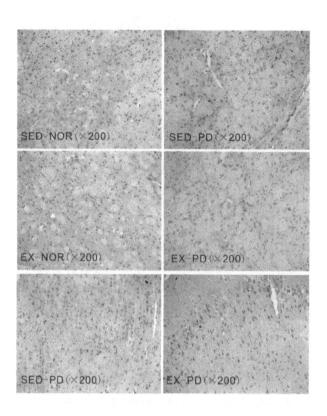

图 6-9 PD 模型大鼠纹状体和手术侧大脑运动皮层 BDNF 免疫组织化学显微图像

显著下降（$P < 0.01$）。与 SED-NOR 相比，EX-NOR 的 MOD 值、阳性总面积和 IOD 值都显著上升（$P < 0.01$）。与 SED-PD 相比，EX-PD 的 BDNF 蛋白表达的 MOD 值和 IOD 值显著上升（$P < 0.01$），而其阳性总面积却显著减少（$P < 0.05$）。

表 6-3 PD 模型大鼠 BDNF 蛋白表达免疫组织化学分析结果

组别	阳性物质 MOD 值	显著性水平 0.05	0.01	阳性总面积/ μm^2	显著性水平 0.05	0.01	阳性物质 IOD 值	显著性水平 0.05	0.01
SED-NOR	0.3294 ± 0.0263	a	A	$27\ 100 \pm 2177$	a	A	9558.01 ± 1430.93	a	A
SED-PD	0.3287 ± 0.0760	a	A	$26\ 700 \pm 2420$	a	A	8083.80 ± 1905.22	b	B
EX-NOR	0.4243 ± 0.0126	b	B	$32\ 400 \pm 4566$	b	B	$14\ 825.82 \pm 2606.73$	c	C
EX-PD	0.4963 ± 0.0116	b	B	$17\ 585 \pm 3673$	c	AC	9783.42 ± 1935.92	a	A

注：显著性水平栏中，有相同小写字母表示在 $\alpha = 0.05$ 水平、大写字母表示在 $\alpha = 0.01$ 水平，组间均数不具有统计学意义 $P > 0.05$；完全不同小写字母表示在 $\alpha = 0.05$ 水平组间均数具有统计学意义 $P < 0.05$，完全不同大写字母表示在 $\alpha = 0.01$ 水平组间均数具有统计学意义 $P < 0.01$。

第四节 讨 论

α-突触核蛋白（α-synuclein，α-SYN）的异常聚集被认为是一系列神经退行性疾病的关键病因，包括 PD、路易氏体痴呆（DLB）和多系统萎缩症（MSA）等，统称为突触核蛋白病（Spillantini et al.，1998；Fujiwara et al.，2002）。突触核蛋白（Synuclein，SYN）最初在1988年从太平洋电鲟鱼（Torpedo California）的带电器官中分离发现，因其主要位于神经突触和细胞核膜上，故而得名（Maroteaux et al.，1988）。SYN 家族包括 α-synuclein、β-synuclein、γ-synuclein 和 Synoretin（Surguchov et al.，1999；Tofaris et al.，2007），α-synuclein 是一种在正常脑组织和 PD 中都起着重要作用的突触前蛋白，它被认为通过调节囊泡中的多巴胺而起到调节多巴胺能神经传递的功能，而这种功能在 α-synuclein 突变的家族性 PD 患者中受到损伤（Lotharius et al.，2002；Lotharius et al.，2002a，b）。本实验结果显示 PD 大鼠纹状体的手术侧 SED-PD 和 EX-PD 的 α-synuclein 显著升高。与 SED-NOR 相比，SED-PD 手术侧的 α-synuclein/β-actin 升高390%（$P < 0.01$）；与 EX-NOR 相比，EX-PD 的 α-synuclein/β-actin 升高70%（$P < 0.05$）。异常的 α-synuclein 聚集被认为对 PD 的发生有十分重要的影响，多种原因均可引起或促进 α-synuclein 聚集。①自我聚集。温度、pH 值、一些二价/三价金属阳离子等均可使其构象发生改变，自我聚集成初原纤维、淀粉样纤维等。②α-synuclein 翻译后氨基酸侧链的化学修饰也可导致其聚集。用定量蛋白质组学方法研究散发性 PD 的黑质，α-synuclein 显示出多种化学修饰（磷酸化、糖基化、氧化、泛素化、硝化修饰等），且聚积的 α-synuclein 明显增加。③α-synuclein 基因的异常突变可导致蛋白的异常折叠和聚集。

针对体育锻炼的有效性及 PD 的氧化损伤，研究表明体育锻炼能对 PD 机体的线粒体相关蛋白起到保护作用（Alam et al.，1997）。研究表明在6-OHDA 之前和之后进行锻炼均应最大化并改善运动功能的可能性（Moroz et al.，2004；Crowley et al.，2019）。通过阿朴吗啡诱导的大鼠旋转不对称性测量，单侧纹状体内注射6-OHDA 之前增加有氧跑步机运动已被证明可以缓解运动功能障碍（Tuon et al.，2012；da Costa et al.，2017）。本实验结果显示预先规律有氧运动除了降低 α-synuclein 的聚集外，还可增加 TH、SOD 和 BDNF 的蛋白表达，增强 T-SOD 和 GSH-Px 的活力。Tajiri 等（2010）采用6-OHDA 致大鼠帕金森模型，然后采用11 m/min 跑速的跑台运动进行康复训练，检测术后第1周至第4周的旋转行为，实验发现与安静组相比，运动改善了旋转行为，免疫组织化学结果表明运动组纹状体和黑质的 TH 阳性表达增强，运动通过上调 BDNF 和 GDNF 来调整纹状体的微环境，从而发挥对 DA 能系统的保护作用。Dutra 等（2012）研究表明体育锻炼能诱导帕金森大鼠纹状体的胶质原纤维酸性蛋白（GFAP）的表达。Tuon 等（2012）采用预进行13~17 m/min 的8周有氧运动后构建6-OHDA 致帕金森大鼠模型，以2月龄大鼠纹状体健侧为对照与手术侧进行比较，用 Western Blots 检测 TH、BDNF、α-synuclein、肌浆网钙-ATP 酶（Sarcoplasmic reticulum Ca^{2+}-ATPase，SERCA Ⅱ）、SOD 活性、CAT 活力、GSH-Px 活力，以及氧化损伤的 TBARS 产物、MDA 和羰基含量。发现手术侧 TH、BDNF、SOD、肌浆网钙-ATP 酶、CAT

和 GSH-Px 显著性减少，而 TBARS 产物 MDA 和羰基含量显著性增加；实施规律有氧运动的手术侧提高了 BDNF、SOD、肌浆网钙 – ATP 酶、CAT 和 GSH-Px 等，降低了脂质和蛋白的氧化损伤。表明可能是调节了大鼠纹状体的神经化学体系和提高了氧化应激相关指标。Bloomer 等（2008）报道人体试验也表明抗阻性练习与减少 PD 患者的氧化应激损伤有着紧密的关联，可提高内源性抗氧化能力和减少活性氧及活性氮自由基。

第五节　本章小结

预运动干预的 6 – OHDA 大鼠帕金森模型建立成功，造模过程中没有引起医源性的炎症反应和大面积细胞凋亡或坏死，扫描电镜显示纹状体神经轴突和绒毛的萎缩与 PD 的发生发展有着重要的关系。

预先规律有氧运动提高了 6 – OHDA 致帕金森大鼠的损伤抗逆能力，表现在改善了运动行为，以及神经胞突、轴突和绒毛排列整齐与紧密程度，降低了 α-synuclein 的聚集，增加了 TH、SOD 和 BDNF 的蛋白表达，增强了 T-SOD 和 GSH-Px 的活力。

第七章　纹状体帕金森病变与运动干预的羰基化蛋白质组学研究

第一节　概　述

越来越多的研究表明，与能量代谢过程相关的生化副反应是生物体衰老的关键，由脂质过氧化作用所产生的内源性醛，能参与细胞和组织的氧化应激的病理生理学作用过程。Yin等（2005）提出的"羰基应激"是指生物体系中活性羰基类物质的产生超过了机体的清除能力，从而导致蛋白质等生物大分子的羰基化修饰，使生物大分子发生结构改变和功能丧失，导致细胞和组织功能紊乱，最终出现机体病理生理改变和加速衰老的现象。羰基化合物往往导致羰氨反应，使蛋白质发生分子内或分子间的交联而影响其正常的结构和功能。蛋白质羰基化被认为是氧化应激的一个通用指标，是蛋白质氧化的主要形式。

机体内的蛋白质被损伤后，通常的去路有 3 种（Sherman et al.，2001），即被修复、被蛋白质降解体系清理和累积。因此，蛋白质发生羰基化修饰以后，如果不及时清理，将造成损伤蛋白质的累积和聚合，损伤细胞和组织的功能，诱导病理生理改变和加速衰老进程。许多在细胞内合成的蛋白质最后将分泌到细胞外环境中去行使功能；由于细胞外伴侣蛋白极少（现已曾发现了一个，即丛生蛋白），而内质网（Endoplasmic reticulum，ER）中含有大量伴侣蛋白和蛋白质折叠催化剂，因此，在正常情况下，细胞内合成的蛋白质只有在 ER 中进行正确折叠后才能转运到细胞外去行使功能（Rabek et al.，2003）。如果 ER 中的伴侣蛋白发生羰基化，那么必将影响伴侣蛋白的结构和功能，从而影响蛋白质的正常折叠；正如酶功能的异常会导致代谢相关疾病，伴侣蛋白和其他机械调控多肽的构型异常将导致蛋白质的错误折叠和聚合物相关的疾病（Dalle-Donne et al.，2003）。例如，AD、PD、ALS 和 HD 等与衰老相关疾病，它们的重要共同特征就是异常蛋白质在脑内的堆积，而这些异常蛋白质的聚集体的共同特征之一是蛋白质羰基化水平较高（Dalle-Donne et al.，2003）。

氧化应激是指机体在内外环境有害物质的刺激下，产生过量的 ROS，如超氧化物（O_2^-）、过氧化氢（H_2O_2）、羟自由基（—OH）和活性氮自由基［如一氧化氮（NO）、过氧亚硝酸盐（ONOO$^-$）］等，当超出机体的抗氧化清除能力时，这些物质可直接或间接氧化损伤蛋白、脂质和 DNA，从而造成蛋白变性、脂质过氧化及基因突变，同样最终导致细胞死亡。Olanow（2007）在 PD 患者死后尸检中发现黑质致密部脂质过氧化，DNA 氧化损伤，可溶性蛋白羰基修饰，为氧化应激参与 PD 提供了证据。过度氧化和交联的蛋白质不能被蛋白酶体降解，这也许是因为蛋白质的结构改变太大而使酶复合物的催化位点根本无法识别，或蛋白质聚合物的结构限制了它与酶复合物的催化位点的结合；这样就造成了过度氧化和交联的蛋白质在细胞内的堆积，并发生进一步的聚合和交联，最终导致细胞凋亡（Kruman et al.，1997）。Kabuta 等（Kabuta et al.，2008；Kabuta et al.，2008；Kabuta et al.，2013）报道泛素羧基末端水解酶 L1（UCH-L1）羰基化修饰及其与包括微管蛋白等多种蛋白质发生交联，是 PD 的重要致病因素之一。从生物酶含氨基或巯基的生化活性位点就是羰基应激的作用靶点来看，羰基应激无疑是神经退行性疾病帕金森病的一种致病因素。

从目前氧应激和糖应激等导致神经退行性疾病 AD、PD 和 HD 等的机制研究、防治方法和药物应用来看，羰基应激在衰老生化机制中的核心作用，在所谓"抗应激、扫垃圾、换零件"防老抗衰的三大防御系统中，抗羰基应激就极为重要的补上了清除代谢垃圾这一环，这可能是适宜的有氧运动、机体日复一日的睡眠等作用的可能机制。从羰基应激等衰老共性生化过程出发，研究神经退行或疾病 PD 的早期起因等，无论如何都是一个很有理论研究价值和临床应用价值的方向与途径。

第二节　材料与方法

一、实验对象与分组

同第六章。取健康雄性 SD 大鼠 13 月龄 40 只。按体重随机分为帕金森对照组（Sedentary control Parkinson's disease group，SED-PD，$n=18$）、有氧运动帕金森实验组（Aerobic exercise Parkinson's disease group，EX-PD，$n=22$），以正常侧与手术侧相互对照比较，最终组别分别为帕金森对照组正常侧（Unilateral normal in sedentary control Parkinson's disease group，SED-NOR）和帕金森对照组手术侧（Unilateral Parkinsonism in sedentary control Parkinson's disease group，SED-NOR、SED-PD）、有氧运动帕金森实验组正常侧（Unilateral normal in aerobic exercise Parkinson's disease group，SED-NOR、EX-NOR）和有氧运动帕金森实验组手术侧（Unilateral Parkinsonism in aerobic exercise Parkinson's disease group，SED-NOR、EX-PD）。

二、预先规律有氧运动模型

同第六章。参考 Tuon 等实验方案和本书前第二章规律有氧运动模型运动方案：运动强度相当于 $v_{O_{2max}}$ 50%~55% 逐渐递增到 65%~70%，采用 PT 动物电动跑台，坡度 0°，实验动物运动时间为期 8 周。

三、6－OHDA 致使大鼠帕金森模型

同第六章。参照大鼠脑立体定位图谱，确定右侧纹状体双坐标：①前囟前 1 mm，中线右侧 3.0 mm，硬膜下（脑颅骨下）7.0 mm；②前囟后 0.2 mm，中线右侧 2.6 mm，硬膜下 6.0 mm。将 5.0 μL 6－OHDA（4.0 μg/μL）分别注入上述 2 个靶点。帕金森模型大鼠的行为鉴定：采用阿朴吗啡盐酸盐按 0.50 mg/kg 腹腔注射以诱导其向健侧旋转，记录大鼠向健侧旋转次数。

四、实验取材与样本制备

（一）升主动脉灌注

灌注的具体方法与步骤同第二章。用 4 ℃的 PBS 在取材前对大鼠进行灌注。

（二）纹状体的取材

同第二章。参照大鼠脑立体定位图谱，取出大鼠大脑两侧的纹状体、海马、脑前额叶和脑皮层等组织。组织取材后速冻后置于 −80 ℃冰箱保存，速冻法同第二章。

五、羰基化蛋白质组学方法

同第三章。采用酰肼化学来衍生样品中的蛋白质羰基，每次抽提羰基化蛋白质需要组织 200 mg（3～4 个样品/次）。经过生物素酰肼充分生物素化、蛋白粗提、还原氨化、蛋白定量、超滤除酰肼、亲和素珠富集羰基化蛋白、羰基化蛋白分离、除 D-biotin 和置换缓冲液等步骤抽提收集羰基化蛋白。蛋白质酶解：收集羰基化蛋白溶液中以胰酶酶解，37 ℃水浴 18 h。冻干肽段：肽段采用真空冷冻干燥仪冻干，存储于 −80 ℃待作质谱分析。质谱为美国布鲁克公司的电喷雾−四级杆−飞行时间串联质谱，高效液相质谱配 C18 反相柱，配备有毛细管液相色谱仪和纳升喷雾源。ESI − Q − TOF − MS 通过一个 micrOTOF-QⅡ质谱仪（Bruker Daltonics）进行测定，使用纳米柱（75 mm×150 mm，Dionex）与 nano LC（Dionex，Ultimate 3000）共同作用，用于蛋白质鉴定（NanoLC-MS/MS），并配自动进样泵。MS 和 MS/MS 数据通过 Bruker 4.0 自动采集和处理。

MS 数据文件通过使用 MASCOT 服务器的数据库进行搜索（版本 2013 Matrix Science-Mascot-MS/MS-Ions Search）。参数设置如下：Swiss-Prot/Uniprot 数据库，胰蛋白酶裂解，允许 1 个未被酶切位点数。物种：大鼠。MS/MS 碎片离子质量误差设置为 0.2 Da。由于 Mascot 有每次搜索只允许 9 个修改的限制，因此，可变修饰分别进行多次搜索，每个样品每次最多包含 6 个修饰。参考 Madian 分多步进行羰基化蛋白氧化修饰位点的查找，第一步固定修饰：半胱氨酸碘乙酰胺化 Carbamidomethyl（C），不含可变修饰；第二步固定修饰：Carbamidomethyl（C），可变修饰为 Oxidation or Hydroxylation（C-term G、C-term D、C-term F、C-term HW、C-term K、C-term M、C-term N、C-term R、C-term Y）；第三步改变可变修饰为 Cysteine sulfenic acid-Tryptophan oxidation to oxolactone 依次查找。蛋白功能和亚细胞定位通过 Uniprot 数据库进行搜索，羰基化蛋白的信号通路分析的相关信息通过 GeneMANIA 预测服务器（2.8 版）获得。

第三节　结　果

一、PD 模型大鼠纹状体的羰基化蛋白质组学

根据电喷雾四级杆飞行时间质谱（ESI − Q − TOF − MS）结果显示，6 − OHDA 致 PD 模型大鼠纹状体 SED-NOR 与 SED-PD 都能找出氧化修饰位点的羰基化蛋白质有 29 个；SED-

PD 特有能找出氧化修饰位点的羰基化蛋白质有 21 个，SED-NOR 特有能找出氧化修饰位点的羰基化蛋白质有 30 个。另外，还有 37 个蛋白质在 SED-NOR 或 SED-PD 中未找到氧化修饰位点。SED-PD 找出氧化修饰位点的羰基化蛋白质 50 个，占 56.82%；SED-NOR 找出氧化修饰位点的羰基化蛋白质 59 个，占 61.46%。所有能找到氧化修饰位点羰基化蛋白质涵盖了 Madian 等（2010b，a）研究所表现的 28 种氧化修饰位点。

通过 Swiss-Prot/Uniprot 数据库查找发现已鉴定的羰基化蛋白质亚定位于细胞质 49.17%、线粒体 13.33%、细胞膜等质膜 13.33%、细胞核 5%，还有细胞连接处或分泌蛋白等其他部位 16.67%，信息不详 2.5%（图 7-1a）。按照生物功能分析有能量代谢与氧化还原相关蛋白质 20.83%，信号转导与神经递质相关蛋白质 17.71%，离子通道与运输相关蛋白质 19.79%，神经发育、分化与凋亡相关蛋白质 21.88%，核苷酸合成与结构蛋白、微管功能和应激蛋白 13.54%，以及一些具有其他功能的蛋白质等 6.25%（图 7-1b）。

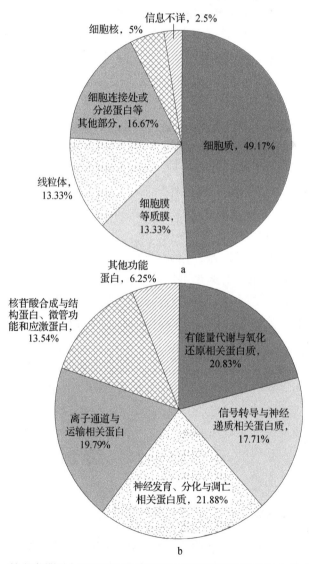

图 7-1 帕金森模型大鼠纹状体羰基化蛋白质的亚细胞定位和生物功能分析

通过 GeneMANIA 预测服务器（GeneMANIA web app version 3.1.2.7 版）分析获得羰基化蛋白质的信号通路的相关信息 10 个。排在前 7 位的分别为线粒体内膜（GO：0005743）、能量代谢（GO：0006091）、黑质发育（GO：0021762）、突触传导调节（GO：0050804）、单价阳离子转运（Monovalent inorganic cation transport，GO：0015672）、微管（Microtubule，GO：0005874）、肌动蛋白细胞骨架（Actin cytoskeleton，GO：0015629）等。

SED-NOR 与 SED-PD 都出现的很容易氧化修饰的羰基化蛋白质有能量代谢相关蛋白和微管蛋白家族等，但是没有 1433 蛋白家族，这些羰基化蛋白质的质谱得分有 27 个都高于 30 分，其中微管相关蛋白 MAP6 和 MTAP2 及 syn1 等蛋白具有 10 种以上氧化修饰位点。SED-PD 特异的羰基化蛋白质有 Ca^{2+}/钙调素依赖的蛋白激酶 V（CaM kinase-like vesicle-associated protein，CaMKV）、丝切蛋白 1、HSP90α、HSP90β、核内不均一糖蛋白 A2/B1（Hnrnpa2b1）、细胞色素 C 氧化酶-2（Cytochrome c oxidase subunit 6C-2，Cox6C2）、兴奋性氨基酸转运体 2（Excitatory amino acid transporter 2，Slc1a2）、钙网蛋白、应激蛋白 70（Stress-70 protein，Hspa9）、神经细胞粘着分子（Neural cell adhesion molecule 1，Ncam1）、转酮醇酶（Transketolase，Tkt）等 21 个，值得注意的是也没有 1433 蛋白家族相关蛋白质。而 SED-NOR 这一侧特异的有羰基化蛋白质：1433 蛋白家族的 3 个〔14-3-3 protein gamma（Ywhag）、theta（YwhaT）、zeta/delta（YwhaZ）〕，还有脑酸溶性蛋白 1（Brain acid soluble protein 1）、神经调制蛋白 Gap43（Neuromodulin，Gap43）、CaMKⅡβ、Vdac2、cAMP 依赖蛋白激酶Ⅱ-beta（cAMP-dependent protein kinase type Ⅱ-beta regulatory subunit，Prkar2b）、微管蛋白和过氧化物氧化还原酶等 30 个。

有意思的是，14-3-3 家族蛋白（Ywhae 和 Ywhah）、UCH-L1、Snap25、钙调蛋白或钙调素（Calmodulin）、突出融合蛋白-1β（Syntaxin-1B，Stx1b）、半胱氨酸蛋白酶抑制剂 C（Cystatin-C）、S100b、G 蛋白、过氧化物酶体多功能酶 2 型（Peroxisomal multifunctional enzyme type 2，Hsd17b4）和大脑发育调节蛋白（Drebrin，Dbn1）等 37 种蛋白未找到氧化修饰位点（表 7-1 至表 7-4）。

表 7-1　对照组中年帕金森模型大鼠纹状体羰基化蛋白质 1

登录号	羰基化蛋白质名称	SED-NOR				SED-PD			
		Score	Matches	Sequences	Unique	Score	Matches	Sequences	Unique
ACTA_RAT	Actin, aortic smooth muscle, GN = Acta2	688	37(18)	4(2)	16	440	20(10)	4(3)	10
ACTB_RAT	Actin, cytoplasmic 1, GN = Actb	1651	48(31)	7(5)	27	991	46(27)	8(7)	31
ACON_RAT	Aconitate hydratase, GN = Aco2	90	6(3)	4(2)	6	102	4(2)	4(2)	4
ALDOA_RAT	Fructose-bisphosphate aldolase A, GN = Aldoa	78	16(2)	16(2)	16	39	10(2)	3(1)	4
AT1A1_RAT	Sodium/potassium-transporting ATPase subunit alpha-1, GN = Atp1a1	225	12(7)	5(3)	3	258	6(4)	4(2)	3
AT1A2_RAT	Sodium/potassium-transporting ATPase subunit alpha-2, GN = Atp1a2	192	9(4)	4(2)	1	273	7(4)	5(2)	3

续表

登录号	羰基化蛋白质名称	SED-NOR				SED-PD			
		Score	Matches	Sequences	Unique	Score	Matches	Sequences	Unique
AT1A3_RAT	Sodium/potassium-transporting ATPase subunit alpha-3, GN = Atp1a3	234	12(7)	7(3)	4	360	10(5)	8(3)	5
ATPB_RAT	ATP synthase subunit beta, GN = Atp5b	533	17(14)	7(5)	17	255	13(9)	8(5)	13
CH60_RAT	60 kDa heat shock protein, GN = Hspd1	94	3(1)	3(1)	3	108	1(1)	1(1)	1
CN37_RAT	2′, 3′-cyclic-nucleotide 3′-phosphodiesterase, GN = Cnp	255	9(7)	7(5)	9	147	8(5)	6(4)	8
DPYL2_RAT	Dihydropyrimidinase-related protein 2, GN = Dpysl2	324	12(9)	7(5)	12	392	16(11)	8(6)	16
ENOA_RAT	Alpha-enolase, GN = Eno1	354	9(7)	5(3)	4	116	3(2)	2(2)	1
ENOG_RAT	Gamma-enolase, GN = Eno2	344	9(7)	4(3)	4	147	7(5)	5(5)	5
G3P_RAT	Glyceraldehyde-3-phosphate dehydrogenase, GN = Gapdh	516	18(13)	4(3)	18	448	11(8)	4(3)	11
GDIA_RAT	Rab GDP dissociation inhibitor alpha, GN = Gdi1	32	3(1)	2(1)	3	50	3(1)	2(1)	3
HSP7C_RAT	Heat shock cognate 71 kDa protein, GN = Hspa8	295	12(9)	10(7)	12	155	11(5)	7(4)	11
KCC2A_RAT	Calcium/calmodulin-dependent protein kinase type Ⅱ subunit alpha, GN = Camk2a	28	3(1)	3(1)	3	62	3(2)	3(2)	3
KCRB_RAT	Creatine kinase B-typ, GN = Ckb	498	18(12)	7(6)	18	471	17(12)	9(8)	17
KPYM_RAT	Pyruvate kinase PKM, GN = Pkm	142	4(3)	4(3)	4	28	3(1)	3(1)	3
LDHB_RAT	L-lactate dehydrogenase B chain, GN = Ldhb	109	6(2)	3(2)	5	19	2(0)	2(0)	2
MAP1B_RAT	Microtubule-associated protein 1B, GN = Map1b	108	7(2)	7(2)	7	51	6(1)	6(1)	6
MAP6_RAT	Microtubule-associated protein 6, GN = Map6	32	11(1)	11(1)	11	95	13(3)	9(2)	13
MTAP2_RAT	Microtubule-associated protein 2, GN = Map2	38	10(1)	5(1)	8	49	10(1)	7(1)	10
TBB4B_RAT	Tubulin beta-4B chain, GN = Tubb4b	214	13(8)	8(8)	4	260	34(10)	12(6)	13
TBB5_RAT	Tubulin beta-5 chain, GN = Tubb5	253	14(9)	9(9)	2	391	25(11)	11(7)	5
TPIS_RAT	Triosephosphate isomerase, GN = Tpi1	183	9(6)	4(3)	9	84	7(2)	4(1)	7

续表

登录号	羰基化蛋白质名称	SED-NOR				SED-PD			
		Score	Matches	Sequences	Unique	Score	Matches	Sequences	Unique
STXB1_RAT	Syntaxin-binding protein 1, GN = Stxbp1	48	4(1)	4(1)	4	54	8(3)	7(3)	8
SYN1_RAT	Synapsin-1, GN = Syn1	111	8(3)	6(2)	7	55	7(1)	5(1)	7
VAMP2_RAT	Vesicle-associated membrane protein 2, GN = Vamp2	38	2(1)	2(1)	2	137	3(2)	3(2)	3

注：GN 为基因名称，MS 为蛋白质质量，Score 为得分，Matches 为蛋白质匹配值，Sequences 为蛋白质匹配序列，Unique 为蛋白质特有序列，ND 为无数据；其中阴影部分为找到氧化修饰位点的羰基化蛋白，下同。

表7-2　对照组中年帕金森模型大鼠纹状体羰基化蛋白质2

登录号	羰基化蛋白质名称	SED-NOR				SED-PD			
		Score	Matches	Sequences	Unique	Score	Matches	Sequences	Unique
ACTN1_RAT	Alpha-actinin-1, GN = Actn1	32	3(1)	3(1)	3	63	3(1)	3(1)	3
CaMKV_RAT	CaM kinase-like vesicle-associated protein, GN = CaMKV	26	1(1)	1(1)	1	24	2(1)	2(1)	2
CATD_RAT	Cathepsin D, GN = Ctsd	14	1(0)	1(0)	1	43	4(1)	3(1)	4
COF1_RAT	Cofilin-1, GN = Cfl1	541	20(15)	6(6)	20	345	15(7)	7(3)	15
HXK1_RAT	Hexokinase-1, GN = Hk1	29	1(1)	1(1)	1	32	2(1)	2(1)	2
HS90B_RAT	Heat shock protein HSP 90-beta, GN = Hsp90ab1	20	2(0)	2(0)	2	43	4(2)	3(2)	3
ROA2_RAT	Heterogeneous nuclear ribonucleoproteins A2/B1, GN = Hnrnpa2b1	164	4(3)	3(3)	4	154	3(1)	3(1)	3
SUCA_RAT	Succinyl-CoA ligase ［ADP/GDP-forming］ subunit alpha, GN = Suclg1	42	1(1)	1(1)	1	40	2(1)	1(1)	2
TBA1B_RAT	Tubulin alpha-1B chain, GN = Tuba1b	866	38(20)	8(7)	10	1216	44(20)	9(5)	11
TBB2A_RAT	Tubulin beta-2A chain, GN = Tubb2a	255	10(8)	8(7	1	427	30(13)	10(7)	8
CX6C2_RAT	Cytochrome c oxidase subunit 6C-2, GN = Cox6c2	ND	ND	ND	ND	15	2(0)	2(0)	2
EAA2_RAT	Excitatory amino acid transporter 2, GN = Slc1a2	ND	ND	ND	ND	54	2(1)	2(1)	2
AT2B1_RAT	Plasma membrane calcium-transporting ATPase 1, GN = Atp2b1	ND	ND	ND	ND	16	5(0)	5(0)	5
CALR_RAT	Calreticulin, GN = Calr	ND	ND	ND	ND	19	3(0)	2(0)	3

续表

登录号	羰基化蛋白质名称	SED-NOR				SED-PD			
		Score	Matches	Sequences	Unique	Score	Matches	Sequences	Unique
GRP75_RAT	Stress-70 protein, GN = Hspa9	ND	ND	ND	ND	16	3(0)	3(0)	3
HS90A_RAT	Heat shock protein HSP 90-alpha, GN = Hsp90aa1	ND	ND	ND	ND	40	4(1)	4(1)	3
NCAM1_RAT	Neural cell adhesion molecule 1, GN = Ncam1	ND	ND	ND	ND	21	3(0)	3(0)	3
PGAM1_RAT	Phosphoglycerate mutase 1, GN = Pgam1	ND	ND	ND	ND	24	2(1)	2(1)	2
PPR1B_RAT	Protein phosphatase 1 regulatory subunit 1B, GN = Ppp1r1b	ND	ND	ND	ND	104	4(3)	3(2)	4
RSSA_RAT	40S ribosomal protein SA, GN = Rpsa	ND	ND	ND	ND	21	1(1)	1(1)	1
TKT_RAT	Transketolase, GN = Tkt	ND	ND	ND	ND	21	2(0)	2(0)	2

表7-3 对照组中年帕金森模型大鼠纹状体羰基化蛋白质3

登录号	羰基化蛋白质名称	SED-NOR				SED-PD			
		Score	Matches	Sequences	Unique	Score	Matches	Sequences	Unique
1433G_RAT	14 - 3 - 3protein gamma, GN = Ywhag	67	2(1)	2(1)	2	92	1(1)	1(1)	1
1433Z_RAT	14 - 3 - 3protein zeta/delta, GN = Ywhaz	282	10(7)	5(4)	10	142	3(3)	2(2)	3
ENOB_RAT	Beta-enolase, GN = Eno3	343	7(6)	3(2)	2	116	3(2)	2(2)	1
MBP_RAT	Myelin basic protein, GN = Mbp	311	14(9)	5(3)	14	283	25(10)	4(3)	25
PRDX2_RAT	Peroxiredoxin-2, GN = Prdx2	42	5(1)	4(1)	5	21	2(0)	1(0)	2
SYN2_RAT	Synapsin-2, GN = Syn2	49	3(1)	3(1)	2	45	1(1)	1(1)	1
TBB3_RAT	Tubulin beta-3 chain, GN = Tubb3	208	10(7)	7(6)	4	288	17(7)	7(4)	1
ATPA_RAT	ATP synthase subunit alpha, GN = Atp5a1	70	5(1)	5(1)	5	128	4(3)	3(3)	4
BASP1_RAT	Brain acid soluble protein 1, GN = Basp1	325	10(7)	6(5)	10	158	4(4)	3(3)	4
ALDOC_RAT	Fructose-bisphosphate aldolase C, GN = Aldoc	63	3(1)	3(1)	2	39	7(2)	2(1)	1
DLDH_RAT	Dihydrolipoyl dehydrogenase, GN = Dld	55	4(1)	4(1)	4	68	1(1)	1(1)	1
MARCS_RAT	Myristoylated alanine-rich C-kinase substrate, GN = Marcks	106	2(1)	2(1)	2	24	1(1)	1(1)	1
PEBP1_RAT	Phosphatidylethanolamine-binding protein 1, GN = Pebp1	17	6(0)	1(0)	6	32	2(1)	1(1)	1

续表

登录号	羰基化蛋白质名称	SED-NOR				SED-PD			
		Score	Matches	Sequences	Unique	Score	Matches	Sequences	Unique
AT1B1_RAT	Sodium/potassium-transporting AT-Pase subunit beta-1, GN = Atp1b1	44	3(1)	3(1)	3	66	2(1)	2(1)	2
NEUM_RAT	Neuromodulin, GN = Gap43	51	3(1)	3(1)	3	100	3(2)	2(1)	3
1433T_RAT	14-3-3protein theta, GN = Ywhaq	82	3(1)	3(1)	2	ND	ND	ND	ND
ATP5J_RAT	ATP synthase-coupling factor 6, GN = Atp5j	29	2(1)	2(1)	2	ND	ND	ND	ND
GDIB_RAT	Rab GDP dissociation inhibitor beta, GN = Gdi2	29	2(1)	2(1)	2	ND	ND	ND	ND
HNRPK_RAT	Heterogeneous nuclear ribonucleo-protein K, GN = Hnrnpk	49	5(1)	5(1)	5	ND	ND	ND	ND
KCRS_RAT	Creatine kinase S-type, GN = Ck-mt2	19	8(0)	6(0)	8	ND	ND	ND	ND
KCC2B_RAT	Calcium/calmodulin-dependent protein kinase type Ⅱ subunit beta, GN = Camk2b	28	2(0)	2(0)	2	ND	ND	ND	ND
MAP1A_RAT	Microtubule-associated protein 1A, GN = Map1a	148	13(3)	9(3)	13	ND	ND	ND	ND
SPTN1_RAT	Spectrin alpha chain, non-erythrocytic 1, GN = Sptan1	19	4(0)	4(0)	4	ND	ND	ND	ND
DYL2_RAT	Dynein light chain 2, GN = Dynll2	266	14(7)	8(4)	14	ND	ND	ND	ND
KAP3_RAT	cAMP-dependent protein kinase type Ⅱ-beta regulatory subunit, GN = Prkar2b	35	2(1)	2(1)	2	ND	ND	ND	ND
ROA3_RAT	Heterogeneous nuclear ribonucleo-protein A3, GN = Hnrnpa3	83	3(1)	3(1)	3	ND	ND	ND	ND
SUCO_RAT	SUN domain-containing ossification facto, GN = Suco	13	2(0)	2(0)	2	ND	ND	ND	ND
TAU_RAT	Microtubule-associated protein tau, GN = Mapt	20	10(1)	6(1)	10	ND	ND	ND	ND
VDAC2_RAT	Voltage-dependent anion-selective channel protein 2, GN = Vdac2	41	2(1)	2(1)	2	ND	ND	ND	ND
AATM_RAT	Aspartate aminotransferase, GN = Got2	49	3(1)	3(1)	3	ND	ND	ND	ND
PPIA_RAT	Peptidyl-prolyl cis-trans isomerase A, GN = Ppia	125	2(2)	1(1)	2	ND	ND	ND	ND

表7-4　对照组中年帕金森模型大鼠纹状体未见氧化修饰的羰基化蛋白质

登录号	羰基化蛋白质名称	SED-NOR				SED-PD			
		Score	Matches	Sequences	Unique	Score	Matches	Sequences	Unique
1433E_RAT	14-3-3protein epsilon, GN = Ywhae	98	2(2)	1(1)	2	48	3(1)	3(1)	3
GNAO_RAT	Guanine nucleotide-binding protein G(o)subunit alpha, GN = Gnao1	40	2(1)	2(1)	2	34	2(1)	2(1)	2
MDHC_RAT	Malate dehydrogenase, GN = Mdh1	70	3(2)	2(2)	3	54	2(1)	1(1)	2
TBA4A_RAT	Tubulin alpha-4A chain, GN = Tuba4a	428	30(11)	8(5)	2	906	34(20)	7(6)	1
UCHL1_RAT	Ubiquitin carboxyl-terminal hydrolase isozyme L1, GN = Uchl1	134	4(3)	3(2)	4	112	5(3)	4(3)	5
MYPR_RAT	Myelin proteolipid protein, GN = Plp1	130	3(2)	3(2)	3	215	12(6)	4(3)	12
SNP25_RAT	Synaptosomal-associated protein 25, GN = Snap25	84	4(2)	2(2)	4	76	2(2)	2(2)	2
CALM_RAT	Calmodulin, GN = Calm1	788	25(20)	4(3)	25	476	15(14)	4(3)	15
CISD1_RAT	CDGSH iron-sulfur domain-containing protein 1, GN = Cisd1	55	1(1)	1(1)	1	28	1(1)	1(1)	1
LDHA_RAT	L-lactate dehydrogenase A chain, GN = Ldha	72	2(1)	2(1)	1	21	1(0)	1(0)	1
HBA_RAT	Hemoglobin subunit alpha-1/2, GN = Hba1	108	3(2)	3(2)	3	74	4(3)	2(2)	4
QCR2_RAT	Cytochrome b-c1 complex subunit 2, GN = Uqcrc2	32	1(1)	1(1)	1	15	1(0)	1(0)	1
STX1B_RAT	Syntaxin-1B, GN = Stx1b	78	2(1)	2(1)	2	66	1(1)	1(1)	1
TBA1A_RAT	Tubulin alpha-1A chain, GN = Tuba1a	866	38(20)	8(7)	10	1284	43(27)	8(7)	10
PP2BA_RAT	Serine/threonine-protein phosphatase 2B catalytic subunit alpha isoform, GN = Ppp3ca	ND	ND	ND	ND	47	3(1)	3(1)	3
CYTC_RAT	Cystatin-C, GN = Cst3	ND	ND	ND	ND	66	1(1)	1(1)	1
EAA1_RAT	Excitatory amino acid transporter 1, GN = Slc1a3	ND	ND	ND	ND	15	1(0)	1(0)	1
S100B_RAT	Protein S100-B, GN = S100b	ND	ND	ND	ND	131	2(2)	1(1)	1
ARF1_RAT	ADP-ribosylation factor 1, GN = Arf1	ND	ND	ND	ND	36	1(1)	1(1)	1
CLD11_RAT	Claudin-11, GN = Cldn11	ND	ND	ND	ND	48	1(1)	1(1)	1
SEP11_RAT	Septin-11, GN = Sept11	ND	ND	ND	ND	21	1(0)	1(0)	1

登录号	羰基化蛋白质名称	SED-NOR				SED-PD			
		Score	Matches	Sequences	Unique	Score	Matches	Sequences	Unique
GDIR1_RAT	Rho GDP-dissociation inhibitor 1, GN = Arhgdia	ND	ND	ND	ND	16	1(0)	1(0)	1
MTPN_RAT	Myotrophin, GN = Mtpn	ND	ND	ND	ND	37	1(1)	1(1)	1
ACTG_RAT	Actin, GN = Actg1	1651	43(31)	6(5)	21	ND	ND	ND	ND
1433F_RAT	14-3-3protein eta, GN = Ywhah	75	2(1)	2(1)	2	ND	ND	ND	ND
GBB1_RAT	Guanine nucleotide-binding protein G(I)/G(S)/G(T) subunit beta-1, GN = Gnb1	44	2(1)	2(1)	2	ND	ND	ND	ND
TBB2B_RAT	Tubulin beta-2B chain, GN = Tubb2b	291	10(8)	9(8)	2	ND	ND	ND	ND
AATC_RAT	Aspartate aminotransferase, GN = Got1	24	1(1)	1(1)	1	ND	ND	ND	ND
CANB1_RAT	Calcineurin subunit B type 1, GN = Ppp3r1	25	1(1)	1(1)	1	ND	ND	ND	ND
CPLX2_RAT	Complexin-, GN = Cplx2	38	1(1)	1(1)	1	ND	ND	ND	ND
DHB4_RAT	Peroxisomal multifunctional enzyme type 2, GN = Hsd17b4	20	1(0)	1(0)	1	ND	ND	ND	ND
DREB_RAT	Drebrin, GN = Dbn1	62	2(2)	2(2)	2	ND	ND	ND	ND
HNRH1_RAT	Heterogeneous nuclear ribonucleo-protein H, GN = Hnrnph1	18	1(0)	1(0)	1	ND	ND	ND	ND
KPYR_RAT	Pyruvate kinase PKLR, GN = Pklr	35	1(1)	1(1)	1	ND	ND	ND	ND
QCR6_RAT	Cytochrome b-c1 complex subunit 6, GN = Uqcrh	62	1(1)	1(1)	1	ND	ND	ND	ND
TPM1_RAT	Tropomyosin alpha-1 chain, GN = Tpm1	26	1(1)	1(1)	1	ND	ND	ND	ND

二、运动干预 PD 模型大鼠纹状体的羰基化蛋白质组学

根据电喷雾四级杆飞行时间质谱（ESI－Q－TOF－MS）结果显示，预先规律有氧运动对 6－OHDA 致 PD 模型大鼠纹状体，即 SED－PD 与 EX－PD 都能找出氧化修饰位点的羰基化蛋白质有 23 个；SED-PD 特有能找出氧化修饰位点的羰基化蛋白质有 27 个，EX-PD 特有能找出氧化修饰位点的羰基化蛋白质有 34 个。另外，还有 37 个羰基化蛋白质 SED-PD 或 EX-PD 均未找到氧化修饰位点。所有能找到氧化修饰位点羰基化蛋白涵盖了 Madian 等（2010b，a）研究所表现的 28 种氧化修饰位点。

通过 GeneMANIA 预测服务器（GeneMANIA web app version 3.1.2.7）分析获得羰基化

蛋白质的信号通路的相关信息。排名在前 7 位分别为线粒体内膜（GO：0005743）、能量代谢（GO：0006091）、ATP 酶活性（GO：0016887）、突触传导调节（GO：0050804）、微管（GO：0005874）、黑质发育（GO：0021762）、酰胺结合（Amide binding, GO：0033218）等。

其中，SED-PD 与 EX-PD 都能鉴定的羰基化蛋白质有能量代谢相关酶 11 个、微管相关蛋白 3 个、热休克蛋白（HSP71 和 HSP90β）2 个，以及丝切蛋白 1、核内不均一糖蛋白 A2/B1、突触融合蛋白 1 等。SED-PD 特有基本还是 Ca²⁺/钙调素依赖的蛋白激酶 V（CaM kinase-like vesicle-associated protein, CaMKV）、HSP90α、细胞色素 C 氧化酶 - 2（Cox6c2）、兴奋性氨基酸转运体 2（Slc1a2）、钙网蛋白、应激蛋白 70（Stress-70 protein, Hspa9）、神经细胞粘着分子（Neural cell adhesion molecule 1, Ncam1）、转酮醇酶（Transketolase, Tkt）等，还有 Cam Ⅱ a、HSP60、Syn1、Map1 和 Map2 等一共 27 个，值得注意的是，仍然没有 1433 蛋白家族相关蛋白。

而 EX-PD 出现具有氧化修饰位点的羰基化蛋白质：1433 蛋白家族的 4 个 14-3-3protein beta/alpha（Ywhab）、epsilon（Ywhae）、theta（YwhaT）和 zeta/delta（YwhaZ），还有 SNP25、T-complex protein 1、Syn、神经调制蛋白 Gap 43、UCH-L1、发动蛋白 1（Dynamin-1，Dnm1）、G 蛋白/鸟嘌呤核苷酸结合蛋白〔Guanine nucleotide-binding protein G（I）/G（S）/G（T）subunit beta-2，Gnb2〕、谷胱甘肽 S - 转移酶 P 和 alpha-3、细胞色素 C 还原酶复合物 I（QCR1）、谷氨酰胺合成酶、过氧化物氧化还原酶 2 和微管相关蛋白等 34 个。

有意思的是，S100b、VDAC1、突出融合蛋白 - 1B（Stx1b）、脑酸溶性蛋白 1、β - 突触核蛋白（Beta-synuclein）、14 - 3 - 3 蛋白 Ywhag、钙调蛋白或钙调素（Calmodulin）、ATP 相关蛋白 5 等 37 个蛋白质未找到氧化修饰位点（表 7-5 至表 7-8）。

表 7-5　对照组与运动组中年帕金森模型大鼠手术侧纹状体羰基化蛋白质 1

登录号	羰基化蛋白质名称	SED-PD				EX-PD			
		Score	Matches	Sequences	Unique	Score	Matches	Sequences	Unique
ACON_RAT	Aconitate hydratase, GN = Aco2	102	4(2)	4(2)	4	31	6(1)	5(1)	6
ACTB_RAT	Actin, cytoplasmic 1, GN = Actb	991	46(27)	8(7)	31	762	22(18)	16(12)	12
ALDOA_RAT	Fructose-bisphosphate aldolase A, GN = Aldoa	39	10(2)	3(1)	4	51	6(2)	5(2)	6
AT1A1_RAT	Sodium/potassium-transporting AT-Pase subunit alpha-1 OS = Rattus norvegicus, GN = Atp1a1	258	6(4)	4(2)	3	234	9(4)	8(4)	9
AT1A2_RAT	Sodium/potassium-transporting AT-Pase subunit alpha-2, GN = Atp1a2	273	7(4)	5(2)	3	210	7(2)	6(2)	3
AT1A3_RAT	Sodium/potassium-transporting AT-Pase subunit alpha-3, GN = Atp1a3	360	10(5)	8(3)	5	245	12(4)	11(4)	6
CN37_RAT	2′, 3′-cyclic-nucleotide 3′-phosphodiesterase OS = Rattus norvegicus GN = Cnp PE = 1 SV = 2	147	8(5)	6(4)	8	467	17(12)	12(7)	17

续表

登录号	羰基化蛋白质名称	SED-PD				EX-PD			
		Score	Matches	Sequences	Unique	Score	Matches	Sequences	Unique
DPYL2_RAT	Dihydropyrimidinase-related protein 2，GN = Dpysl2	392	16(11)	8(6)	16	441	17(15)	13(11)	15
ENOA_RAT	Alpha-enolase，GN = Eno1	116	3(2)	2(2)	1	169	7(3)	5(3)	5
ENOG_RAT	Gamma-enolase，GN = Eno2	147	7(5)	5(5)	5	321	8(6)	8(6)	6
G3P_RAT	Glyceraldehyde-3-phosphate dehydrogenase，GN = Gapdh	448	11(8)	4(3)	11	461	15(9)	9(6)	15
HSP7C_RAT	Heat shock cognate 71 kDa protein，s GN = Hspa8	155	11(5)	7(4)	11	165	7(5)	6(4)	7
KCRB_RAT	Creatine kinase B-type，GN = Ckb	471	17(12)	9(8)	17	649	25(16)	14(11)	23
KPYM_RAT	Pyruvate kinase PKM，GN = Pkm	28	3(1)	3(1)	3	293	8(7)	7(6)	8
MAP6_RAT	Microtubule-associated protein 6，GN = Map6	95	13(3)	9(2)	13	67	11(1)	10(1)	11
TBB2A_RAT	Tubulin beta-2A chain，GN = Tubb2a	427	30(13)	10(7)	8	786	27(19)	13(11)	5
TBB4B_RAT	Tubulin beta-4B chain，GN = Tubb4b	260	34(10)	12(6)	13	733	26(19)	13(12)	3
TBB5_RAT	Tubulin beta-5 chain，GN = Tubb5	391	25(11)	11(7)	5	807	32(21)	14(12)	5
TPIS_RAT	Triosephosphate isomerase，GN = Tpi1	84	7(2)	4(1)	7	21	3(0)	3(0)	3
HS90B_RAT	Heat shock protein HSP 90-beta，GN = Hsp90ab1	43	4(2)	3(2)	3	24	1(0)	1(0)	1
ROA2_RAT	Heterogeneous nuclear ribonucleoproteins A2/B1，GN = Hnrnpa2b1	154	3(1)	3(1)	3	92	6(2)	5(2)	6
COF1_RAT	Cofilin-1，GN = Cfl1	345	15(7)	7(3)	15	250	7(7)	5(5)	7
STXB1_RAT	Syntaxin-binding protein 1，GN = Stxbp1	54	8(3)	7(3)	8	117	11(4)	10(4)	11

注：GN 为基因名称，MS 为蛋白质质量，Score 为得分，Matches 为蛋白质匹配值，Sequences 为蛋白质匹配序列，Unique 为蛋白质特有序列，其中阴影部分为找到氧化修饰位点的羰基化蛋白，下同。

表7-6 对照组与运动组中年帕金森模型大鼠手术侧纹状体羰基化蛋白质 2

登录号	羰基化蛋白质名称	SED-PD				EX-PD			
		Score	Matches	Sequences	Unique	Score	Matches	Sequences	Unique
TBA1B_RAT	Tubulin alpha-1B chain，GN = Tuba1b	1216	44(20)	9(5)	11	1158	24(22)	15(14)	
CX6C2_RAT	Cytochrome c oxidase subunit 6C-2，GN = Cox6c2	15	2(0)	2(0)	2	35	1(1)	1(1)	1

续表

登录号	羰基化蛋白质名称	SED-PD				EX-PD			
		Score	Matches	Sequences	Unique	Score	Matches	Sequences	Unique
EAA2_RAT	Excitatory amino acid transporter 2,GN = Slc1a2	54	2(1)	2(1)	2	77	3(1)	3(1)	3
ATPB_RAT	ATP synthase subunit beta,GN = Atp5b	255	13(9)	8(5)	13	706	18(18)	13(13)	18
GDIA_RAT	Rab GDP dissociation inhibitor alpha,GN = Gdi1	50	3(1)	2(1)	3	27	1(1)	1(1)	1
LDHB_RAT	L-lactate dehydrogenase B chain, GN = Ldhb	19	2(0)	2(0)	2	22	2(1)	2(1)	2
SUCA_RAT	Succinyl-CoA ligase〔ADP/GDP-forming〕subunit alpha,GN = Suclg1	40	2(1)	1(1)	2	17	2(0)	2(0)	2
CaMKV_RAT	CaM kinase-like vesicle-associated protein,GN = CaMKV	24	2(1)	2(1)	2	ND	ND	ND	ND
CATD_RAT	Cathepsin D,GN = Ctsd	43	4(1)	3(1)	4	ND	ND	ND	ND
AT2B1_RAT	Plasma membrane calcium-transporting ATPase 1,GN = Atp2b1	16	5(0)	5(0)	5	ND	ND	ND	ND
NCAM1_RAT	Neural cell adhesion molecule 1, GN = Ncam1	21	3(0)	3(0)	3	ND	ND	ND	ND
RSSA_RAT	40S ribosomal protein SA,GN = Rpsa	21	1(1)	1(1)	1	ND	ND	ND	ND
TKT_RAT	Transketolase,GN = Tkt	21	2(0)	2(0)	2	ND	ND	ND	ND
CH60_RAT	60 kDa heat shock protein,GN = Hspd1	108	1(1)	1(1)	1	ND	ND	ND	ND
MTAP2_RAT	Microtubule-associated protein 2, GN = Map2	49	10(1)	7(1)	10	ND	ND	ND	ND
MAP1B_RAT	Microtubule-associated protein 1B, GN = Map1b	51	6(1)	6(1)	6	ND	ND	ND	ND
SYN1_RAT	Synapsin-1,GN = Syn1	55	7(1)	5(1)	7	ND	ND	ND	ND
VAMP2_RAT	Vesicle-associated membrane protein 2,GN = Vamp2	137	3(2)	3(2)	3	ND	ND	ND	ND
ACTA_RAT	Actin,aortic smooth muscle,GN = Acta2	440	20(10)	4(3)	10	ND	ND	ND	ND
KCC2A_RAT	Calcium/calmodulin-dependent protein kinase type Ⅱ subunit alpha,GN = Camk2a	62	3(2)	3(2)	3	ND	ND	ND	ND

续表

登录号	羰基化蛋白质名称	SED-PD				EX-PD			
		Score	Matches	Sequences	Unique	Score	Matches	Sequences	Unique
ACTN1_RAT	Alpha-actinin-1，GN = Actn1	63	3(1)	3(1)	3	ND	ND	ND	ND
HXK1_RAT	Hexokinase-1，GN = Hk1	32	2(1)	2(1)	2	ND	ND	ND	ND
CALR_RAT	Calreticulin，GN = Calr	19	3(0)	2(0)	3	ND	ND	ND	ND
GRP75_RAT	Stress-70 protein，GN = Hspa9	16	3(0)	3(0)	3	ND	ND	ND	ND
HS90A_RAT	Heat shock protein HSP 90-alpha，GN = Hsp90aa1	40	4(1)	4(1)	3	ND	ND	ND	ND
PGAM1_RAT	Phosphoglycerate mutase 1，GN = Pgam1	24	2(1)	2(1)	2	ND	ND	ND	ND
PPR1B_RAT	Protein phosphatase 1 regulatory subunit 1B，GN = Ppp1r1b	104	4(3)	3(2)	4	ND	ND	ND	ND

表7-7 对照组与运动组中年帕金森模型大鼠手术侧纹状体羰基化蛋白质3

登录号	羰基化蛋白质名称	SED-PD				EX-PD			
		Score	Matches	Sequences	Unique	Score	Matches	Sequences	Unique
1433Z_RAT	14-3-3protein zeta/delta， GN = Ywhaz	142	3(3)	2(2)	3	264	15(7)	5(3)	11
ENOB_RAT	Beta-enolase，GN = Eno3	116	3(2)	2(2)	1	165	5(3)	5(3)	3
MBP_RAT	Myelin basic protein，GN = Mbp	283	25(10)	4(3)	25	387	14(12)	6(5)	14
PRDX2_RAT	Peroxiredoxin-2，GN = Prdx2	21	2(0)	1(0)	2	44	2(1)	1(1)	2
SYN2_RAT	Synapsin-2，GN = Syn2	45	1(1)	1(1)	1	37	5(1)	4(1)	5
TBB3_RAT	Tubulin beta-3 chain，GN = Tubb3	288	17(7)	7(4)	1	516	22(11)	14(9)	8
1433E_RAT	14-3-3protein epsilo，GN = Ywhae	48	3(1)	3(1)	3	200	8(6)	4(3)	8
GNAO_RAT	Guanine nucleotide-binding protein G(o) subunit alpha，GN = Gnao1	34	2(1)	2(1)	2	79	5(3)	3(2)	5
MDHC_RAT	Malate dehydrogenase，GN = Mdh1	54	2(1)	1(1)	2	68	5(3)	5(3)	5
TBA4A_RAT	Tubulin alpha-4A chain，GN = Tuba4a	906	34(20)	7(6)	1	937	21(18)	15(13)	4
UCHL1_RAT	Ubiquitin carboxyl-terminal hydrolase isozyme L1，GN = Uchl1	112	5(3)	4(3)	5	146	8(4)	7(4)	8
PP2BA_RAT	Serine/threonine-protein phosphatase 2B catalytic subunit alpha isoform，GN = Ppp3ca	47	3(1)	3(1)	3	19	6(1)	6(1)	6
MYPR_RAT	Myelin proteolipid protein， GN = Plp1	215	12(6)	4(3)	12	216	10(7)	5(5)	10
SNP25_RAT	Synaptosomal-associated protein 25，GN = Snap25	76	2(2)	2(2)	2	48	3(2)	3(2)	3

续表

登录号	羰基化蛋白质名称	SED-PD				EX-PD			
		Score	Matches	Sequences	Unique	Score	Matches	Sequences	Unique
CYTC_RAT	Cystatin-C，GN = Cst3	66	1(1)	1(1)	1	42	2(1)	2(1)	2
NEUM_RAT	Neuromodulin，GN = Gap43	100	3(2)	2(1)	3	53	3(1)	3(1)	3
AATM_RAT	Aspartate aminotransferase，GN = Got2	ND	ND	ND	ND	67	4(1)	4(1)	4
PPIA_RAT	Peptidyl-prolyl cis-trans isomerase A，GN = Ppia	ND	ND	ND	ND	107	4(2)	4(2)	4
1433B_RAT	14-3-3protein beta/alpha，GN = Ywhab	ND	ND	ND	ND	91	9(3)	5(2)	5
PGK1_RAT	Phosphoglycerate kinase 1，GN = Pgk1	ND	ND	ND	ND	20	3(0)	3(0)	3
QCR1_RAT	Cytochrome b-c1 complex subunit 1，GN = Uqcrc1	ND	ND	ND	ND	45	4(1)	4(1)	4
SYPH_RAT	Synaptophysin，GN = Syp	ND	ND	ND	ND	21	3(0)	3(0)	3
ACTC_RAT	Actin, alpha cardiac muscle 1，GN = Actc1	ND	ND	ND	ND	392	14(10)	11(7)	6
GLNA_RAT	Glutamine synthetase，GN = Glul	ND	ND	ND	ND	88	5(1)	4(1)	5
GSTP1_RAT	Glutathione S-transferase P，GN = Gstp1	ND	ND	ND	ND	49	3(2)	3(2)	3
ODP2_RAT	Dihydrolipoyllysine-residue acetyl-transferase component of pyruvate dehydrogenase complex，GN = Dlat	ND	ND	ND	ND	26	2(1)	2(1)	2
VATE1_RAT	V-type proton ATPase subunit E 1，GN = Atp6v1e1	ND	ND	ND	ND	27	3(0)	3(0)	3
CLH1_RAT	Clathrin heavy chain 1，GN = Cltc	ND	ND	ND	ND	32	9(1)	9(1)	9
DYN1_RAT	Dynamin-1，GN = Dnm1	ND	ND	ND	ND	28	6(1)	5(1)	6
GBB2_RAT	Guanine nucleotide-binding protein G(I)/G(S)/G(T) subunit beta-2，GN = Gnb2	ND	ND	ND	ND	35	6(1)	5(1)	6
GSTA3_RAT	Glutathione S-transferase alpha-3，GN = Gsta3	ND	ND	ND	ND	23	2(1)	2(1)	2
TCPE_RAT	T-complex protein 1 subunit epsilon，GN = Cct5	ND	ND	ND	ND	27	2(1)	2(1)	2
1433T_RAT	14-3-3protein theta，GN = Ywhaq	ND	ND	ND	ND	53	5(1)	2(1)	2
KCRU_RAT	Creatine kinase U-type，GN = Ck-mt1	ND	ND	ND	ND	31	6(1)	5(1)	4

表7-8 对照组与运动组中年帕金森模型大鼠手术侧纹状体未见氧化修饰的羰基化蛋白质

登录号	羰基化蛋白质名称	SED-PD				EX-PD			
		Score	Matches	Sequences	Unique	Score	Matches	Sequences	Unique
CALM_RAT	Calmodulin, GN = Calm1	476	15(14)	4(3)	15	234	7(4)	5(3)	7
CISD1_RAT	CDGSH iron-sulfur domain-containing protein 1, GN = Cisd1	28	1(1)	1(1)	1	45	2(1)	1(1)	2
LDHA_RAT	L-lactate dehydrogenase A chai, GN = Ldha	21	1(0)	1(0)	1	17	2(0)	2(0)	2
EAA1_RAT	Excitatory amino acid transporter 1, GN = Slc1a3	15	1(0)	1(0)	1	29	1(1)	1(1)	1
S100B_RAT	Protein S100-B, GN = S100b	131	2(2)	1(1)	1	189	5(5)	3(3)	5
TBA1A_RAT	Tubulin alpha-1A chain, GN = Tuba1a	1284	43(27)	8(7)	10	1120	23(21)	14(13)	8
GPM6A_RAT	Neuronal membrane glycoprotein M6-a, GN = Gpm6a	14	1(0)	1(0)	1	50	1(1)	1(1)	1
1433G_RAT	14-3-3protein gamma, GN = Ywhag	92	1(1)	1(1)	1	216	10(5)	4(3)	7
ATPA_RAT	ATP synthase subunit alpha, GN = Atp5a1	128	4(3)	3(3)	4	410	14(10)	12(8)	14
BASP1_RAT	Brain acid soluble protein 1, GN = Basp1	158	4(4)	3(3)	4	148	3(3)	3(3)	3
ALDOC_RAT	Fructose-bisphosphate aldolase C, GN = Aldoc	39	7(2)	2(1)	1	ND	ND	ND	ND
DLDH_RAT	Dihydrolipoyl dehydrogenase, GN = Dld	68	1(1)	1(1)	1	ND	ND	ND	ND
MARCS_RAT	Myristoylated alanine-rich C-kinase substrate, GN = Marcks	24	1(1)	1(1)	1	ND	ND	ND	ND
PEBP1_RAT	Phosphatidylethanolamine-binding protein 1, GN = Pebp1	32	2(1)	1(1)	1	ND	ND	ND	ND
AT1B1_RAT	Sodium/potassium-transporting ATPase subunit beta-1, GN = Atp1b1	66	2(1)	2(1)	2	ND	ND	ND	ND
ARF1_RAT	ADP-ribosylation factor 1, GN = Arf1	36	1(1)	1(1)	1	ND	ND	ND	ND
CLD11_RAT	Claudin-11, GN = Cldn11	48	1(1)	1(1)	1	ND	ND	ND	ND
SEP11_RAT	Septin-11, GN = Sept11	21	1(0)	1(0)	1	ND	ND	ND	ND
QCR2_RAT	Cytochrome b-c1 complex subunit 2, GN = Uqcrc2	15	1(0)	1(0)	1	ND	ND	ND	ND
STX1B_RAT	Syntaxin-1B, GN = Stx1b	66	1(1)	1(1)	1	ND	ND	ND	ND
GDIR1_RAT	Rho GDP-dissociation inhibitor 1, GN = Arhgdia	16	1(0)	1(0)	1	ND	ND	ND	ND

续表

登录号	羰基化蛋白质名称	SED-PD				EX-PD			
		Score	Matches	Sequences	Unique	Score	Matches	Sequences	Unique
MTPN_RAT	Myotrophin, GN = Mtpn	37	1(1)	1(1)	1	ND	ND	ND	ND
ADT1_RAT	ADP/ATP translocase 1 OS = Rattus norvegicus GN = Slc25a4 PE = 1 SV = 3	ND	ND	ND	ND	18	2(0)	1(0)	2
ODPB_RAT	Pyruvate dehydrogenase E1 component subunit beta, GN = Pdhb	ND	ND	ND	ND	61	4(2)	4(2)	4
MDHM_RAT	Malate dehydrogenase, GN = Mdh2	ND	ND	ND	ND	78	3(1)	2(1)	3
VDAC1_RAT	Voltage-dependent anion-selective channel protein 1, GN = Vdac1	ND	ND	ND	ND	87	3(2)	3(2)	3
CISY_RAT	Citrate synthase, GN = Cs	ND	ND	ND	ND	84	2(2)	1(1)	2
DHPR_RAT	Dihydropteridine reductase, GN = Qdpr	ND	ND	ND	ND	25	1(1)	1(1)	1
SODC_RAT	Superoxide dismutase [Cu-Zn], GN = Sod1	ND	ND	ND	ND	70	2(1)	2(1)	2
USMG5_RAT	Up-regulated during skeletal muscle growth protein 5, GN = Usmg5	ND	ND	ND	ND	124	1(1)	1(1)	1
ATP5L_RAT	ATP synthase subunit g, GN = Atp5l	ND	ND	ND	ND	15	1(0)	1(0)	1
ATPG_RAT	ATP synthase subunit gamma, GN = Atp5c1	ND	ND	ND	ND	33	2(2)	1(1)	2
DYL2_RAT	Dynein light chain 2, GN = Dynll2	ND	ND	ND	ND	21	1(0)	1(0)	1
CP2U1_RAT	Cytochrome P450 2U1, GN = Cyp2u1	ND	ND	ND	ND	21	1(0)	1(0)	1
CYC_RAT	Cytochrome c, GN = Cycs	ND	ND	ND	ND	57	1(1)	1(1)	1
SAP_RAT	Sulfated glycoprotein 1, GN = Psap	ND	ND	ND	ND	71	1(1)	1(1)	1
SYUB_RAT	Beta-synuclein, GN = Sncb	ND	ND	ND	ND	26	2(1)	2(1)	2

第四节　讨　论

本实验根据 ESI – Q – TOF – MS 结果显示，6 – OHDA 致 PD 模型大鼠纹状体 SED-PD 找出氧化修饰位点的羰基化蛋白质 50 个，占 56.82%；SED-NOR 找出氧化修饰位点的羰基化蛋白质 59 个，占 61.46%。所有能找到氧化修饰位点羰基化蛋白质涵盖了 Madian 等（2010b，a）研究所表现的 28 种氧化修饰位点。与第三章的结果相比，Y-SED 找出氧化修饰位点的羰基化蛋白质 78 个，占 69.65%；M-SED 找出氧化修饰位点的羰基化蛋白质 52

个，占 76.47%；O-SED 找出氧化修饰位点的羰基化蛋白质 69 个，占 72.63%。中年正常大鼠和帕金森病变的羰基化蛋白质数量相当。在衰老和氧化应激过程中，蛋白质羰基化程度的升高并非是随机的，而是具有一定选择性的，往往有些蛋白质比较容易羰基化，而有些却不易羰基化；而且，即使是取自不同动物的某些相同的特定蛋白质，它们的羰基化程度也会随动物的种属不同而不同（Jana et al.，2002）。例如，在小鼠血浆蛋白中，其羰基化修饰程度会随增龄而增加的只有两种，即白蛋白和转铁蛋白；而在大鼠血浆中，只有白蛋白和 α1 – 巨球蛋白的羰基化修饰程度会发生明显的随增龄增加。人脑内的铜锌超氧化物歧化酶（SOD1）是在 AD 患者和 PD 患者中最容易受到氧化损伤攻击的蛋白质，然而，人脑 SOD1 的 4 种亚型中，只有一种亚型发生了严重的羰基化修饰（Choi et al.，2005）。本实验帕金森大鼠纹状体检测到了羰基化蛋白质 SOD1，但是没有找到氧化修饰位点。

本实验结果显示 SED-NOR 与 SED-PD 都出现的很容易氧化修饰的羰基化蛋白质有能量代谢相关蛋白和微管蛋白家族等，但没有 1433 蛋白家族。通过 GeneMANIA 预测服务器分析，安静组帕金森大鼠纹状体获得羰基化蛋白质的信号通路的相关信息涉及线粒体内膜、能量代谢、黑质发育、突触传导调节、单价阳离子转运、微管、肌动蛋白细胞骨架等相关调节蛋白。SED-PD 特异的羰基化蛋白质有 Ca^{2+}/钙调素依赖的蛋白激酶 V（CaMKV）、丝切蛋白 1、HSP90α、HSP90β、核内不均一糖蛋白 A2/B1（Hnrnpa2b1）、细胞色素 C 氧化酶 – 2、兴奋性氨基酸转运体 – 2、钙网蛋白、应激蛋白 – 70、神经细胞粘着分子、转酮醇酶等 21 个，值得注意的是，也没有 1433 蛋白家族相关蛋白质。国内胡林森教授分别指导宫萍、徐卉和王丹萍等一脉相承的对 6 – OHDA 致使的帕金森的蛋白质组学进行了研究。宫萍（2006）利用荧光差异凝胶电泳（DIGE）和质谱（MS）技术，对 6 – OHDA 模型纹状体的蛋白质组进行了分离、比对和鉴定研究，结果发现表达显著上调的蛋白有 4 个，分别为 UCH-L1、Peroxiredoxin II（Prx II）、谷氨酰胺合成酶（GS）和 HSP90β；表达显著下调的蛋白有 2 个，分别为线粒体顺乌头酸酶（ACO2）和甘油醛 – 3 – 磷酸脱氢酶（GAPDH）。他的结果显示 6 – OHDA 毒性诱导下的纹状体，UCH-L1 表达水平增高，有利于多巴胺能神经元对异常蛋白质的清除。王丹萍（2010）的研究结果显示表明 6 – OHDA 能够诱导 SH-SY5Y 细胞凋亡、自噬活化、促进自噬体形成最终导致细胞死亡。质谱鉴定出差异蛋白有 9 个，表达显著上调的为 CCT2、annexinA5、Enol protein、vimentin、glyoxalase、Prx6、14 – 3 – 3protein。表达下调的差异蛋白为 Hsp90β、Ndufs8。有意思的是，本实验发现 14 – 3 – 3 家族蛋白 Ywhae 和 Ywhah，UCH-L1，Snap25，钙调蛋白或钙调素（CaM），突出融合蛋白 – 1B，半胱氨酸蛋白酶抑制剂 C，S100b，G 蛋白、过氧化物酶病多功能酶 2 型和大脑发育调节蛋白等 37 个蛋白质未找到氧化修饰位点。说明除了蛋白质羰基化程度的升高并非是随机的，而是具有一定的选择性之外，确实并不是所有羰基化修饰的蛋白质都能被清除，只有轻微的逐渐氧化羰基化的蛋白质才能被蛋白酶体降解，而过度氧化和交联的蛋白质却会具有抗蛋白质水解的抗性，如 AD 中老年斑的重要组分 HNE – 淀粉样 β – 肽交联物能够抑制蛋白酶体的活性。HNE 导致蛋白质更新能力和蛋白酶体活性的下降，更有可能是 HNE 与蛋白质形成加合物；通过对 PD 和 ALS 患者进行研究后发现，的确存在有 HNE 蛋白质加合物的堆积；而且在氧化应激过程中，HNE 和 HNE 修饰的蛋白质都能与 20S 蛋白酶体结合，从而损害蛋白酶体的功能（Bruce-Keller et al.，1998）。

根据 ESI – Q – TOF – MS 结果显示，预先规律有氧运动对 6 – OHDA 致 PD 模型大鼠纹状体即 SED-PD 与 EX-PD 都能找出氧化修饰位点的羰基化蛋白质有 23 个，与第三章相比，正常中年大鼠 M-SED 和 M-EX 纹状体都能找出氧化修饰位点的羰基化蛋白质有 36 个；但是 SED-PD 特有能找出氧化修饰位点的羰基化蛋白质有 27 个，EX-PD 有 34 个，几乎是第三章相应正常大鼠的近 2 倍。37 个羰基化蛋白质在 SED-PD 或 EX-PD 均未找到氧化修饰位点，与第三章相应正常大鼠羰基化蛋白质的数量相当。与预先实施规律有氧运动获得羰基化蛋白质的信号通路相关信息明显不同的是，ATP 酶活性和酰胺结合两个方面。SED-PD 特有基本还是 CaMKV、HSP90α、细胞色素 C 氧化酶 – 2、兴奋性氨基酸转运体 2、钙网蛋白、应激蛋白 70、Ncam1、转酮醇酶等，还有 CaMKⅡα、HSP60、Syn1、Map1 和 Map2 等一共 27 个蛋白，值得注意的是仍然没有 1433 蛋白家族相关蛋白。而 EX-PD 出现具有氧化修饰位点的羰基化蛋白：1433 蛋白家族的 4 个 14 – 3 – 3protein beta/alpha（Ywhab）、epsilon（Ywhae）、theta（YwhaT）和 zeta/delta（YwhaZ）。14 – 3 – 3 蛋白能够抑制酪氨酸羟化酶去磷酸化，提高并延长酪氨酸羟化酶的活性，增加多巴胺的产生（Toska et al.，2002；Rabek et al.，2003）。14 – 3 – 3 蛋白参与了许多重要的细胞生物学过程，如信号转导、细胞周期控制、酶的活性、应激反应和凋亡等的调节（Berg et al.，2003）。EX-PD 还有 SNP25、Syn、神经调制蛋白 Gap43、UCH-L1、谷胱甘肽 S – 转移酶 P 和 alpha-3、细胞色素 C 还原酶复合物 I、谷氨酰胺合成酶、过氧化物氧化还原酶 2 和微管相关蛋白等 34 个。表明钙网蛋白、CaMKⅡα 和 CaMKV 信号通路蛋白发生羰基化，以及 Syn1、Map1 和 Map2 的蛋白发生羰基化对帕金森病的发生发展具有重要的作用。而规律有氧运动促进了 SNP25、Syn、神经调制蛋白 Gap43、UCH-L1 和谷胱甘肽 S – 转移酶等抗逆羰基应激的作用。

第五节　本章小结

中年大鼠正常和帕金森病变的羰基化蛋白质的数量相当，表明在神经退行老化和病变过程中，蛋白质羰基化程度的升高并非随机。

帕金森大鼠纹状体获得羰基化蛋白质的信号通路相关信息涉及线粒体内膜、能量代谢、黑质发育、突触传导调节、单价阳离子转运、微管、肌动蛋白细胞骨架等相关调节蛋白。鉴定出在纹状体正常帕金森病变过程中具有重要作用的羰基化蛋白，如 CaMKV、丝切蛋白 1、HSP90α、HSP90β、核内不均一糖蛋白 A2/B、细胞色素 C 氧化酶 – 2、兴奋性氨基酸转运体 2、钙网蛋白、应激蛋白 70、神经细胞粘着分子、转酮醇酶等 21 个，值得注意的是，没有 1433 蛋白家族相关蛋白。

规律有氧运动对 ATP 酶活性和酰胺结合相关信号转导的蛋白质羰基化有一定的影响，改善了与老化及退行性疾病有关的 CaMKⅡα、HSP60、Syn1、Map1 和 Map2 蛋白的羰基化。运动诱导了 1433 蛋白家族相关蛋白、神经调制蛋白、UCH-L1、谷氨酰胺合成酶、谷胱甘肽 S – 转移酶等通过自身结合羰基而起抗逆羰基应激作用。

第八章 纹状体帕金森病变与运动干预的 miRNAs 基因表达谱研究

第一节 概 述

现今已发现的 miRNA，在约 70% 哺乳类动物的脑组织中有表达，如脑组织所特有的 miRNA（miRNA-124a、miRNA-128、miRNA-101 等）。脑组织富含的 miRNA（如 miRNA-125b）在神经系统的不同生理过程、不同信号传导通路的基因表达调控，如神经系统发生和发育、神经干细胞分化、细胞凋亡等过程中发挥重要作用（Gao，2008）。miRNA 的总体性缺失可能与衰老相关，而且可能增加老年人发生帕金森病和阿尔茨海默病的概率。miR-NAs 具有促进细胞凋亡的作用，这已在前期研究文献中有报道。例如，Wang 等（2009）研究报道，miR-34a 在神经元的发育和衰老机制中，可以通过抑制 Bcl-2 引起神经元的凋亡；且在阿尔茨海默病患者中，miR-34a 具有表达上调改变，并与神经元凋亡密切相关。

除此之外，miRNA 还可能通过一些特异性的分子机制参与疾病的发生，尤其是编码蛋白的 mRNA（如编码 α-synuclein 或 APP 的 mRNA）的 3′UTR 序列更值得研究。α-synuclein 或 APP 与帕金森病或阿尔茨海默病之间具有剂量效应（Dosage effect），当脑组织中这两种蛋白的含量达到一定程度时，就可以诱导帕金森病或阿尔茨海默病，因此，对这两种蛋表达的调节至关重要，如果对它们的调节（包括 miRNAs 对它们的调节）发生异常就有可能导致疾病的发生（王晓映，2009）。图雷特（Tourette）综合征是一种神经系统疾病，它的发生就是由于编码神经元蛋白 Slit 和 SLITRK1 的 mRNA 在 3′UTR 区域发生变异，导致其不能与 mir-189 结合而造成的。Bosch Marce 等（2007）研究表明帕金森病患者中脑 miR-133 水平较正常对照明显降低。Dostie 等（2003）研究显示 miR-175 被指出与帕金森病早期临床表现有关。Nelson 等（2008）研究发现 miRNA-25 下调阿尔兹海默病患者大脑中的突触蛋白，与活化氧自由基（ROS）发生协同作用。

然而，目前尚未有一项关于规律有氧运动组的 PD 动物与习惯久坐的对照组 PD 动物之间进行比较的 miRNA 研究（通过 miRNA 芯片技术研究）。文献资料显示，需要进行此类研究以识别 miRNA 是否可以用作神经元功能衰退的生物标记，以及规律有氧运动是否可以更大程度地减轻神经变性。本章的实验目的是寻找在相关途径中调节 mRNA 的更直接的证据，从而确定调节关键可解释的运动适应性作用机制的基因生物学功能。

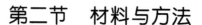

第二节　材料与方法

一、实验对象与分组

同第六章。取健康雄性 SD 大鼠 13 月龄 40 只。按体重随机分为帕金森对照组（Sedentary control Parkinson's disease group，SED-PD，$n = 18$）、有氧运动帕金森实验组（Aerobic exercise Parkinson's disease group，EX-PD，$n = 22$），以正常侧与手术侧相互对照比较，最终组别分别为帕金森对照组正常侧（Unilateral normal in sedentary control Parkinson's disease group，SED-NOR）和帕金森对照组手术侧（Unilateral Parkinsonism in sedentary control Parkinson's disease group，SED-NOR、SED-PD）、有氧运动帕金森实验组正常侧（Unilateral normal in aerobic exercise Parkinson's disease group，SED-NOR、EX-NOR）和有氧运动帕金森实验组手术侧（Unilateral Parkinsonism in aerobic exercise Parkinson's disease group，SED-NOR、EX-PD）。

二、预先规律有氧运动模型

同第六章。参考 Tuon 等实验方案和本书第二章规律有氧运动模型运动方案：运动强度相当于 ν_{O_2max} 50% ~ 55% 逐渐递增到 65% ~ 70%，采用 PT 动物电动跑台，坡度 0°，实验动物运动时间为期 8 周。

三、6 – OHDA 致使大鼠帕金森模型

同第六章。参照大鼠脑立体定位图谱，确定右侧纹状体双坐标：前囟前 1 mm，中线右侧 3.0 mm，硬膜下（脑颅骨下）7.0 mm；前囟后 0.2 mm，中线右侧 2.6 mm，硬膜下 6.0 mm。将 5.0 μL 6 – OHDA（4.0 μg/μL）分别注入上述 2 个靶点。帕金森模型大鼠的行为鉴定：采用阿朴吗啡盐酸盐按 0.50 mg/kg 腹腔注射以诱导其向健侧旋转，记录大鼠向健侧旋转次数。

四、实验取材与样本制备

（一）升主动脉灌注
灌注的具体方法与步骤同第二章。采用 4 ℃ 的 PBS 在取材前对大鼠进行灌注。
（二）纹状体的取材
同第二章。参照大鼠脑立体定位图谱，取出大鼠大脑两侧的纹状体、海马、脑前额叶和脑皮层等组织。组织取材后速冻后置于 – 80 ℃ 冰箱保存，速冻法同前第二章。

五、miRNA 基因芯片

本实验采用丹麦 Exiqon 公司研发的第 7 代产品 miRNA 表达谱芯片 miRCURY™ LNA Array（v. 18.0），包含 3100 个微探针，覆盖人类、小鼠和大鼠及各种病毒等所有已发现的所

有 miRNAs，另外，还包含 25 miRPlus™ human miRNAs。miRNA 芯片的具体操作步骤同第四章。基因芯片技术由中国上海康成生物工程有限公司提供服务。提取 miRNA、总 RNA 的提取和 RNA 的质量检测同第四章。

所提取的 RNA 经甲醛变性胶电泳检测完整性。由图 8-1 可以看出，RNA 样品电泳均呈现完整清晰的 28S、18S 和 5S 3 条带，28S∶18S 条带亮度均大于或接近 1∶1，说明 RNA 样品完整性好，无明显降解，质量符合 miRNA 芯片实验要求。采用紫外分光光度计测试 RNA 溶液 A260 和 A280 吸光度 OD 值，A260/A280 的比值范围在 1.8～2.1，表明 RNA 溶液可用于下一步实验。

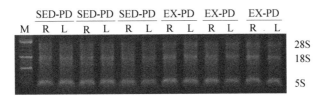

图 8-1　PD 模型大鼠样本抽提 RNA 的电泳情况

总 RNA 的再纯化和浓缩、RNA 反转录和扩增、cDNA 产物的纯化、凝胶电泳、miRNA 纯化产物的再纯化、标记 miRNA、miRNA 芯片杂交、miRNA 芯片的扫描与数据分析、miR-NA 生物信息学分析：靶点预测和其功能分析等，同第四章。

六、qRT-PCR 验证 *rno - miR - 3557 - 3p* 和 *rno - miR - 324 - 5p* 的表达

（一）qRT-PCR 引物

miRNA 的提取、qRT-PCR 技术同第四章。

qRT-PCR 检测 miRNA 的引物（表 8-1）。

表 8-1　qRT-PCR miRNA 引物设计

序号	基因名称	引物 Sequence（5′—3′）
1	*rno - miR - 324 - 5p*	GeneCopoeia，Inc，USA Catalog#：RmiRQP0412
2	*rno - miR - 3557 - 3p*	GeneCopoeia，Inc，USA Catalog#：RmiRQP1817
3	*miRNA* 内参引物	GeneCopoeia，Inc，USA Catalog#：RmiRQP9003

（二）目的基因 miRNA 的相对定量

反应结束后，确认 β-actin 的实时荧光定量 PCR 扩增曲线和溶解曲线（图8-2），记录各个基因 mRNA 的 Ct 值，Ct 值为 PCR 扩增过程中扩增产物的荧光信号达到设定的阈值时所经过的扩增循环次数，每个反应内的荧光信号达到设定的阈值时所用的循环数，每个样品的 Ct 值与该样品的起始拷贝的对数存在线性关系。以 β-actin 为内参，采用 $2^{-\Delta\Delta Ct}$ 法，对目的基因 mRNA 表达进行相对定量。

$$目的基因 mRNA 相对定量 = 2^{-\Delta\Delta Ct}$$

$$\Delta\Delta Ct = （Ct_{目的基因} - Ct_{内参基因}）_{待测样本} - （Ct_{目的基因} - Ct_{内参基因}）_{对照}$$

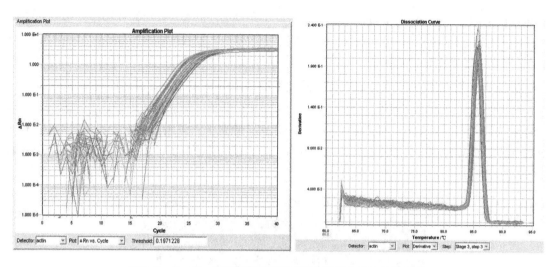

图 8-2　β-actin 的实时荧光定量 PCR 扩增曲线和溶解曲线

七、统计学分析

所有数据均用 SPSS 16.0 统计学软件进行处理。所有数据均采用平均值 ± 标准差（$\bar{X} \pm$ S）表示；各组间显著性差异采用方差分析；本实验在满足方差齐性条件下，使用 LSD 法和 SNK 法进行多重比较；显著性水平为 $\alpha = 0.05$，即 $P < 0.05$ 具有统计学意义。

第三节　结　果

一、芯片扫描图

从芯片扫描图看出，图像清晰，无背景信号，无图像缺失，无划痕，信号点规则，大小均一，无拖尾，边缘清晰杂交信号均一，表明芯片杂交反应成功（图 8-3）。

二、组间相关矩阵与散点分析

从相关矩阵散点图来看，组间的 miRNA 芯片结果的重复性或者再现性的相关系数为 0.86，表明 miRNA 芯片实验结果可行。矩阵散点图是直观评估芯片之变异程度的统计学图示，表明两个样本之间 miRNA 表达差别。两个样本差异越大，其散点图距离 $x = y$ 这条直线越远，分散程度越大（图 8-4）。

三、PD 模型大鼠纹状体差异 miRNAs 的影响

基于预先实施规律运动后致使帕金森病的相关 miRNAs 表达谱的影响，本实验经过标准化、筛除两比较样本中修正值 < 50 的差异表达数位等不可靠数据后，筛选发现预运动对帕金森大鼠纹状体上调 2 倍及以上的 miRNAs 共 11 个，分别为 rno - miR - 1 - 3p、rno - miR -

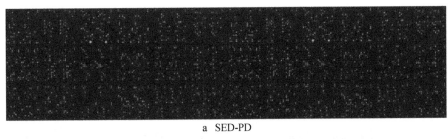

图 8-3　SED-PD 和 EX-PD 的芯片扫描图

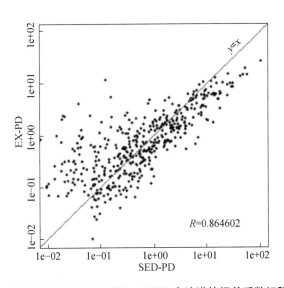

图 8-4　SED-PD 与 EX-PD 两组 miRNA 表达谱的相关系数矩阵散点图

$34c-3p$、$rno-miR-31a-3p$、$rno-miR-499-3p$、$rno-miR-200b-5p$、$rno-miR-465-3p$、$rno-miR-190a-3p$、$rno-miR-146a-3p$、$rno-miR-2985$、$rno-miR-377-3p$ 和 $rno-miR-3557-3p$ 等。而下调 2 倍及以上的 miRNAs 共 10 个，分别为 $rno-miR-136-5p$、$rno-miR-138-5p$、$rno-miR-324-5p$、$rno-let-7e-3p$、$rno-miR-770-5p$、$rno-miR-134-5p$、$rno-miR-935$、$rno-miR-653-3p$、$rno-miR-331-5p$ 和 $rno-miR-539-3p$ 等（表 8-2）。

对上述 21 个 miRNA 进行了生物信息学分析：靶标预测和功能分析，从目标数据库中筛选可靠的 miRNA-mRNA 相互作用网络，发现 $miR-3557$ 和 $miR-324$ 在此实验中值得进一步探索。

表 8-2　预规律有氧运动对帕金森大鼠纹状体上调 2 倍及以上和下调 2 倍及以上的 miRNAs

登录号	基因名称	2 倍及以上	P
上调 2 倍及以上的 miRNAs			
14294	$rno-miR-1-3p$	6.5784	<0.01
42767	$rno-miR-34c-3p$	3.6394	<0.05
46320	$rno-miR-31a-3p$	4.3727	<0.01
145692	$rno-miR-499-3p$	10.8036	<0.01
145974	$rno-miR-200b-5p$	7.3004	<0.01
148207	$rno-miR-465-3p$	2.2084	<0.05
148330	$rno-miR-190a-3p$	3.0857	<0.05
148365	$rno-miR-146a-3p$	3.4221	<0.05
148439	$rno-miR-2985$	3.9897	<0.05
148549	$rno-miR-377-3p$	3.1776	<0.05
148581	$rno-miR-3557-3p$	21.2246	<0.01
下调 2 倍及以上的 miRNAs			
10943	$rno-miR-136-5p$	0.5312	<0.01
13140	$rno-miR-138-5p$	0.5830	<0.01
42477	$rno-miR-324-5p$	0.4613	<0.05
42743	$rno-let-7e-3p$	0.4045	<0.01
42817	$rno-miR-770-5p$	0.4294	<0.01
42942	$rno-miR-134-5p$	0.5081	<0.05
145742	$rno-miR-935$	0.4532	<0.05
148174	$rno-miR-653-3p$	0.1252	<0.01
148385	$rno-miR-331-5p$	0.3686	<0.05
148507	$rno-miR-539-3p$	0.3345	<0.05

四、miRNA3557 和 miRNA324 的靶基因预测与生物信息学分析

（一）GO 分析

根据 GO 注释对 miRNA3557 和 miRNA324 预测的相关蛋白的功能及亚细胞定位进行分析，发现蛋白质亚定位在细胞 113 个、细胞核 52 个、细胞器质膜 78 个等。蛋白的功能主要参与蛋白结合的蛋白质有 47 个、蛋白区域特异结合的蛋白质有 9 个、锌指结合蛋白 105 个、阳离子结合蛋白 34 个、金属结合蛋白 33 个、脂质结合蛋白 10 个等，主要参与过氧化物酶活性、细胞器阳离子跨膜转运体活性、G 蛋白结合、转录正性调控的转录因子结合蛋白、表皮生长因子受体结合、阳离子结合及离子结合等。218 个蛋白质参与能量代谢、42 个参与代

谢调控、44 个参与发育过程、75 个参与生物学调控、64 个参与刺激的应答等。蛋白相关的生物功能涉及知觉与痛知觉获取的调控、整合调节信号通路、磷脂酰肌醇代谢过程、生物过程的正性调控、跨膜转运体活性的正性调控等。

（二）KEGG 生物学通路分析

miRNA3557 – 3p 与 CaMKV、核内不均一核糖蛋白和微观相关蛋白等蛋白质有着密切关系；而 miR – 324 与 Vdac1 等有着密切关系。经过 KEGG 生物学通路分析对可能富集的生物学通路进行了预测，并将具有统计学显著意义的结果进行归类，这些具有统计学显著意义的生物学通路项目包括刺激神经系统配合受体相互作用（Neuroactive ligand-receptor interaction，rno04080）、钙调信号通路（Calcium signaling pathway，rno04020）、DNA 复制通路（DNA replication，rno03030）、细胞外基质受体相互作用（ECM-receptor interaction，rno04512）、苯丙胺成瘾（Amphetamine addiction，rno05031）、糖基磷脂酰肌醇生物合成（Glycosylphos-phatidylinositol（GPI）-anchor biosynthesis，rno00563）、B 细胞受体信号通路（B cell receptor signaling pathway，rno04662）、细胞内吞作用（Endocytosis，rno04144）、药物代谢 – 细胞色素 P450（Drug metabolism-cytochrome P450，rno00982）和核苷酸切除修复（Nucleotide excision repair，rno03420）。这些具有统计学意义的生物学信号通路可能与帕金森病变有着密切关系。

五、miRNA3557 和 miRNA324 的筛选与验证

采用荧光实时定量 RT-PCR 验证差异表达的 miRNA，根据前面靶基因预测与分析，选择上调 miRNA3557 和下调 miRNA324 进行验证，验证结果与芯片结果一致性。从 qRT-PCR 测定 miRNA3557 扩增曲线和溶解曲线及其表达水平（图 8-5）可以看出，其扩增效率高，T_m 值性质均一、特异性强，没有非特异性扩增，也没有形成二聚体。与 SED-PD 相比，EX-PD 的 miRNA3557 表达上调显著（$P < 0.05$）；但是与 SED-NOR 相比，SED-PD 的 miRNA3557 表达稍下调（$P > 0.05$），而与 EX-NOR 相比，EX-PD 的 miRNA3557 表达下调显著（$P < 0.05$）。

由 qRT-PCR 测定 miRNA324 扩增曲线和溶解曲线及其表达水平（图 8-6）可以看出，

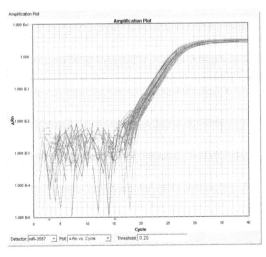

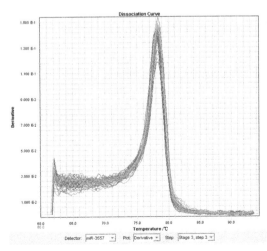

a 扩增曲线　　　　　　　　　　　　　　　b 溶解曲线

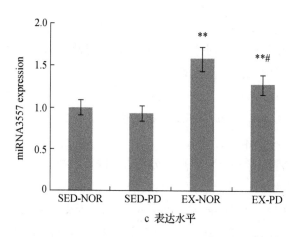

c 表达水平

图 8-5   qRT-PCR 验证 miRNA3557 的扩增曲线和溶解曲线及其表达水平

注：＊表示安静组与相应的运动组之间比较 $P < 0.05$，＊＊表示 $P < 0.01$；#表示与 PD 大鼠正常侧之间比较 $P < 0.05$，##表示 $P < 0.01$，下同。

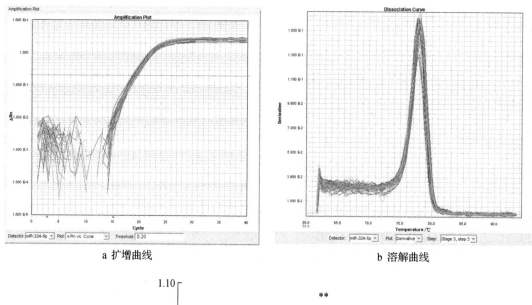

a 扩增曲线   b 溶解曲线

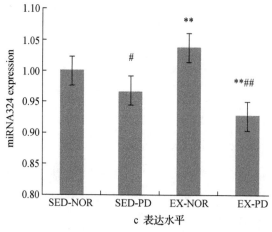

c 表达水平

图 8-6   qRT-PCR 验证 miRNA324 扩增曲线和溶解曲线及其表达水平

其扩增效率高，T_m 值性质均一、特异性强，没有非特异性扩增，也没有形成二聚体。与 SED-PD 相比，EX-PD 的 miRNA324 表达下调显著（$P < 0.01$）；但是与 SED-NOR 相比，SED-PD 的 miRNA324 表达略有下调（$P < 0.05$），而与 EX-NOR 相比，EX-PD 的 miRNA324 表达下调显著（$P < 0.01$）。

第四节　讨　论

miRNA 作用的靶点可能包括很多参与神经系统发育性疾病或神经系统退行性疾病的蛋白质。Wang 等（2008）发现 AD 患者脑组织中 miR-107 明显降低，并在体外实验中发现 miR-107 可以与 β 淀粉样蛋白裂解酶（BACE 1）基因的 3′ 端结合，表明 miR-107 对 BACE 1 表达的调控，参与了 AD 的发生发展。Nelson 等（2008）得出 miRNA-25 下调阿尔兹海默病患者大脑中的突触蛋白，与 ROS 的发生协同作用。Gregory 等（2004）研究得出，参与 miRNA 加工的编码蛋白基因 DGCR8 缺失可导致 DiGeorge 综合征患者学习能力严重受损。Rogaev 等（2005）研究发现 miRNA 参与了许多神经精神疾病的发生，尤其是那些与发育异常相关的。Kim 等（2007）研究发现，miR-133b 在正常脑组织中高表达，而在 PD 脑组织中表达下降。

基于预先实施规律运动后致使帕金森病的相关 miRNAs 表达谱的影响，本实验经筛选发现预运动对帕金森大鼠纹状体上调 2 倍及以上的 miRNAs 11 个，如 rno-miR-3557-3p 等。而下调 2 倍及以上的 miRNAs 10 个，如 rno-miR-324-5p 等。Dostie 等（2003）报道 miR-175 则与一种 X 染色体连锁的智力障碍（MRX3）及一种早发性帕金森病（Waisman 综合征）相关。Packer 等（2008）研究发现 miRNA-9 和 miRNA-9* 在 PD 患者中表达降低，并通过调控其靶基因 REST/coREST 可能参与 PD 的发病过程。Dostie 等（2003）研究 miR-175 被指出与帕金森病早期临床表现有关。Lemaitre 等（2010）在 PD 患者中 miRNA-433 表达降低，FGF20 表达升高，而 FGF20 可以促进 α-synuclein 表达升高，α-synuclein 是 PD 致病中最关键的蛋白。

本实验生物信息学表明 miRNA3557-3p 与 CaMKV、核内不均一核糖蛋白和微观相关蛋白等蛋白有着密切关系；而 miR-324 与 Vdac1 等有着密切关系。经过 KEGG 生物学通路分析对可能富集的生物学通路进行了预测，包括刺激神经系统配合受体相互作用、钙调信号通路、DNA 复制通路等。Hua 等（2009）已经发现在大鼠神经组织中存在 30 多种特异性、高表达的 miRNAs，并推测这些在大鼠神经组织中呈现特异性高表达的 miRNAs 可能为神经系统疾病的诊治提供新的线索和途径。Cuellar 等（2008）制备了多巴胺能神经元 *Dicer* 基因敲除小鼠，该系小鼠具有典型的帕金森样行为表现，利用基因印迹技术（South blot）研究 10~12 周的该系小鼠新纹状体神经元中 miRNA 表达情况，发现 miR-124a、miR-132 和 miR-134 表达明显受到抑制，特别是 miR-124a 在新纹状体中的表达抑制接近 90%，认为新纹状体中 Dicer 酶的缺失导致特定 miRNA 的表达减少，促进了 PD 的发展。Hebert 等（2007）在敲除 miR-133b 的培养细胞中，得出多巴胺神经元中赖氨酸羟化酶和多巴胺转运蛋白的含量显著下降，DA 神经元进行性死亡，通过转染胎鼠体内分离出来的 miRNA，可以是 DA 神经元数量得到部分恢复，这都提示了 miR－133a 对多巴胺神经元有保护作用。

第五节　本章小结

筛选发现预运动对帕金森大鼠纹状体上调 2 倍及以上的 miRNAs 有 11 个，分别为 rno－miR－1－3p、rno－miR－34c－3p、rno－miR－31a－3p、rno－miR－499－3p、rno－miR－200b－5p、rno－miR－465－3p、rno－miR－190a－3p、rno－miR－146a－3p、rno－miR－2985、rno－miR－377－3p 和 rno－miR－3557－3p 等，而下调 2 倍及以上的 miRNAs 有 10 个，分别为 rno－miR－136－5p、rno－miR－138－5p、rno－miR－324－5p、rno－let－7e－3p、rno－miR－770－5p、rno－miR－134－5p、rno－miR－935、rno－miR－653－3p、rno－miR－331－5p 和 rno－miR－539－3p 等。

综合基因聚类分析（GO）和 KEGG 生物学通路分析结果显示，预先规律有氧运动对帕金森大鼠纹状体的上调 miRNA3557 和下调 miRNA324，得出与帕金森有着密切关系的刺激神经系统配合受体相互作用通路、钙调信号通路、苯丙胺成瘾、糖基磷脂酰肌醇生物合成、细胞内吞作用、药物代谢－细胞色素和核苷酸切除修复等 10 条通路是本研究中 miRNA207 和 miRNA542 靶基因生物信息学分析的主要方向；选择上调 miRNA3557 和下调 miRNA324 进行 qRT-PCR 验证，验证结果与芯片结果一致。

第九章 纹状体帕金森病变的运动抗逆作用机制研究

第一节 概　述

　　氧化应激是指体内的氧化水平增加，使得与之相抗衡的抗氧化水平相对减弱，即体内的氧化和抗氧化水平呈现不平衡的状态而使机体组织细胞出现氧化性损伤，包括 DNA 损伤、脂质损伤及蛋白损伤。随着自由基产物的不断增加，机体的抗氧化能力逐渐减弱，导致氧化应激的发生，进而影响多种疾病的病理过程（Kovacic et al.，2001；Cuzzocrea et al.，2004；Klionsky et al.，2016）。ROS 能够直接损害蛋白质和核酸，从而导致钙稳态失调。Floyd 等（2002）通过对不同年龄的动物神经细胞的氧化应激和线粒体功能的研究显示，动物脑老化过程中蛋白质、脂质和 DNA 的氧化修饰增加的同时，线粒体功能下降。患者人体、在体动物和体外细胞培养模型的研究数据证实，氧化应激可在 AD、PD、HD、中风和相关神经退行性疾病的发病过程中扰乱能量代谢（Cuzzocrea et al.，2004；Gardian et al.，2004；Mattson，2004；Przedborski et al.，2005；Mattson et al.，2006）。目前认为氧化应激、线粒体功能障碍、泛素蛋白酶体系统（Ubiquitin-proteasome system，UPS）功能障碍、炎性反应、兴奋性氨基酸毒性和凋亡等都参与 PD 的发病过程，且氧化应激被认为是致黑质 DA 能神经元死亡的主要因素。DA 在氧和水的存在下，被单胺氧化酶降解生成过氧化氢、醛及氨。过氧化氢可导致自由基增加，从而诱发氧化反应。氧化应激可造成大量 ROS 的产生，并继发细胞损伤，甚至发生细胞凋亡（Rego et al.，2003）。本实验发现纹状体细胞自噬的障碍与 PD 的发生发展有着密切的关系，可以促进细胞凋亡。AMPK 通路与 CaMK 通路的下调一定程度促进了凋亡的发生率，对于 PD 病变起着重要的作用。预先规律有氧运动诱导了 PD 大鼠纹状体的自噬与凋亡适当增加，与 AMPK 通路、CaMK 通路和 PI3K/Akt/mTOR 通路有着密切的关系，与细胞自噬一起联合抑制 PD 病变的发生或发展。

第二节 材料与方法

一、实验对象与分组

　　同第六章。取健康雄性 SD 大鼠 13 月龄 40 只，按体重随机分为帕金森对照组（Sedentary control Parkinson's disease group，SED-PD，$n = 18$）、有氧运动帕金森实验组（Aerobic exercise

Parkinson's disease group，EX-PD，$n = 22$），以正常侧与手术侧相互对照比较，最终组别分别为帕金森对照组正常侧（Unilateral normal in sedentary control Parkinson's disease group，SED-NOR）和帕金森对照组手术侧（Unilateral Parkinsonism in sedentary control Parkinson's disease group，SED-NOR、SED-PD），有氧运动帕金森实验组正常侧（Unilateral normal in aerobic exercise Parkinson's disease group，SED-NOR、EX-NOR）和有氧运动帕金森实验组手术侧（Unilateral Parkinsonism in aerobic exercise Parkinson's disease group，SED-NOR、EX-PD）。

二、预先规律有氧运动模型

同第六章。参考 Tuon 等实验方案和本书第二章规律有氧运动模型运动方案：运动强度相当于 $v_{O_{2max}}$ 50%～55% 逐渐递增到 65%～70%，采用 PT 动物电动跑台，坡度 0°，实验动物运动时间为期 8 周。

三、6-OHDA 致使大鼠帕金森模型

同第六章。参照大鼠脑立体定位图谱，确定右侧纹状体双坐标：前囟前 1 mm，中线右侧 3.0 mm，硬膜下（脑颅骨下）7.0 mm；前囟后 0.2 mm，中线右侧 2.6 mm，硬膜下 6.0 mm。将 5.0 μL 6-OHDA（4.0 μg/μL）分别注入上述 2 个靶点。帕金森模型大鼠的行为鉴定：采用阿朴吗啡盐酸盐按 0.50 mg/kg 腹腔注射以诱导其向健侧旋转，记录大鼠向健侧旋转次数。

四、实验取材与样本制备

（一）升主动脉灌注

灌注的具体方法与步骤同第二章。采用 4 ℃ 的 PBS 在取材前对大鼠进行灌注。

（二）纹状体的取材

同第二章。参照大鼠脑立体定位图谱，取出大鼠大脑两侧的纹状体、海马、脑前额叶和脑皮层等组织。组织取材后速冻后置于 -80 ℃ 冰箱保存，速冻法同第二章。

（三）石蜡切片样本制作

同第二章。上述升主动脉灌注完生理盐水后，然后用 4% 的多聚甲醛 0.1 mol/L 磷酸缓冲液（pH 7.4，4 ℃）灌注固定，经常规脱水、透明、进蜡、石蜡包埋。

（四）电镜样本制作

同第二章。迅速将大鼠脑纹状体组织分离，用刀片将组织块切成 3 mm×3 mm×3 mm 左右的立方体小块，放入装有预冷的 2% 的戊二醛溶液的离心管内，置于 4 ℃ 冰箱保存，用于电子显微镜待测。

五、透射电子显微镜观察

每组随机选取 2 只大鼠纹状体制作电镜标本，按照立体定位图谱，迅速剥离大鼠脑纹状体组织。采用锋利刀片切成小于 1 mm×1 mm×1 mm 的小粒，置入装有 2.5% 的戊二醛（pH 7.4）的 2 mL 离心管中继续固定过夜。电镜取材要求动作"快、准和小"，避免对组织过度挤

压和牵拉。由湖南师范大学电镜室预处理并且切片，在湖南农业大学透射电镜室观察并拍照。

六、AMPKα1/pAMPKα1 和 Beclin1 免疫组织化学的测定

采用 Super Sensitive TM IHC Detection System Kit 试剂盒（No BS13278，购自美国 Bioworld Technology 有限公司）对脑纹状体组织中 AMPKα1/pAMPKα1 和 Beclin1 进行定位、定性和定量研究。

具体步骤参考第二章。

每个样本滴加 50 μL AMPKα1（No BS1010）和 pAMPKα1（No BS4010）一抗（1∶200，购自美国 Bioworld Technology 有限公司）、Beclin1 一抗（1∶200，购自美国 Proteintech Group 公司）及 anti-GAPDH（glyceraldehyde-3-phosphate dehydrogenase，~ 36 kDa，1∶4000，No 10494-1-AP，购自美国 Proteintech Group 公司），置 4 ℃冰箱过夜；每个样本滴加 50 μL Goat anti-Rabbit IgG（H&L）-HRP 二抗（1∶2000，No BS13278，购自美国 Bioworld Technology 有限公司）。

免疫组织化学的形态学计量：采用美国 Image-Pro Plus（IPP）Version 6.0 计算机生物显微图像系统分析。每组选切片 10 张，每张切片镜下（×200）随机取 5 个视野进行分析，AMPKα1/pAMPKα1 和 Beclin1 的免疫组化阳性物质为黄色或棕色或棕褐色。然后，采用美国 Image-Pro Plus Version 6.0 中的 AOI 方式，选择测量阳性物质的总面积、平均光密度（MOD）和总累计光密度（IOD）。

七、AMPKα1/pAMPKα1、Beclin1 和 CaMK Ⅱα 免疫印迹

提取大鼠脑纹状体组织蛋白和蛋白含量的测定，Western blots 具体步骤见第五章。

1. 一抗孵育

用封闭液稀释一抗，每张 PVDF 膜添加 2 mL AMPKα1（~ 63 kDa，No BS1010）和 pAMPKα1（~ 63 kDa，No BS4010）一抗（1∶500，购自美国 Bioworld Technology 有限公司）、Beclin1 一抗（1∶2000，购自美国 Proteintech Group 公司）、CaMK Ⅱα 一抗（~ 55 kD，No 20666－1－AP，1∶2000，购自美国 Proteintech Group 公司），内参 β-actin（~ 45kDa，No AP0060）一抗（1∶5000，购自美国 Bioworld Technology 有限公司），置 4 ℃冰箱过夜；一抗可以回收再利用，可加入 0.25% 的叠氮钠防变质。次日晨将膜取出，放在湿盒内，用 TBST 振摇洗涤，15 min ×3 次。

2. 二抗孵育

将膜放入新的杂交袋中，每张 PVDF 膜添加 3 mL Goat anti-Rabbit IgG（H&L）-HRP 二抗（1∶50 000，No BS13278，购自美国 Bioworld Technology 有限公司），室温振摇 2 h。将膜取出后，用 TBST 振摇洗涤，10 min ×4 次。

Western blots 图像采集与分析同第五章。

参照系同第五章。

八、qRT-PCR 检测 *CaMK*Ⅱ*a*、*CaMKV*、*Vdac*1、*PI3K*、*Akt*、*mTOR*、*SirT*2、*SYPH*、*UCH-L*1 和 *Ywhah* 基因 mRNA 表达

目的基因 mRNA 的样本提取、反转录反应、PCR 反应体系等参考第四章 qRT-PCR 具体步骤。

采用第八章抽提的总 RNA。每组随机 3 个样本,每个样本用 3 个复管进行实时荧光定量 PCR。检测 Ct(cycle threshold)值,取 3 个样本的 3 个复管平均值进行分析。

qRT-PCR 检测 mRNA 的引物(表9-1)。

表9-1　qRT-PCR 检测 mRNA 引物设计

基因名称	蛋白质登录号	Sequence（5′—3′）
β-actin		F：GAGATTACTGCTCTGGCTCCTA
		R：GGACTCATCGTACTCCTGCTTG
*CaMK*Ⅱ*a*	KCC2A_RAT	GeneCopoeia，Inc，USA Catalog#：RQP049239
CaMKV	CaMKV_RAT	GeneCopoeia，Inc，USA Catalog#：RQP050747
*Vdac*1	VDAC1_RAT	GeneCopoeia，Inc，USA Catalog#：RQP051105
Pi3k	PI3K_RAT	GeneCopoeia，Inc，USA Catalog#：RQP045271
*Akt*1	Akt1_RAT	GeneCopoeia，Inc，USA Catalog#：RQP051482
mTOR	mTOR_RAT	GeneCopoeia，Inc，USA Catalog#：RQP050125
*Sirt*2	SIR2_RAT	GeneCopoeia，Inc，USA Catalog#：RQP045535
Syp	SYPH_RAT	GeneCopoeia，Inc，USA Catalog#：RQP048995
*UCH-L*1	UCH-L1_RAT	GeneCopoeia，Inc，USA Catalog#：RQP049756
Ywhah	1433F_RAT	GeneCopoeia，Inc，USA Catalog#：RQP049362

参考第五章。反应结束后,确认 *β*-actin 的实时荧光定量 PCR 扩增曲线和溶解曲线(图9-1),记录各个基因 mRNA 的 Ct 值,Ct 值为 PCR 扩增过程中扩增产物的荧光信号达到设定的阈值时所经过的扩增循环次数,每个反应内的荧光信号达到设定的阈值时所用的循环数,每个样品的 Ct 值与该样品的起始拷贝的对数存在线性关系。以 *β*-actin 作内参,采用 $2^{-\Delta\Delta Ct}$ 法,对目的基因 mRNA 表达进行相对定量。

$$目的基因\ mRNA\ 相对定量 = 2^{-\Delta\Delta Ct}$$

$$\Delta\Delta Ct = \left(Ct_{目的基因} - Ct_{内参基因}\right)_{待测样本} - \left(Ct_{目的基因} - Ct_{内参基因}\right)_{对照}$$

九、统计学分析

所有数据均用 SPSS 16.0 统计学软件进行处理。所有数据均采用平均值 ± 标准差($\bar{X} \pm S$)表示;各组间显著性差异采用方差分析;本实验在满足方差齐性条件下,使用 LSD 法和 SNK 法进行多重比较;显著性水平为 $\alpha = 0.05$,即 $P < 0.05$ 具有统计学意义。

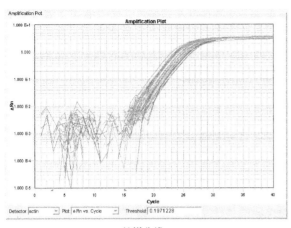
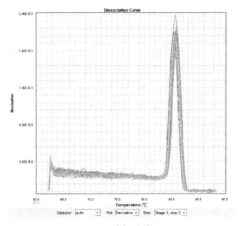

a　扩增曲线　　　　　　　　　　　　　b　溶解曲线

图 9-1　β-actin 的实时荧光定量 PCR 测定扩增曲线和溶解曲线

第三节　结　果

一、PD 模型大鼠纹状体透射电子显微镜的观察

由图 9-2 可以看出，透射电子显微镜下 SED-NOR 的细胞核圆润，核膜双层结构清晰，核内电子密度比较均匀。细胞核周围线粒体、高尔基复合体和核糖体等细胞器清晰，可见较多的神经髓鞘及髓鞘内也有线粒体等，也可见细胞核核膜出现褶皱，核内电子密度比较浓。细胞凋亡是一种程序性死亡，核浓缩、核碎裂及核溶解为其形态学特征性变化。

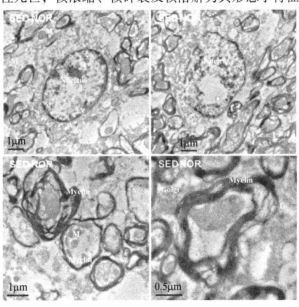

图 9-2　帕金森对照组正常侧（SED-NOR）的透射电子显微镜图像

注：Nucleus 细胞核；Red blood cell 红细胞；M, Mitochondria 线粒体；Myelin 髓鞘；Golgi, Golgi apparatus
高尔基复合体；A, Autophagosome 自噬体；L, Lysosome 溶酶体，下同。

由图 9-3 可以看出，SED-PD 纹状体总体上看，细胞核比较稀疏，凋亡细胞核很多，细胞核浓缩，边缘呈锯齿状，核膜不清晰，核内电子密度高而成团；线粒体出现内脊不清，但是线粒体的数量很多，可见肿胀的线粒体；神经髓鞘排列乱，较难分清髓鞘，要么成团分布，要么很难见到髓鞘，可见较多自噬体、溶酶体增加等现象。

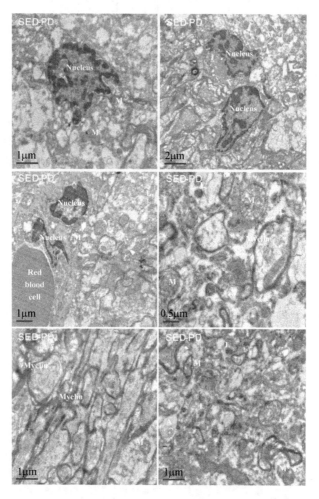

图 9-3　帕金森对照组手术侧（SED-PD）透射电子显微镜图像

由图 9-4 可以看出，透射电子显微镜下 EX-NOR 的细胞核核膜光滑，细胞核比 SED-NOR 的细胞核数量明显增多，核内电子密度比较均匀，并且细胞核又大又圆，周围线粒体、高尔基复合体和核糖体等细胞器清晰，比 SED-NOR 的线粒体数量明显增多，可见较多的神经髓鞘及髓鞘内等；也可见细胞核核膜出现双层结构不明显，核膜褶皱，核内电子密度比较大。

由图 9-5 可以看出，EX-PD 纹状体的凋亡细胞核很多，细胞核浓缩，边缘呈锯齿状，核膜不清晰，核内电子密度高而成团。也可见到较多未凋亡的细胞核，且明显比 SED-PD 多。同样，线粒体出现内脊不清，但是线粒体的数量很多，可见肿胀的线粒体。神经髓鞘排列混乱，可见清楚髓鞘成团分布。

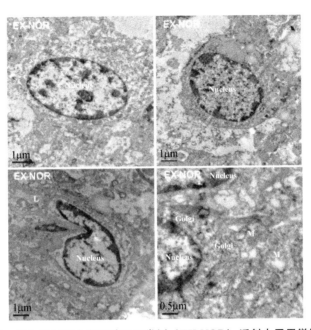

图 9-4　帕金森模型大鼠运动组正常侧（EX-NOR）透射电子显微镜图像

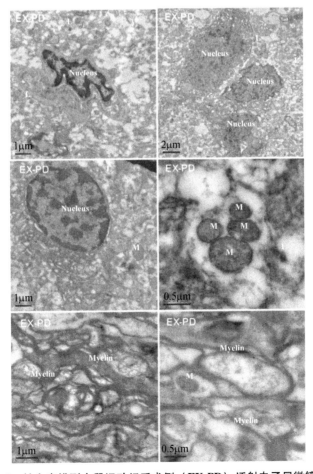

图 9-5　帕金森模型大鼠运动组手术侧（EX-PD）透射电子显微镜图像

二、PD 模型大鼠纹状体的细胞凋亡 TUNEL 的影响

由图 9-6 可以看出，通过 TUNEL 检测技术，SED-NOR 可见较多的凋亡细胞核，SED-PD 的凋亡细胞核在纹状体内到处可见，主要分布在纹状体间质中，特别是纹状体中间部分的凋亡细胞明显增多，没有出现手术部位周围有大量的凋亡细胞核。可以表明，手术的损伤没有带来明显的细胞凋亡现象。EX-NOR 可见较多的凋亡细胞核，分布范围比较大，可见纹状体整个部位均散在分布有凋亡的细胞核内；EX-PD 的凋亡细胞核分布与 SED-PD 类似，手术部位周围发现凋亡的细胞核比较集中，范围比 SED-PD 的明显缩小，但是可见到又大又圆的凋亡细胞核。

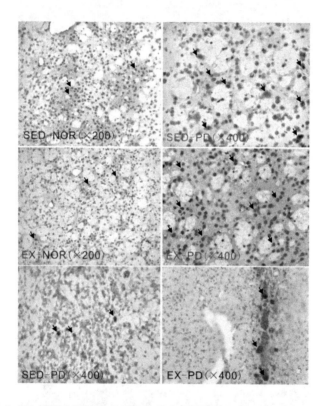

图 9-6　PD 模型大鼠脑纹状体细胞凋亡显微图像（箭头指向凋亡细胞核）

采用透射电子显微镜和 TUNEL 均可观察到凋亡细胞核，由表 9-2 得出，帕金森模型大鼠的细胞凋亡发生率为 100%。SED-NOR 的凋亡指数平均为 25.17，与 SED-NOR 相比，SED-PD 上升 40.72%（$P < 0.01$）；与第五章的结果比较，很明显 SED-NOR 比正常安静组 M-SED 的凋亡指数上升（$P < 0.01$）。与 SED-NOR 相比，EX-NOR 的凋亡指数稍微上升（$P > 0.05$）。与 EX-NOR 相比，EX-NOR 上升 36.36%，而 EX-NOR 比 SED-NOR 上升 48.12%（$P < 0.01$）。

表9-2　PD模型大鼠纹状体细胞凋亡指数的情况

组别	凋亡指数（AI）	显著性水平	
		0.05	0.01
SED-NOR	25.27 ± 1.60	a	A
SED-PD	35.56 ± 3.20	b	BC
EX-NOR	27.45 ± 2.28	a	A B
EX-PD	37.43 ± 2.35	b	C

注：显著性水平栏中，有相同小写字母表示在 $\alpha = 0.05$ 水平、大写字母表示在 $\alpha = 0.01$ 水平，组间均数不具有统计学意义 $P > 0.05$；完全不同小写字母表示在 $\alpha = 0.05$ 水平组间均数具有统计学意义 $P < 0.05$，完全不同大写字母表示在 $\alpha = 0.01$ 水平组间均数具有统计学意义 $P < 0.01$。

三、PD模型大鼠纹状体细胞自噬 Beclin1 和 LC3 - Ⅱ 的表达水平

Beclin1 和 LC3 - Ⅱ 是细胞自噬的重要标志。由图9-7和图9-8得出，与 SED-PD 的正常无病变侧（SED-PD-No lesion，SED-NOR）相比，Beclin1 和 LC3 - Ⅱ 表达在 SED-PD 的病变侧略有变化（$P > 0.05$），与 EX-PD 的无病变侧（EX-PD-No lesion，EX-NOR）相比，Beclin1 的表达略有变化，但 LC3 - Ⅱ 表达在 EX-PD 的病变侧显著增加（$P < 0.01$）。与 SED-PD 相比，Beclin1 在 EX-PD 的无损伤侧略有增加，但 LC3 - Ⅱ 表达显著增加。Beclin1 和 LC3 - Ⅱ 表达在 EX-PD 的病变侧均显著增加（$P < 0.01$）（图9-8）。规律有氧运动在 PD 大鼠纹状体病变侧显著性增加了自噬标志物 Beclin1 和 LC3-Ⅱ的表达。

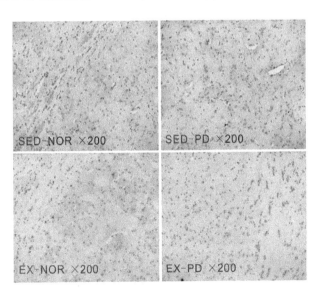

图9-7　帕金森模型大鼠纹状体的 Beclin1 免疫组织化学显微图像

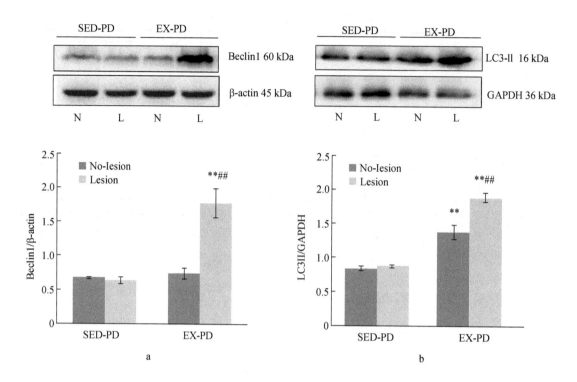

图 9-8　帕金森模型大鼠纹状体的 Beclin1 和 LC3 - Ⅱ 表达水平的免疫印迹图像结果

注：＊表示安静组与相应的运动组之间比较 $P < 0.05$，＊＊表示 $P < 0.01$；#表示与 PD 大鼠正常侧之间比较 $P < 0.05$，##表示 $P < 0.01$，下同。

四、PD 模型大鼠纹状体的 AMPK 信号通路

从图 9-9 免疫印迹和图 9-10 免疫组织学的结果得出与 SED-PD 的正常无病变侧（SED-PD-No lesion，SED-NOR）相比，SED-PD 的病变侧 AMPKα1/β-actin 显著上升（$P < 0.01$），而 EX-PD 的无病变侧（EX-PD-No lesion，EX-NOR）稍微上升，没有统计学意义（$P > 0.05$）。与 EX-PD 的无病变侧（EX-PD-No lesion，EX-NOR）相比，EX-PD 的病变侧 AMPKα1/β-actin 上升（$P < 0.01$）。与 SED-PD 相比，EX-PD 的 AMPKα1/β-actin 却出现下降（$P < 0.05$）。

与 SED-PD 的正常无病变侧（SED-PD-No lesion，SED-NOR）相比，SED-PD 的病变侧 pAMPKα1/β-actin 变化不大，没有统计学意义（$P > 0.05$）；与 EX-PD 的无病变侧（EX-PD-No lesion，EX-NOR）相比，EX-PD 的病变侧 pAMPKα1/β-actin 显著上升（$P < 0.01$）。与 SED-PD 病变侧相比，EX-PD 病变侧的 pAMPKα1/β-actin 上升（$P < 0.05$）（图 9-9 和图 9-10）。

由图 9-10 可以看出，帕金森模型大鼠纹状体的 AMPKα1 阳性物质着色主要分布在细胞核或核周围，SED-NOR 的 AMPKα1 阳性物质的主要在细胞核，SED-EX 的 AMPKα1 阳性物质主要在细胞核，与 SED-NOR 相比，明显可见更多阳性细胞核，主要分布在纹状体间质；

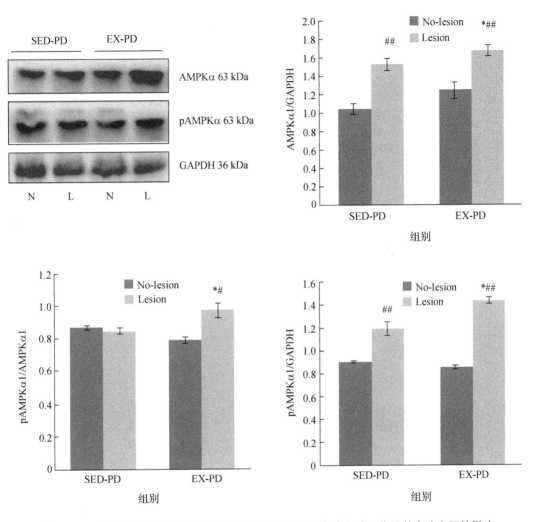

图 9-9　PD 模型大鼠脑纹状体 pAMPKα1 和 AMPKα1 免疫印迹图像及其表达水平的影响

EX-NOR 可见较多 AMPKα1 阳性物质的细胞核，比较均匀的分散在纹状体；EX-PD 可见较多 AMPKα1 阳性物质的细胞核，而且细胞质中也有较多阳性物质的表达（图 9-10a）。

pAMPKα1 阳性物质着色主要分布在细胞质，SED-NOR 和 SED-PD pAMPKα1 阳性物质成网状大量分布于纹状体间质的细胞质中；EX-NOR pAMPKα1 阳性物质成团分布于纹状体基质细胞质中，纹状体间质也有阳性细胞核；EX-PD 的可见大量成束的 pAMPKα1 阳性物质分布于纹状体基质细胞质中，也可见较多细胞核（图 9-10b）。

qRT-PCR 测定 SirT2 mRNA 扩增曲线和溶解曲线及其表达水平同第五章，与 SED-NOR 相比，SED-PD 的 SirT2 mRNA 表达明显上调（$P < 0.01$）；与 EX-NOR 相比，EX-PD 的 SirT2 mRNA 表达也明显上调（$P < 0.05$）。与 SED-NOR 相比，EX-NOR 的 SirT2 mRNA 稍微有所上调（$P < 0.05$）；但是与 SED-PD 相比，EX-PD 的 SirT2 mRNA 表达明显下调（$P < 0.01$）（图 9-11）。

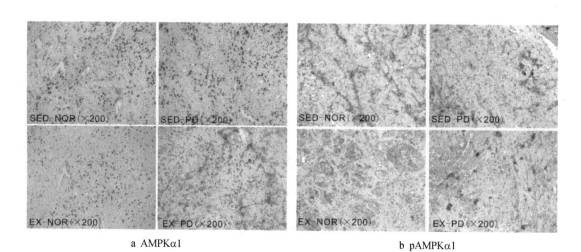

a AMPKα1

b pAMPKα1

图 9–10 PD 模型大鼠脑纹状体 AMPKα1 和 pAMPKα1 显微图像

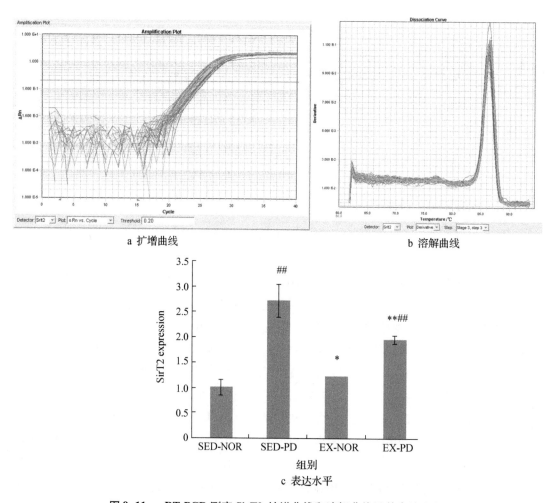

a 扩增曲线

b 溶解曲线

c 表达水平

图 9–11 qRT-PCR 测定 SirT2 扩增曲线和溶解曲线及其表达水平

五、PD 模型大鼠纹状体的 CaMK 信号通路

有氧运动对大鼠纹状体的 SED-PD 和 EX-PD 的正常无病变侧和病变侧均显著上调了 CaMKⅡα 的表达。与 SED-PD 的正常无病变侧相比，SED-PD 病变侧和 EX-PD 的正常无病变侧的 CaMKⅡα/GAPDH 显著上升（$P<0.01$）；与 SED-PD 相比，EX-PD 的 CaMKⅡα/GAPDH 也显著上升（$P<0.01$）（图9-12）。

由 qRT-PCR 测定 CaMKⅡα、CaMKV 和 Vdac1 mRNA 的扩增曲线和溶解曲线及其表达水平的情况，由图9-12 至图9-15 可以看出，其扩增效率高，Tm 值性质均一、特异性强，没有非特异性扩增，也没有形成二聚体。与 SED-NOR 相比，SED-PD 的 CaMKⅡα、CaMKV 和 Vdac1 mRNA 表达明显上调（$P<0.01$）；与 EX-NOR 相比，EX-PD 的 CaMKⅡα、CaMKV 和 Vdac1 mRNA 表达也明显上调（$P<0.01$）。与 SED-NOR 相比，EX-NOR 的 CaMKⅡα、CaMKV 和 Vdac1 mRNA 都明显下调（$P<0.01$）；与 SED-PD 相比，EX-PD 的 CaMKV 和 Vdac1 mRNA 表达稍微下调（$P>0.05$），只有 EX-PD 的 CaMKⅡα mRNA 表达稍微上升（$P>0.05$）。

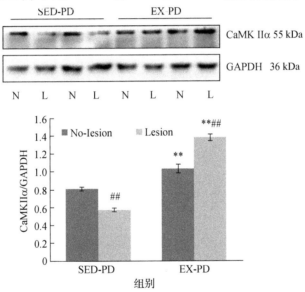

图 9-12　PD 模型大鼠脑纹状体 CaMKⅡα 免疫印迹图像及其表达水平的影响

六、PD 模型大鼠纹状体的 PI3K/Akt/mTOR 信号通路

由 qRT-PCR 测定 PI3K mRNA、Akt mRNA 和 mTOR mRNA 扩增曲线和溶解曲线及其表达水平（图9-15）可以看出，其扩增效率高，T_m 值性质均一、特异性强，没有非特异性扩增，也没有形成二聚体。与 SED-NOR 相比，SED-PD 的 PI3K mRNA、Akt mRNA 和 mTOR mRNA 表达明显上调（$P<0.01$）；与 EX-NOR 相比，EX-PD 的 PI3K mRNA、Akt mRNA 和 mTOR mRNA 表达也明显上调（$P<0.01$）；与 SED-NOR 相比，EX-NOR 的 PI3K mRNA、Akt mRNA 和 mTOR mRNA 表达下调（$P>0.05$）；与 SED-PD 相比，EX-PD 的 PI3K mRNA 和 mTOR mRNA 表达稍微上升（$P>0.05$），但是 Akt mRNA 却明显下调（$P<0.01$）（图9-15）。

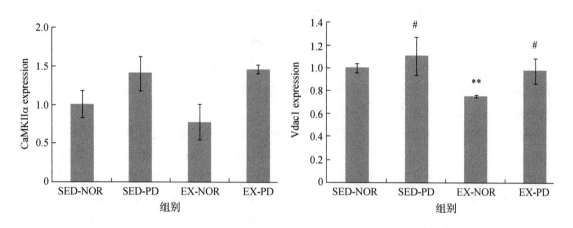

图 9-13　qRT-PCR 测定 CaMK Ⅱ α 和 Vdac 1 的表达水平

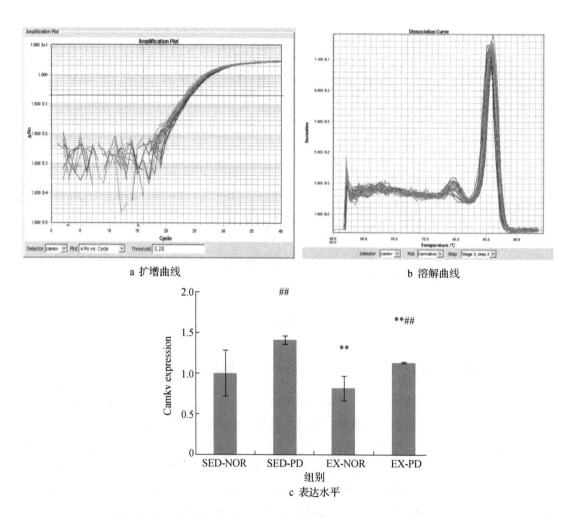

a 扩增曲线　　　　　　　　　　　b 溶解曲线

c 表达水平

图 9-14　qRT-PCR 测定 CaMKV 扩增曲线和溶解曲线及其表达水平

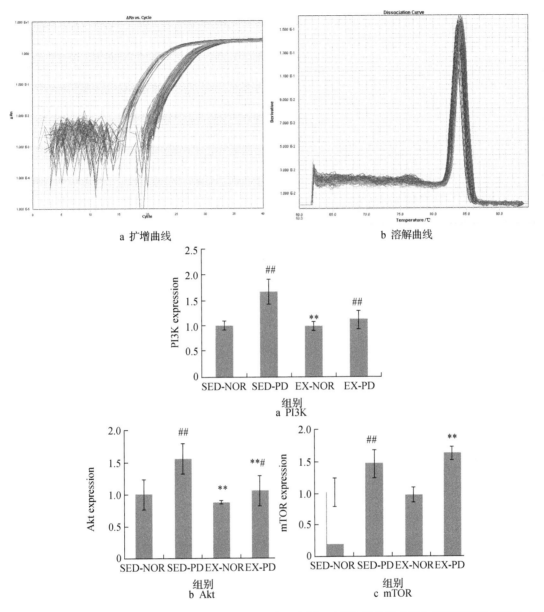

a 扩增曲线　　　　　　　　　　b 溶解曲线

a PI3K

b Akt

c mTOR

图 9–15 **qRT-PCR 测定 PI3K mRNA、Akt mRNA 和 mTOR mRNA 的扩增曲线和溶解图线及其表达水平**

七、PD 模型大鼠纹状体下游分子的影响

从 qRT-PCR 测定 Syp mRNA、Ywhah（1433F）mRNA、UCH – L1 mRNA 扩增曲线和溶解曲线及其表达水平（图 9–16 至图 9–18）可以看出，而 Ywhah mRNA 和 UCH – L1 mRNA 同第六章，其扩增效率高、T_m 值性质均一、特异性强，没有非特异性扩增，也没有形成二聚体。与 SED-NOR 相比，SED-PD 的 Syp mRNA、Ywhah mRNA 和 UCH – L1 mRNA 表达明显上调（$P < 0.01$）；与 EX-NOR 相比，EX-PD 的 Syp mRNA、Ywhah mRNA 和 UCH – L1 mRNA 表达也明显上调（$P < 0.05$ 或 $P < 0.01$）。但是与 SED-NOR 相比，EX-NOR 的 Syp mRNA、Ywhah mRNA 和 UCH – L1 mRNA 表达都明显下调（$P < 0.05$）；与 SED-PD 相比，EX-PD 的

Syp mRNA 和 Ywhah mRNA 表达显著下调（$P < 0.05$，$P < 0.01$），其中 UCH – L1 mRNA 表达上调（$P < 0.05$）。

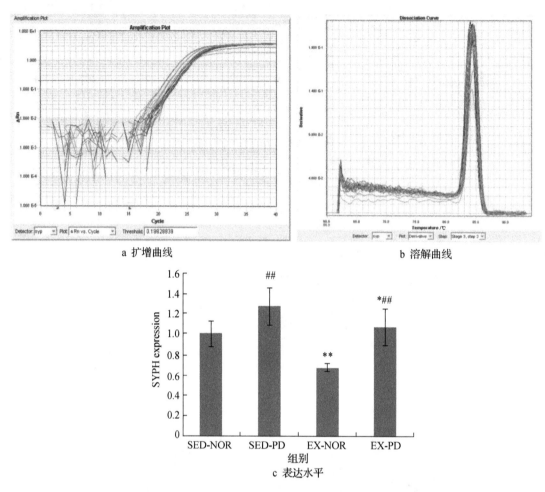

a 扩增曲线　　　　　　　　　　　　b 溶解曲线

c 表达水平

图 9–16　qRT-PCR 测定 Syp（SYPH）mRNA 扩增曲线和溶解曲线及其表达水平

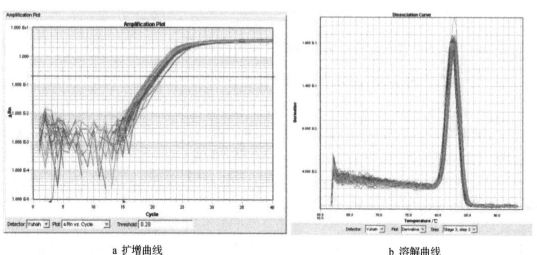

a 扩增曲线　　　　　　　　　　　　b 溶解曲线

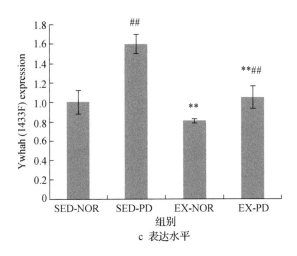

图 9-17　qRT-PCR 测定 Ywhah（1433F）mRNA 扩增曲线和溶解曲线及其表达水平

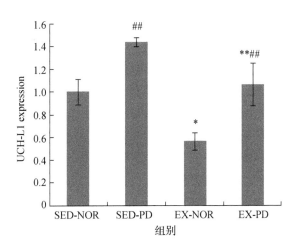

图 9-18　qRT-PCR 测定 UCH - L1 mRNA 的表达水平

第四节　讨　论

一、帕金森病变与运动干预纹状体的细胞自噬和凋亡

本实验采用透射电子显微镜和 TUNEL 均可观察到凋亡细胞核，帕金森模型大鼠纹状体的细胞凋亡发生率为 100%。与第五章的结果进行比较分析，很明显 SED-NOR 比正常安静组 M-SED 的凋亡指数上升（$P < 0.01$）。与 SED-NOR 相比，SED-PD 的凋亡指数上升 40.72%（$P < 0.01$），表明 6 - OHDA 能够诱导大鼠纹状体发生细胞凋亡。王丹萍（2010）的研究结果显示 MTT 法检测到实验组细胞存活率降低，荧光染色观察到实验组细胞凋亡的形态学改变及自噬体的数量增加，表明 6 - OHDA 能够诱导 SH-SY5Y 细胞凋亡、自噬活化、促进自噬体形成，最终导致细胞死亡。徐卉等（2007）的研究结果显示，在实验组 MTT 法

检测到细胞存活率降低，荧光染色观察到细胞凋亡的形态学改变，表明 6 - OHDA 能够诱导 PC12 细胞凋亡。

大量研究发现许多凋亡相关性疾病的发病机制涉及自噬，如 Ablikim 等（2017）报道 PD、Bi 等（2004）报道 AD、Qin 等（2004）研究报道发现 HD 等多种神经系统退行性疾病中，除大量神经元凋亡外，还可检测到自噬作用被激活。自噬主要起着调节性的作用以保护细胞免遭神经老化、感染、变性、癌症等各种病理性损伤，与细胞的发育、分化、存活和维持内环境的稳态密切相关。近年来的研究报道，蛋白质降解障碍是引起 PD 发病的重要原因之一，自噬在清除与神经变性疾病相关的错误折叠蛋白和聚集蛋白方面起着关键作用，尤其在帕金森病等神经退行性疾病的发生和发展过程中发挥着重要作用。

本实验免疫组织化学结果发现帕金森模型大鼠纹状体 Beclin1 阳性物质着色主要分布在细胞质着色，成棕黄色或者浅黄色，只见较少的细胞核着色。免疫印迹结果显示，与 SED-NOR 相比，SED-PD 的 Beclin1/β-actin 所有下降，说明细胞自噬的障碍与 PD 的发生发展有着密切的关系，可以导致细胞过度凋亡，从而加大了对神经系统的损害。Komatsu 等（2006）研究表明即使在没有易聚集蛋白的情况下，抑制神经元内的大自噬也会导致蛋白聚集体的积聚和神经变性，同时采用电镜检测 Atg7 基因敲除的小鼠神经元也可见有明显的自噬现象，说明中枢神经系统自噬下调可以引起神经退行性疾病。Vives-Bauza 等（2010）发现 Parkin 和 PINK1 均可调节线粒体的运输，尤其在细胞核周区域，细胞核周区域是与自噬相关的亚区，只要破坏线粒体的运输过程就可以改变线粒体的循环，导致没有功能的线粒体聚集，最终 Parkin 或 PINK1 的突变可以导致帕金森病。目前公认的 α-synuclein 是由泛素蛋白酶体系统降解的，但越来越多的研究发现，自噬溶酶体系统同样也参与了 α-synuclein 的降解和路易小体的形成，而分子伴侣介导的自噬则是野生型 α-synuclein 的降解必需的（Webb et al.，2003；Cuervo et al.，2004；Vogiatzi et al.，2008）。

本书第五章结果显示规律有氧运动诱导了纹状体发生凋亡，而本章同样证明，运动对帕金森大鼠纹状体也诱导了细胞凋亡发生上升。而凋亡的发生异常与帕金森病的发生发展有着密切关系，难道本实验结果说明规律有氧运动不能起到良好的作用？但是，第六章造模实验明显证实了预先规律有氧运动对致帕金森大鼠纹状体有降低损害的作用。但是本实验结果显示与 SED-NOR 和 EX-NOR 相比，EX-PD 的 Beclin1/β-actin 显著上升（$P < 0.01$），说明进行预先规律有氧运动的帕金森大鼠自噬功能增强。这个结果基本符合本章概述部分提到的运动适应性机制是一种抗逆锻炼机制。Cartoni 等（2005）研究发现，长期有氧运动训练可提高骨骼肌线粒体的氧化磷酸化能力，同时调控线粒体形态的 mfn2 及 drp1 基因的表达亦明显增加。张勇等（Allen et al.，2010）研究发现大鼠一次递增负荷跑台运动后，腓肠肌和比目鱼肌线粒体融合蛋白 mfn1/2 基因和分裂蛋白 fis1 基因在转录水平表达呈现相反的动态变化；同时线粒体能量代谢偶联效率能够对机体的能量需求做出快速应答反应，这种应答机制反映了线粒体形态的动力学变化与线粒体呼吸之间的相互作用关系；而经有氧耐力训练的大鼠骨骼肌线粒体融合和分裂相关蛋白基因和蛋白表达均增加，提示线粒体经训练后建立了更适度水平的分裂—融合—分裂的动态平衡，以适应能量需求的变化。

也有学者研究，代偿机制可以适当起到作用，如 Cherra 等（2009）研究发现敲除隐性的家族性帕金森病编码基因 PINK1 导致神经元死亡并伴随着线粒体功能受损，可以激发一系列的代偿方式促进清除去极化线粒体，包括线粒体裂殖和 Beclin1 依赖的自噬对神经发挥了保护作用，他们认为可能是通过增强 parkin 的表达，使 PINK1 和 parkin 蛋白之间的相互作用增加了线粒体的内稳态和吞噬。Hackenbrock 等（Hackenbrock，1966，1968；Perfettini et al.，2005；Mannella，2006）应用超微断层扫描成像技术就神经元线粒体的超微结构进行了研究发现，在长纤维控制神经元中的线粒体分裂之后，线粒体成为球形的，并伴随有清晰的超微结构异常，更重要的是，峭数量的增加和囊泡化，这提示线粒体内膜结构分区的加强。线粒体的这些超微结构变化预示着其生物供能功能的修复。本实验的预先规律有氧运动对致帕金森大鼠纹状体有降低损害的作用是一种代偿机制？值得进一步研究。

二、帕金森病变与运动干预纹状体的 AMPK 信号通路

体内许多因素（如缺血、缺氧、运动应激、葡萄糖缺乏、饥饿、电刺激、热休克），以及一氧化氮、三羧酸循环或氧化磷酸化的抑制剂（如亚砷酸盐、抗霉素 A、二硝基苯酚和叠氮化合物等），均导致 AMP/ATP 显著增高，从而将 AMPK 系统激活，这多见于机体在病理状态下的应激事件（Aldini et al.，2007）。AMPK 与神经退行性疾病的发生有潜在的联系。

本实验结果显示，与 SED-NOR 相比，SED-PD 的 AMPK 表达明显上升。AMPK 通过葡萄糖和脂类氧化调控能量的产生，而神经退行性疾也伴有神经能量代谢的失常，如葡萄糖吸收减弱、线粒体功能失调、胆固醇代谢缺陷和 Ca^{2+} 失衡。AMPK 调控了自噬的过程，AMPK 与 ULK1 复合物结合，是营养缺乏时自噬进行的必需条件（Baumann et al.，1993；Gomez-Ramos et al.，2006）。研究发现 AMPK 直接磷酸化 ULK，参与调控线粒体自噬（Sawamura et al.，2001）。ULK1 及 AMPK 的磷酸化是细胞在营养匮乏时存活所必需的，应用基因工程手段也证明了在酵母和线虫中 AMPK 通过 ATG1 调控自噬。

三、帕金森病变与运动干预纹状体的 CaMKⅡ信号通路

CaMKⅡ在神经元中大量表达并具有特定的亚细胞定位，将细胞内升高的 Ca^{2+} 信号转换到一系列的靶蛋白上，包括离子通道及转录激活子等，对许多与突触传递和下游信号通路相关的蛋白有调节作用（Grueter et al.，2007；Lucchesi et al.，2011）。Lisman（1994）报道突触后致密结构的重要组分 CaMKⅡ占突触蛋白总量的 30%~50%，这种高浓度的存在及其自身磷酸化，在突触部位发挥着记忆分子开关作用，推测 CaMKⅡ可能在长时记忆中发挥着重要作用。Greengard 等（1993）报道在 CaMKⅡ的作用下，突触素Ⅰ会快速磷酸化，引起分子构象的变化，使突触素Ⅰ到达突触前膜，并与之融合，从而释放神经递质，突触可塑性得到促进，而突触可塑性是学习记忆的生理基础。结合本书第七章羰基化蛋白质组学的结果，发现预先规律有氧运动诱导了 1433 蛋白家族相关蛋白、神经调制蛋白、UCH – L1、谷氨酰胺合成酶、谷胱甘肽 S – 转移酶 P 等通过自身结合羰基而起抗逆羰基应激作用。Tizivion 等（2002）研究表明 14 – 3 – 3 蛋白能结合 Rafl、PKC、KSR、Bcr、Cdc25C、Ca^{2+}/CaM 激酶、Bad 和跨膜蛋白受体等多种信号蛋白，说明 14 – 3 – 3 蛋白在信号转导过程中发挥着重要作用。

四、帕金森病变与运动干预纹状体的 PI3K/Akt/mTOR 通路

mTOR 是一种丝/苏氨酸蛋白激酶，是磷脂酰肌醇激酶 - 3/蛋白激酶 - B（PI3K/Akt）和丝/苏氨酸激酶Ⅱ（LKB1）能量敏感型通路的节点（Wan et al.，2007）。研究发现 mTOR 不仅可以调控细胞的增殖、存活等，还广泛参与膜转运、蛋白降解，特别是对蛋白翻译水平的调控。最近雷帕霉素又被开发出了新的功能，由于其能够促进自噬，清除 AD 中的淀粉样多肽、家族性 PD 中突变的 α - 突触核蛋白等异常蛋白，从而治疗相关的疾病，这为防治老年病的世界难题提供了新的治疗策略。

本实验结果显示，与 SED-NOR 相比，SED-PD 的 PI3K mRNA、Akt mRNA 和 mTOR mRNA 表达明显上调（$P < 0.05$）；与 EX-NOR 相比，EX-PD 的 PI3K mRNA、Akt mRNA 和 mTOR mRNA 表达也明显上调（$P < 0.05$）；而与 SED-PD 相比，EX-PD 的 PI3K mRNA 和 mTOR mRNA 表达稍微上调（$P > 0.05$），但是 Akt mRNA 却明显下调（$P < 0.05$）。表明 6 - OHDA 诱导了大鼠纹状体激活 PI3K/Akt/mTOR 信号通路，而预先规律有氧运动也能激活该通路。Cao 等（2010）研究结果显示蛋白酶体和自噬受抑促进了 DA 能神经元发生凋亡，而且都参与了神经元凋亡的调控机制，Adachi 等（1998）研究发现特异性作用于自噬门控蛋白哺乳动物雷帕霉素靶位（mTOR）的自噬诱导剂雷帕霉素则可缓解这一现象。抑制自噬将加剧 α-synuclein 积聚从而导致细胞死亡，自噬诱导剂雷帕霉素则可通过激活自噬促进 α-synuclein 的降解和细胞存活（Lynch-Day et al.，2012）。Klionsky 等（2000）报道 mTOR 是自噬途径中一个非常重要的负性调节因子，雷帕霉素通过抑制 mTOR 起到了促进自噬的作用。Webb 等（2003）报道雷帕霉素通过 mTOR 激活的自噬功能可以降解 PC12 细胞模型内所有类型的 α-synuclein；Adachi 等（1998）报道 mTOR 具有抗凋亡的神经保护作用；Jankovic（2005）还报道 mTOR 具有治疗 PD 的潜力。

五、帕金森病变与运动干预纹状体信号通路下游分子的筛选

泛素 C 末端水解酶 - 1（UCH - L1）是一种去泛素化酶，属于泛素蛋白酶体系统，是脑中含量最丰富的蛋白之一。Martins-Branco 等（2012）报道 UCH - L1 占脑内总蛋白量的 $1\% \sim 2\%$，在 UPS 中 UCH - L1 负责把释放完靶蛋白的多聚泛素链水解成单体泛素，以便实现泛素的循环利用。本实验结果显示与 SED-NOR 相比，SED-PD 的 UCH - L1 mRNA 表达明显上调（$P < 0.05$）；与 EX-NOR 相比，EX-PD 的 UCH-L1 mRNA 表达明显上调（$P < 0.05$）；而与 SED-PD 相比，EX-PD 的 UCH - L1 mRNA 表达也上调（$P < 0.05$）。表明 6 - OHDA 诱导了大鼠纹状体 UCH - L1 mRNA 表达，预先规律有氧运动也能激活 UCH - L1 mRNA 表达。结合本书第七章羰基化蛋白质组学的结果，发现预先规律有氧运动诱导了 1433 蛋白家族相关蛋白、神经调制蛋白、UCH - L1、谷氨酰胺合成酶、谷胱甘肽 S - 转移酶 P 等通过自身结合羰基而起抗逆羰基应激作用。Lowe 等（1990）研究报道家族性 PD 中 α-synuclein 和 UCH - L1 基因突变的发现，以及这些蛋白在散发性 PD 的 Lewy 小体中的存在，意味着蛋白在产生折叠和降解过程中的错误可导致神经细胞变性。Kanthasamy 等（2005）研究发现 PD 的疾病过程有 ROS 和氧化损伤的参与，发现 UCH - L1 能有效地清除 ROS，保护神经元不被

氧化损伤。Poon 等（2005）发现在 G93A-SOD1 转基因小鼠的脊髓中，4 种蛋白质发生羰基化修饰，羰基修饰水平很高。它们是 SOD1、UCH - L1、翻译控制肿瘤蛋白（TCTP）和αB - 晶体蛋白。表明蛋白质氧化、蛋白质聚集体和 Ca^{2+} 调节之间有一种潜在的相关。推测这些蛋白质的氧化修饰损伤了蛋白质稳定性（αB - 晶体蛋白）、Ca^{2+} 结合（TCTP）和蛋白质降解（UCH - L1）。Mandel 等（Mandel et al.，2003）研究表明 PD 患者脑内 UCH - L1 的表达下调，可引起泛素水解酶和/或连接酶活性异常，会使得神经元泛素化/去泛素化功能异常，进一步导致突触退化和神经元变性、退化。宫萍等（2006）的实验研究证明 6 - OHDA 大鼠模型纹状体中 UCH - L1 水平显著增高。UCH - L1 水平增高有利于 DA 能神经元清除异常蛋白质、延缓异常蛋白聚集、抑制 Lewy 小体形成，因此，可认为 UCH - L1 呈上升性表达反映了实验动物体内的自我神经保护机制，作为神经保护性操作的潜在靶点之一，对 UCH - L1 水平的干预是否会有效地抑制 PD 病变的发生或发展，可能是有价值的研究课题。

第五节 本章小结

纹状体细胞自噬的障碍与 PD 的发生发展有着密切的关系，可以促进细胞凋亡。AMPK 通路与 CaMK 信号通路的下调一定程度促进了凋亡的发生率，对于 PD 病变起着重要的作用。

预先规律有氧运动诱导了 PD 大鼠纹状体的自噬与凋亡适当增加，下调了 AMPK 通路与 CaMK 信号通路，而激活了 PI3K/Akt/mTOR 信号通路，PI3K/Akt/mTOR 协同 AMPK 通路与 CaMK 信号通路的调控，从而提高了 UCH - L1 表达水平，与细胞自噬一起联合抑制 PD 病变的发生或发展。

第十章 结 论

大鼠增龄过程中，出现了运动行为学、组织形态学和生物化学等相关的老化退行性改变；纹状体的羰基化蛋白没有呈现增龄性递增变化，羰基化修饰对蛋白质具有选择性，蛋白质的相对数量并不是蛋白质羰基化程度的决定因素；而在于涉及能量代谢、线粒体内膜、ATP 酶活性、黑质发育、突触传导调节、轴突部位和老化等相关通路的蛋白质羰基化；质谱鉴定出纹状体增龄性老化过程中具有重要作用的羰基化蛋白质与 AMPK 信号通路、CaMK 信号通路和 PI3K/Akt/mTOR 信号通路密切相关，这 3 条信号通路参与调节增龄过程中纹状体细胞凋亡与细胞自噬的平衡稳定关系，从而影响增龄性老化的发生和发展。

有氧运动处方产生了运动适应性变化，规律有氧运动改善了增龄大鼠一定的运动行为，通过大鼠纹状体形态学的结构的变化；规律有氧运动对线粒体和黑质发育相关信号转导的蛋白质羰基化有一定的影响，改善了与老化过程有关的钙网蛋白、与 DNA 有重要关系的核内不均一核糖核蛋白 A2/B1 等、与黑质发育及突触密切相关的 14 - 3 - 3 蛋白等蛋白质的羰基化；通过上调 miRNA207 和下调 miRNA542 的表达，涉及与神经老化或者神经退行有着密切关系的刺激神经系统配合受体相互作用通路、钙调信号通路、γ - 氨基丁酸突触信号通路、糖酵解信号通路等；规律有氧运动有利于纹状体的生物学功能和改善神经老化的机制，是通过激发大鼠纹状体的 AMPK 通路、CaMK 通路和 PI3K/Akt/mTOR 通路共同参与了运动可以调控细胞自噬与凋亡发生的平衡稳态。

6 - OHDA 致 PD 大鼠的模型构建成功，造模过程中没有引起医源性的炎症反应和大面积细胞凋亡或坏死；扫描电镜结果发现纹状体轴突与神经绒毛的萎缩等形态学改变与帕金森病的发生有着密切关系；质谱鉴定出 PD 病变过程中具有重要作用的羰基化蛋白质涉及线粒体内膜、能量代谢、黑质发育、突触传导调节、单价阳离子转运、微管、肌动蛋白细胞骨架等相关调节蛋白；纹状体神经细胞自噬的障碍与 PD 的发生发展有着密切的关系，可以促进细胞凋亡，而 AMPK 信息通路与 CaMK 信号通路的下调一定程度促进了凋亡的发生率，对于 PD 病变的调控起着重要的作用。

预先规律有氧运动提高了 6 - OHDA 致帕金森大鼠的损伤抗逆能力；对 ATP 酶活性和酰胺结合相关信号转导的蛋白质羰基化有一定的影响，改善了与老化及退行性疾病有关的 CaMK Ⅱ α、HSP60、Syn1、Map1 和 Map2 蛋白的羰基化；通过上调 miRNA3557 和下调 miR-NA324 调节与帕金森有着密切关系的刺激神经系统，配合受体相互作用通路、钙调信号通路、苯丙胺成瘾、糖基磷脂酰肌醇生物合成、细胞内吞作用、药物代谢 - 细胞色素和核苷酸切除修复等；同时，预先规律有氧运动诱导了 PD 大鼠纹状体的自噬与凋亡适当增加，下调了 AMPK 信号通路与 CaMK 信号通路，而激活了 PI3K/Akt/mTOR 信号通路，PI3K/Akt/

mTOR 协同 AMPK 信号通路与 CaMK 信号通路的调控，从而提高了 UCH – L1 表达水平与细胞自噬一起联合抑制 PD 病变的发生或发展。

综合得出：增龄性老化与帕金森病变的发生发展过程中，羰基化修饰对蛋白质具有选择性，蛋白质的相对数量并不是蛋白质羰基化程度的决定因素，而与 AMPK、CaMK 和 PI3K/Akt/mTOR 信号通路网络的相关蛋白质羰基化有着密切关系。规律有氧运动延缓神经退行及病变的适应性机制是一种抗逆锻炼作用机制：运动使能量 – 氧应激稳态的适应性变化，而 AMPK、CaMK 和 PI3K/Akt/mTOR 信号通路的相关蛋白质羰基化修饰，启动 miRNA 调控其靶通路之一 CaMK 信号通路，协调该通路有密切相关的 AMPK 通路与 PI3K/Akt/mTOR 通路的相关蛋白表达，从而影响并调控神经新生/细胞自噬/凋亡的平衡稳态关系，达到延缓神经退行或者改善 PD 病变的发生发展。

缩写表（中英文对照）

6 – OHDA	6 – hydmxydopamine	6 – 羟基多巴胺
ABC	Allostasis buffering capacity	动态稳态的缓冲能力
AD	Alzheimer disease	阿尔茨海默病
AGEs	Advanced Glycation End products	晚期糖基化终末产物
AI	Apoptosis Index	凋亡指数
ALEs	Advanced lipoxidation end products	脂氧化终末产物
ALS	Amyotrophic lateral sclerosis	肌萎缩性侧索硬化症
APO	Apomorphine	阿朴吗啡
BDNF	Brain derived neurotrophic factor	脑源性神经营养因子
BSA	Bovine serum albumin	牛血清白蛋白
Camk2	Calcium/calmodulin-dependent protein kinase type II	Ca^{2+}/钙调素依赖的蛋白激酶 II
CN	Calcineurin	钙调神经素
DA	Dopamine	多巴胺
DAB	Diaminobenzidine	二氨基联苯胺
DEPC	Diethylpyrocarbonate	焦碳酸二乙酯
DMSO	Dimethylsulfoxide	二甲基亚砜
EDTA	Ethylenediaminetetraacetic acid disodium salt dihydrate	乙烯二胺四醋酸二钠
Eef1a1	Elongation factor 1 – alpha 1	延长因子 1 – α1
EGP	External segment of Globus Pallidus	外侧苍白球
ESI – Q – TOF – MS/MS	Electrospray ionization quadrupole time-of-flight mass spectrometry	电喷雾四级杆飞行时间质谱
FGF – 2	Fibroblast growth factor – 2	纤维母细胞生长因子 – 2
FTD	Frontotemporal dementia	额颞叶痴呆
GABA	γ – aminobutyric acid	γ – 氨基丁酸
GDNF	Glial cell line-derived neurotrophic factor	胶质细胞源性营养因子
GO	Gene Ontology	基因本体数据库
GST	Glutathione S-transferase	谷胱甘肽 S – 转移酶
HD	Huntington's disease	亨廷顿病

HE	Haematoxylin and easin	苏木精 - 伊红
Hnrnpa2b1	Heterogeneous nuclear ribonucleoproteins A2/B1	核内不均一核糖核蛋白 A2/B1
HRP	Horse-radish peroxidase	辣根过氧化酶
Hspa9	Stress - 70 protein	应激蛋白 - 70
IAA	Iodacetamide	碘乙酰胺
IGF	Insulin-like growth factors	胰岛素样生长因子
IGP	Internalsegment of Globus Pallidus	内侧苍白球
KEGG	Kyoto Encyclopedia of Genes and Genomes	京都基因与基因组百科全书
MDA	Malondialdehyde	丙二醛
miRNA	Micro ribonucleic acid	微小核糖核酸
MPTP	Mitochondrial permeability transition pore	1 - 甲基 - 4 - 苯基 - 1, 2, 3, 6 - 四氢吡啶
NFT	Nerve fiber tangles	神经原纤维缠结
Nampt	Nicotinamide phosphoribosy - l transferase	烟碱磷酸核糖转移酶
Ncam1	Neural cell adhesion molecule 1	神经细胞粘着分子
NO	Nitrogen monoxide	一氧化氮
Nmnat	Nicotinamide mononucleotide adeny lyltransferase	烟碱/烟酸单核苷酸腺嘌呤转移酶
OAH	Oxidant - antioxidant homeostasis	氧化 - 抗氧化的内稳态
OD	Optical density	光密度
PBS	Phosphate buffered saline	磷酸缓冲液
PD	Parkinson's disease	帕金森病
PFA	Paraformaldehyde	多聚甲醛
PI3K	Phosphatidyl Inositol 3 - kinase	磷脂酰肌醇 3 - 激酶
POD	In Situ Cell Death Detection Kit	原位细胞凋亡检测试剂盒
Prkar2b	cAMP-dependent protein kinase type II -beta regulatory subunit	cAMP 依赖蛋白激酶 II - beta
qRT - PCR	Quantitative real-time polymerase chain reaction	实时荧光定量核酸扩增检测系统
RCS	Reactive carbonyl species	活性羰基类物质
RISC	RNA-Induced Silencing Complex	RNA 诱导的沉默复合体
ROS	Reactive oxygen species	活性氧
SDS	Sodium dodecylsulfonate	十二烷基磺酸钠
SEM	Scanning Electron Microscope	扫描电子显微镜
SOD	Superoxide dismutase	超氧化物歧化酶

Snap 25   Synaptosomal-associated protein 25   突触相关膜蛋白 25

Slc1a 2   Excitatory amino acid transporter 2   兴奋性氨基酸转运体 2

SNc   Substantia nigra pars compacta   黑质致密部

SNr   Substantia nigra pars reticulate   黑质网状部

Syp   Synaptophysin   突触小泡蛋白

TBARS   Thiobarbituric acid reactive substances   硫代巴比妥酸反应产物

TH   Tyrosine hydroxylase   酪氨酸羟化酶

TOR   Target of rapamycin   雷帕霉素靶点

TrkB   Tyrosine kinase receptor B   酪氨酸激酶受体 B

UCH – L1   Ubiquitin carboxyl-terminal hydrolase isozyme L1   泛素羧基末端水解酶 L1

Vdac1   Voltage-dependent anion-selective channel protein 1   电压依从性阴离子通道蛋白 1

$\nu_{O_{2max}}$ Maximum oxygen consumption   最大摄氧量

α – SYN   α-synuclein   α – 突触核蛋白

参 考 文 献

［1］ ABE M, NAQVI A, HENDRIKS G J, et al. Impact of age-associated increase in 2′-O-methylation of miRNAs on aging and neurodegeneration in Drosophila ［J］. Genes Dev, 2014 （28）: 44 – 57.

［2］ ABLIKIM M, ACHASOV M N, AHMED S, et al. Observation of Lambda ［J］. Phys Rev Lett, 2017 （118）: 112001.

［3］ ABLIKIM M, ACHASOV M N, AI X C, et al. Observation of Z ［J］. Phys Rev Lett, 2015 （115）: 112003.

［4］ ADACHI H, FUJIWARA Y, ISHII N. Effects of oxygen on protein carbonyl and aging in Caenorhabditis elegans mutants with long （age-1） and short （mev-1） life spans ［J］. J Gerontol A Biol Sci Med Sci, 1998 （53）: B240 – 244.

［5］ AGUIAR A S, DUZZIONI M, REMOR A P, et al. Moderate-intensity physical exercise protects against experimental 6-hydroxydopamine-induced hemiparkinsonism through Nrf2-antioxidant response element pathway ［J］. Neurochem Res, 2016 （41）: 64 – 72.

［6］ ALAM Z I, DANIEL S E, LEES A J, et al. A generalised increase in protein carbonyls in the brain in parkinson's but not incidental Lewy body disease ［J］. J Neurochem, 1997 （69）: 1326 – 1329.

［7］ ALDINI G, DALLE-DONNE I, FACINO R M, et al Intervention strategies to inhibit protein carbonylation by lipoxidation-derived reactive carbonyls ［J］. Med Res Rev, 2007 （27）: 817 – 868.

［8］ ALLEN N E, CANNING C G, SHERRINGTON C, et al. The effects of an exercise program on fall risk factors in people with Parkinson's disease: a randomized controlled trial ［J］. Mov Disodr, 2010 （25）: 1217 – 1225.

［9］ AMBROS V, BARTEL B, BARTEL D P, et al. A uniform system for microRNA annotation ［J］. RNA, 2003 （9）: 277 – 279.

［10］ ANDERS S, HUBER W. Differential expression analysis for sequence count data ［J］. Genome Biol, 2010 （11）: R106.

［11］ ARAI T, MACKENZIE I R, HASEGAWA M, et al. Phosphorylated TDP-43 in Alzheimer's disease and dementia with Lewy bodies ［J］. Acta neuropathol, 2009 （117）: 125 – 136.

［12］ ASHBURNER M, BALL C A, BLAKE J A, et al. Gene ontology: tool for the unification of biology: the gene ontology consortium ［J］. Nat Genet, 2000 （25）: 25 – 29.

［13］ BARBACID M. Nerve growth factor: a tale of two receptors ［J］. Oncogene, 1993 （8）: 2033 – 2042.

［14］ BAUMANN K, MANDELKOW E M, BIERNAT J, et al. Abnormal Alzheimer-like phosphorylation of tau-protein by cyclin-dependent kinases cdk2 and cdk5 ［J］. FEBS Lett, 1993 （336）: 417 – 424.

［15］ BAYOD S, DEL VALLE J, CANUDAS A M, et al. Long-term treadmill exercise induces neuroprotective molecular changes in rat brain ［J］. J Appl Physiol, 2011 （111）: 1380 – 1390.

［16］ BERCHTOLD N C, KESSLAK J P, COTMAN C W. Hippocampal brain-derived neurotrophic factor gene regulation by exercise and the medial septum ［J］. J Neurosci Res, 2002 （68）: 511 – 521.

［17］BERG D, HOLZMANN C, RIESS O. 14-3-3 proteins in the nervous system ［J］. Nat Rev Neurosci, 2003 (4): 752 – 762.

［18］BERRIDGE M J, BOOTMAN M D, LIPP P. Calcium-a life and death signal ［J］. Nature, 1998 (395): 645 – 648.

［19］BI X, BAUDRY M, LIU J, et al. Inhibition of geranylgeranylation mediates the effects of 3-hydroxy-3-methylglutaryl (HMG)-CoA reductase inhibitors on microglia ［J］. J Biol Chem, 2004 (279): 48238 – 48245.

［20］BISKUP S, MOORE D J. Detrimental deletions: mitochondria, aging and Parkinson's disease ［J］. Bioessays, 2006 (28): 963 – 967.

［21］BLANDINI F, NAPPI G, TASSORELLI C, et al. Functional changes of the basal ganglia circuitry in Parkinson's disease ［J］. Prog neurobiol, 2000 (62): 63 – 88.

［22］BLOOMER R J, SCHILLING B K, KARLAGE R E, et al. Effect of resistance training on blood oxidative stress in Parkinson disease ［J］. Med Sci Sports Exerc, 2008 (40): 1385 – 1389.

［23］BORSOOK D, UPADHYAY J, CHUDLER E H, et al. A key role of the basal ganglia in pain and analgesia-insights gained through human functional imaging ［J］. Mol pain, 2010 (6): 27.

［24］BOSCH-MARCE M, OKUYAMA H, WESLEY J B, et al. Effects of aging and hypoxia-inducible factor-1 activity on angiogenic cell mobilization and recovery of perfusion after limb ischemia ［J］. Circ Res, 2007 (101): 1310 – 1318.

［25］BOSNAK M, ECE A, YOLBAS I, et al. Scorpion sting envenomation in children in southeast Turkey ［J］. Wilderness Environ Med, 2009 (20): 118 – 124.

［26］BRASTED P J, WATTS C, TORRES E M, et al. Behavioural recovery following striatal transplantation: effects of postoperative training and P-zone volume ［J］. Exp Brain Res, 1999 (128): 535 – 538.

［27］BRONK P, KUKLIN E A, GORUR-SHANDILYA S, et al. Regulation of Eag by Ca^{2+}/calmodulin controls presynaptic excitability in Drosophila ［J］. J Neurophysiol, 2018 (119): 1665 – 1680.

［28］BROOKS A M, PAMMI V S, NOUSSAIR C, et al. From bad to worse: striatal coding of the relative value of painful decisions ［J］. Front Neurosci, 2010 (4): 176.

［29］BRUCE-KELLER A J, LI Y J, LOVELL M A, et al. 4-Hydroxynonenal, a product of lipid peroxidation, damages cholinergic neurons and impairs visuospatial memory in rats ［J］. J Neuropathol Exp Neurol, 1998 (57): 257 – 267.

［30］BUCHANAN J T, KASICKI S. Segmental distribution of common synaptic inputs to spinal motoneurons during fictive swimming in the lamprey ［J］. J Neurophysiol, 1999 (82): 1156 – 1163.

［31］BUDAS G R, DISATNIK M H, CHEN C H, et al. Activation of aldehyde dehydrogenase 2 (ALDH2) confers cardioprotection in protein kinase C epsilon (PKCvarepsilon) knockout mice ［J］. J Mol Cell Cardiol, 2010 (48): 757 – 764.

［32］CAI F, WANG F, LIN F K, et al. Redox modulation of long-term potentiation in the hippocampus via regulation of the glycogen synthase kinase-3beta pathway ［J］. Free Radic Biol Med, 2008 (45): 964 – 970.

［33］CALABRESE E J. Overcompensation stimulation: a mechanism for hormetic effects ［J］. Crit Rev Toxicol, 2001 (31): 425 – 470.

［34］CALABRESE E J, BACHMANN K A, BAILER A J, et al. Biological stress response terminology: integrating the concepts of adaptive response and preconditioning stress within a hormetic dose-response framework ［J］. Toxicol Appl Pharmacol, 2007 (222): 122 – 128.

［35］ CALABRESE E J, BALDWIN L A. Toxicology rethinks its central belief ［J］. Nature, 2003 (421): 691 – 692.

［36］ CALABRESE E J, BALDWIN L A, HOLLAND C D. Hormesis: a highly generalizable and reproducible phenomenon with important implications for risk assessment ［J］. Risk Anal, 1999 (19): 261 – 281.

［37］ CALABRESE E J, BLAIN R B. Hormesis and plant biology ［J］. Environ pollut, 2009 (157): 42 – 48.

［38］ CANTUTI-CASTELVETRI I, HERNANDEZ L F, KELLER-MCGANDY C E, et al. Levodopa-induced dyskinesia is associated with increased thyrotropin releasing hormone in the dorsal striatum of hemi-parkinsonian rats ［J］. PLoS One, 2010 (5): e13861.

［39］ CAO B, DENG S, QIN H, DING P, et al. Detection of protein complexes based on penalized matrix decomposition in a sparse protein (–) protein interaction network ［J］. Molecules, 2018 (23): 114 – 117.

［40］ CAO W, YANG X, ZHOU J, et al. Targeting 14-3-3 protein, difopein induces apoptosis of human glioma cells and suppresses tumor growth in mice ［J］. Apoptosis, 2010 (15): 230 – 241.

［41］ CAO W D, ZHANG X, ZHANG J N, et al. Immunocytochemical detection of 14-3-3 in primary nervous system tumors ［J］. J Neurooncol, 2006 (77): 125 – 130.

［42］ CARTONI R, LEGER B, HOCK M B, et al. Mitofusins 1/2 and ERRalpha expression are increased in human skeletal muscle after physical exercise ［J］. J Physiol, 2005 (567): 349 – 358.

［43］ CHEN J, SCHENKER S, FROSTO T A, et al. Inhibition of cytochrome c oxidase activity by 4-hydroxynonenal (HNE) ［C］//Role of HNE adduct formation with the enzyme subunits. Biochim Biophys Acta, 1998 (1380): 336 – 344.

［44］ CHEN L, CAGNIARD B, MATHEWS T, et al. Age-dependent motor deficits and dopaminergic dysfunction in DJ-1 null mice ［J］. J Biol Chem, 2005 (280): 21418 – 21426.

［45］ CHEN L, JIAO Z H, ZHENG L S, et al. Structural insight into the autoinhibition mechanism of AMP-activated protein kinase ［J］. Nature, 2009 (459): 1146 – 1149.

［46］ CHEN Y S, LI H R, LIN M, et al. Livin abrogates apoptosis of SPC-A1 cell by regulating JNKl signaling pathway ［J］. Mol Biol Rep, 2010 (37): 2241 – 2247.

［47］ CHERRA S J, DAGDA R K, TANDON A, et al. Mitochondrial autophagy as a compensatory response to PINK1 deficiency ［J］. Autophagy, 2009 (5): 1213 – 1214.

［48］ CHICO L, MODENA M, LO GERFO A, et al. Cross-talk between pathogenic mechanisms in neurodegeneration: the role of oxidative stress in amyotrophic lateral sclerosis ［J］. Arch Ital Biol, 2017 (111): 15531 – 15541.

［49］ CHIU C C, YEH T H, LAI S C, et al. Neuroprotective effects of aldehyde dehydrogenase 2 activation in rotenone-induced cellular and animal models of parkinsonism ［J］. Exp Neurol, 2015 (263): 244 – 253.

［50］ CHOI J, REES H D, WEINTRAUB S T, et al. Oxidative modifications and aggregation of Cu, Zn-superoxide dismutase associated with Alzheimer and Parkinson diseases ［J］. J Biol Chem, 2005 (280): 11648 – 11655.

［51］ CHUDLER E H, DONG W K. The role of the basal ganglia in nociception and pain ［J］. Pain, 1995 (60): 3 – 38.

［52］ COOLS R, GIBBS S E, MIYAKAWA A, et al. Working memory capacity predicts dopamine synthesis capacity in the human striatum ［J］. J Neurosci, 2008 (28): 1208 – 1212.

［53］ COOPER K H, POLLOCK M L, MARTIN R P, et al. Physical fitness levels vs selected coronary risk factors. A cross-sectional study [J]. JAMA, 1976 (236): 166 – 169.

[54] CROWLEY E K, NOLAN Y M, SULLIVAN A M. Exercise as a therapeutic intervention for motor and non-motor symptoms in Parkinson's disease: Evidence from rodent models [J]. Prog Neurobiol, (2019): 172 – 222.

[55] CUELLAR T L, DAVIS T H, NELSON P T, et al. Dicer loss in striatal neurons produces behavioral and neuroanatomical phenotypes in the absence of neurodegeneration [J]. Proc Natl Acad Sci USA, 2008 (105): 5614 – 5619.

[56] CUERVO A M, STEFANIS L, FREDENBURG R, et al. Impaired degradation of mutant alpha-synuclein by chaperone-mediated autophagy [J]. Science, 2004 (305): 1292 – 1295.

[57] CUI K, LUO X, XU K, et al. Role of oxidative stress in neurodegeneration: recent developments in assay methods for oxidative stress and nutraceutical antioxidants [J]. Prog Neuropsychopharmacol Biol Psychiatry, 2004 (28): 771 – 799.

[58] CUZZOCREA S, THIEMERMANN C, SALVEMINI D. Potential therapeutic effect of antioxidant therapy in shock and inflammation [J]. Curr Med Chem, 2004 (11): 1147 – 1162.

[59] DA COSTA RO, GADELHA-FILHO C V J, DA COSTA A E M, et al. The treadmill exercise protects against dopaminergic neuron loss and brain oxidative stress in Parkinsonian rats [J]. Oxid Med Cell Longev, 2017 (213): 8169.

[60] DALLE-DONNE I, GIUSTARINI D, COLOMBO R, et al. Protein carbonylation in human diseases [J]. Trends Mol Med, 2003 (9): 169 – 176.

[61] DAUSSIN F N, ZOLL J, PONSOT E, et al. Training at high exercise intensity promotes qualitative adaptations of mitochondrial function in human skeletal muscle [J]. J Appl Physiol, 2008 (104): 1436 – 1441.

[62] DE LENCASTRE A, PINCUS Z, ZHOU K. MicroRNAs both promote and antagonize longevity in C. elegans [J]. Curr Biol, 2010 (20): 2159 – 2168.

[63] DOSTIE J, MOURELATOS Z, YANG M, et al. Numerous microRNPs in neuronal cells containing novel microRNAs [J]. RNA, 2003 (9): 180 – 186.

[64] DUKAN S, FAREWELL A, BALLESTEROS M, et al. Protein oxidation in response to increased transcriptional or translational errors [J]. Proc Natl Acad Sci USA, 2000 (97): 5746 – 5749.

[65] DUTRA M F, JAEGER M, ILHA J, et al. Exercise improves motor deficits and alters striatal GFAP expression in a 6-OHDA-induced rat model of Parkinson's disease [J]. Neurol Sci, 2012 (33): 1137 – 1144.

[66] ESKELINEN E L, SAFTIG P. Autophagy: a lysosomal degradation pathway with a central role in health and disease [J]. Biochim biophys acta, 2009 (1793): 664 – 673.

[67] FARAZI T A, SPITZER J I, MOROZOV P, et al. miRNAs in human cancer [J]. J Pathol, 2011 (223): 102 – 115.

[68] FIEDLER J, JAZBUTYTE V, KIRCHMAIER B C, et al. MicroRNA-24 regulates vascularity after myocardial infarction [J]. Circulation, 2011 (124): 720 – 730.

[69] FITZMAURICE A G, RHODES S L, LULLA A, et al. Aldehyde dehydrogenase inhibition as a pathogenic mechanism in Parkinson disease [J]. Proc Natl Acad Sci USA, 2013 (110): 636 – 641.

[70] FLOYD R A, HENSLEY K. Oxidative stress in brain aging. Implications for therapeutics of neurodegenerative diseases [J]. Neurobiol aging, 2002 (23): 795 – 807.

[71] FOSTER T C, SHARROW K M, MASSE J R, et al. Calcineurin links Ca^{2+} dysregulation with brain aging

［J］. J Neurosci, 2001（21）：4066 - 4073.

［72］ FREDRIKSSON A, BALLESTEROS M, DUKAN S, et al. Defense against protein carbonylation by DnaK/ Dna J and proteases of the heat shock regulon［J］. J Bacteriol, 2005（187）：4207 - 4213.

［73］ FRIEDLAND R P, FRITSCH T, SMYTH K A, et al. Patients with Alzheimer's disease have reduced activities in midlife compared with healthy control-group members［J］. Proc Natl Acad Sci USA, 2001（98）： 3440 - 3445.

［74］ FUJITA N, SATO S, KATAYAMA K, et al. Akt-dependent phosphorylation of p27Kip1 promotes binding to 14-3-3 and cytoplasmic localization［J］. J Biol Chem, 2002（277）：28706 - 28713.

［75］ FUJIWARA H, HASEGAWA M, DOHMAE N, et al. alpha-Synuclein is phosphorylated in synucleinopathy lesions［J］. Nat Cell Biol, 2002（4）：160 - 164.

［76］ FULCO M, CEN Y, ZHAO P, et al. Glucose restriction inhibits skeletal myoblast differentiation by activating SIRT1 through AMPK-mediated regulation of Nampt［J］. Dev Cell, 2008（14）：661 - 673.

［77］ FURUYA D, TSUJI N, YAGIHASHI A, et al. Beclin 1 augmented cis-diamminedichloroplatinum induced apoptosis via enhancing caspase-9 activity［J］. Exp Cell Res, 2005（307）：26 - 40.

［78］ GALVAN A, KUWAJIMA M, SMITH Y. Glutamate and GABA receptors and transporters in the basal ganglia: what does their subsynaptic localization reveal about their function?［J］. Neuroscience, 2006（143）： 351 - 375.

［79］ GAO F B. Posttranscriptional control of neuronal development by microRNA networks［J］. Trends Neurosci, 2008（31）：20 - 26.

［80］ GARDIAN G, VECSEI L. Huntington's disease: pathomechanism and therapeutic perspectives［J］. J Neural Transm, 2004（111）：1485 - 1494.

［81］ GERFEN C R, SURMEIER D J. Modulation of striatal projection systems by dopamine［J］. Annu Rev Neurosci, 2011（34）：441 - 466.

［82］ GHOSH A, GREENBERG M E. Calcium signaling in neurons: molecular mechanisms and cellular consequences［J］. Science, 1995（268）：239 - 247.

［83］ GKANATSIOU E, PORTELIUS E, TOOMEY C E, et al. A distinct brain beta amyloid signature in cerebral amyloid angiopathy compared to Alzheimer's disease［J］. Neurosci Lett, 2019（701）125 - 131.

［84］ GLOWINSKI J, AXELROD J, IVERSEN L L. Regional studies of catecholamines in the rat brain. IV. Effects of drugs on the disposition and metabolism of H3-norepinephrine and H3-dopamine［J］. J Pharmacol Exp Ther, 1966（153）：30 - 41.

［85］ GLOWINSKI J, IVERSEN L L. Regional studies of catecholamines in the rat brain. I. The disposition of［3H］ norepinephrine,［3H］dopamine and［3H］dopa in various regions of the brain［J］. J Neurochem, 1966 （13）：655 - 669.

［86］ GOLDBAUM O, RICHTER-LANDSBERG C. Activation of PP2A-like phosphatase and modulation of tau phosphorylation accompany stress-induced apoptosis in cultured oligodendrocytes［J］. Glia, 2002（40）：271 - 282.

［87］ GOMEZ-RAMOS A, DOMINGUEZ J, ZAFRA D, et al. Inhibition of GSK3 dependent tau phosphorylation by metals［J］. Curr Alzheimer Res, 2006（3）：123 - 127.

［88］ GOODWIN V A, RICHARDS S H, TAYLOR R S, et al. The effectiveness of exercise interventions for people with Parkinson's disease: a systematic review and meta-analysis［J］. Mov Disord, 2008（23）：631 -

640.

[89] GREENGARD P, VALTORTA F, CZERNIK A J, et al. Synaptic vesicle phosphoproteins and regulation of synaptic function [J]. Science, 1993 (259): 780 – 785.

[90] GREGORY R I, YAN K P, AMUTHAN G, et al. The Microprocessor complex mediates the genesis of microRNAs [J]. Nature, 2004 (432): 235 – 240.

[91] GRUETER C E, COLBRAN R J, ANDERSON M E. CaMK II, an emerging molecular driver for calcium homeostasis, arrhythmias, and cardiac dysfunction [J]. J Mol Med (Berl), 2007 (85): 5 – 14.

[92] GWINN D M, SHACKELFORD D B, EGAN D F. AMPK phosphorylation of raptor mediates a metabolic checkpoint [J]. Mol Cell, 2008 (30): 214 – 226.

[93] HACKENBROCK C R. Ultrastructural bases for metabolically linked mechanical activity in mitochondria. I. Reversible ultrastructural changes with change in metabolic steady state in isolated liver mitochondria [J]. J Cell Biol, 1966 (30): 269 – 297.

[94] HACKENBROCK C R. Ultrastructural bases for metabolically linked mechanical activity in mitochondria. II. Electron transport-linked ultrastructural transformations in mitochondria [J]. J Cell Biol, 1968 (37): 345 – 369.

[95] HACKNEY M E, EARHART G M. Health-related quality of life and alternative forms of exercise in Parkinson disease [J]. Parkinsonism Relat Disord, 2009 (15): 644 – 648.

[96] HAMEZAH H S, DURANI L W, IBRAHIM N F, et al. Volumetric changes in the aging rat brain and its impact on cognitive and locomotor functions [J]. Exp Gerontol, 2017 (99): 69 – 79.

[97] HAMEZAH H S, DURANI L W, YANAGISAWA D, et al. Proteome profiling in the hippocampus, medial prefrontal cortex, and striatum of aging rat [J]. Exp Gerontol, 2018 (111): 53 – 64.

[98] HANDS S L, PROUD C G, WYTTENBACH A. mTOR's role in ageing: protein synthesis or autophagy? [J]. Aging (Albany NY), 2009 (1): 586 – 597.

[99] HEBERT S S, DE STROOPER B. Molecular biology. miRNAs in neurodegeneration [J]. Science, 2007 (317): 1179 – 1180.

[100] HENSON B J, ZHU W, HARDAWAY K, et al. Transcriptional and post-transcriptional regulation of SPAST, the gene most frequently mutated in hereditary spastic paraplegia [J]. PLoS One, 2012 (7): e36505.

[101] HOLLOSZY J O. Biochemical adaptations in muscle. Effects of exercise on mitochondrial oxygen uptake and respiratory enzyme activity in skeletal muscle [J]. J Biol Chem, 1967 (242): 2278 – 2282.

[102] HU X, DUAN Z, HU H, et al. Proteomic profile of carbonylated proteins in rat liver: exercise attenuated oxidative stress may be involved in fatty liver improvement [J]. Proteomics, 2013 (13): 1755 – 1764.

[103] HUA Y J, TANG Z Y, TU K, et al. Identification and target prediction of miRNAs specifically expressed in rat neural tissue [J]. BMC Genomics, 2009 (102): 14.

[104] HUANG DA W, SHERMAN B T, LEMPICKI R A. Bioinformatics enrichment tools: paths toward the comprehensive functional analysis of large gene lists [J]. Nucleic Acids Res, 2009 (37): 1 – 13.

[105] HUANG DA W, SHERMAN B T, LEMPICKI R A. Systematic and integrative analysis of large gene lists using DAVID bioinformatics resources [J]. Nat Protoc, 2009 (4): 44 – 57.

[106] HUNSBERGER J G, FESSLER E B, CHIBANE F L, et al. Mood stabilizer-regulated miRNAs in neuropsychiatric and neurodegenerative diseases: identifying associations and functions [J]. Am J Transl Res, 2013

（5）：450 – 464.

[107] IBANEZ-VENTOSO C，YANG M，GUO S，et al. Modulated microRNA expression during adult lifespan in Caenorhabditis elegans［J］. Aging Cell, 2006（5）：235 – 246.

[108] ILBAY O，AMBROS V. Pheromones and nutritional signals regulate the developmental reliance on let-7 family MicroRNAs in C. elegans［J］. Curr Biol, 2019（29）：1735 – 1745.

[109] IMAI S，ARMSTRONG C M，KAEBERLEIN M，et al. Transcriptional silencing and longevity protein Sir2 is an NAD-dependent histone deacetylase［J］. Nature, 2000（40）：3795 – 800.

[110] JACKSON M J，JONES D A，EDWARDS R H. Vitamin E and skeletal muscle［J］. Ciba Found Symp, 1983（101）：224 – 239.

[111] JAMART C，BENOIT N，RAYMACKERS J M，et al. Autophagy-related and autophagy-regulatory genes are induced in human muscle after ultraendurance exercise［J］. Eur J Appl Physiol, 2012（112）：3173 – 3177.

[112] JANA C K，DAS N，SOHAL R S. Specificity of age-related carbonylation of plasma proteins in the mouse and rat［J］. Arch Biochem biophys, 2002（397）：433 – 439.

[113] JANICKE B，SCHULZE G，COPER H. Motor performance achievements in rats of different ages［J］. Exp gerontol, 1983（18）：393 – 407.

[114] JANKOVIC J. Progression of Parkinson disease：are we making progress in charting the course？［J］. Arch Neurol, 2005（62）：351 – 352.

[115] JI L L. Exercise-induced modulation of antioxidant defense［J］. Ann N Y Acad Sci, 2002（959）：82 – 92.

[116] JI L L，GOMEZ-CABRERA M C，VINA J. Exercise and hormesis：activation of cellular antioxidant signaling pathway［J］. Ann N Y Acad Sci, 2006（1067）：425 – 435.

[117] JOEL D，WEINER I. The organization of the basal ganglia-thalamocortical circuits：open interconnected rather than closed segregated［J］. Neuroscience, 1994（63）：363 – 379.

[118] JONES D P. Redefining oxidative stress［J］. Antioxid Redox Signal, 2006（8）：1865 – 1879.

[119] KABUTA T，FURUTA A，AOKI S，et al. Aberrant interaction between Parkinson disease-associated mutant UCH-L1 and the lysosomal receptor for chaperone-mediated autophagy［J］. J Biol Chem, 2008（283）：23731 – 23738.

[120] KABUTA T，MITSUI T，TAKAHASHI M，et al. Ubiquitin C-terminal hydrolase L1（UCH-L1）acts as a novel potentiator of cyclin-dependent kinases to enhance cell proliferation independently of its hydrolase activity［J］. J Biol Chem, 2013（288）：12615 – 12626.

[121] KABUTA T，WADA K. Insights into links between familial and sporadic Parkinson's disease：physical relationship between UCH-L1 variants and chaperone-mediated autophagy［J］. Autophagy, 2008（4）：827 – 829.

[122] KANEHISA M，GOTO S，HATTORI M，et al. From genomics to chemical genomics：new developments in KEGG［J］. Nucleic Acids Res, 2006（34）：D354 – 357.

[123] KANTHASAMY A G，KITAZAWA M，KANTHASAMY A，et al. Dieldrin-induced neurotoxicity：relevance to Parkinson's disease pathogenesis［J］. Neurotoxicology, 2005（26）：701 – 719.

[124] KAPLAN D R，MILLER F D. Neurotrophin signal transduction in the nervous system［J］. Curr Opin Neurobiol, 2000（10）：381 – 391.

[125] KASCH F W，BOYER J L，SCHMIDT P K，et al. Ageing of the cardiovascular system during 33 years of

aerobic exercise [J]. Age and Ageing, 1999 (28): 531 – 536.

[126] KATO M, CHEN X, INUKAI S, et al. Age-associated changes in expression of small, noncoding RNAs, including microRNAs, in Celegans [J]. RNA, 2011 (17): 1804 – 1820.

[127] KIM V N, NAM J W. Genomics of microRNA [J]. Trends genet, 2006 (22): 165 – 173.

[128] KISELYOV K, JENNIGS J J, RBAIBI Y, et al. Autophagy, mitochondria and cell death in lysosomal storage diseases [J]. Autophagy, 2007 (3): 259 – 262.

[129] KLIONSKY D J, ABDELMOHSEN K, ABE A, et al. Guidelines for the use and interpretation of assays for monitoring autophagy [J]. Autophagy, 2016 (12): 1 – 222.

[130] KLIONSKY D J, EMR S D. Autophagy as a regulated pathway of cellular degradation [J]. Science, 2000 (290): 1717 – 1721.

[131] KOMATSU M, WAGURI S, CHIBA T, et al. Loss of autophagy in the central nervous system causes neurodegeneration in mice [J]. Nature, 2006 (441): 880 – 884.

[132] KORCHOUNOV A, MEYER M F, KRASNIANSKI M. Postsynaptic nigrostriatal dopamine receptors and their role in movement regulation [J]. J Neural Transm, 2010 (117): 1359 – 1369.

[133] KOVACIC P, JACINTHO J D. Mechanisms of carcinogenesis: focus on oxidative stress and electron transfer [J]. Curr Med Chem, 2001 (8): 773 – 796.

[134] KOZIEL J E, FOX M J, STEDING C E, et al. Medical genetics and epigenetics of telomerase [J]. J Cell Mol Med, 2011 (15): 457 – 467.

[135] KREITZER A C, MALENKA R C. Endocannabinoid-mediated rescue of striatal LTD and motor deficits in Parkinson's disease models [J]. Nature, 2007 (445): 643 – 647.

[136] KREITZER A C, MALENKA R C. Striatal plasticity and basal ganglia circuit function [J]. Neuron, 2008 (60): 543 – 554.

[137] KRICHEVSKY A M, KING K S, DONAHUE C P, et al. A microRNA array reveals extensive regulation of microRNAs during brain development [J]. RNA, 2003 (9): 1274 – 1281.

[138] KRISTAL B S, YU B P. An emerging hypothesis: synergistic induction of aging by free radicals and Maillard reactions [J]. J Gerontol, 1992 (47): B107 – 114.

[139] KRUMAN I, BRUCE-KELLER A J, BREDESEN D, et al. Evidence that 4-hydroxynonenal mediates oxidative stress-induced neuronal apoptosis [J]. J Neurosci, 1997 (17): 5089 – 5100.

[140] KUMAR P, DEZSO Z, MACKENZIE C, et al. Circulating miRNA biomarkers for Alzheimer's disease [J]. PLoS One, 2013 (8): e69807.

[141] LAFON-CAZAL M, PIETRI S, CULCASI M, et al. NMDA-dependent superoxide production and neurotoxicity [J]. Nature, 1993 (364): 535 – 537.

[142] LAU P, BOSSERS K, JANKY R, et al. Alteration of the microRNA network during the progression of Alzheimer's disease [J]. EMBO Mol Med, 2013 (5): 1613 – 1634.

[143] LAURIN D, VERREAULT R, LINDSAY J, et al. Physical activity and risk of cognitive impairment and dementia in elderly persons [J]. Arch Neurol, 2001 (58): 498 – 504.

[144] LEIST M, FAVA E, MONTECUCCO C, et al. Peroxynitrite and nitric oxide donors induce neuronal apoptosis by eliciting autocrine excitotoxicity [J]. Eur J Neurosci, 1997 (9): 1488 – 1498.

[145] LEMAITRE H, MATTAY V S, SAMBATARO F, et al. Genetic variation in FGF20 modulates hippocampal biology [J]. J Neurosci, 2010 (30): 5992 – 5997.

［146］ LEWIS B P, SHIH I H, JONES-RHOADES M W, et al. Prediction of mammalian microRNA targets ［J］. Cell, 2003 （115）: 787 – 798.

［147］ LI F, YANG Z, LU Y, et al. Malondialdehyde suppresses cerebral function by breaking homeostasis between excitation and inhibition in turtle Trachemys scripta ［J］. PLoS One, 2010 （5）: e15325.

［148］ LI G, HE H. Hormesis, allostatic buffering capacity and physiological mechanism of physical activity: a new theoretic framework ［J］. Med Hypotheses, 2009 （72）: 527 – 532.

［149］ LI G, LIU L, HU H, et al. Age-related carbonyl stress and erythrocyte membrane protein carbonylation ［J］. Clin Hemorheol Microcirc, 2010 （46）: 305 – 311.

［150］ LI L, LI G, SHENG S, et al. Substantial reaction between histamine and malondialdehyde: a new observation of carbonyl stress ［J］. Neuro Endocrinol Lett, 2005 （26）: 799 – 805.

［151］ LIN S J, DEFOSSEZ P A, GUARENTE L. Requirement of NAD and SIR2 for life-span extension by calorie restriction in Saccharomyces cerevisiae ［J］. Science, 2000 （289）: 2126 – 2128.

［152］ LISMAN J. The CaMK Ⅱ hypothesis for the storage of synaptic memory ［J］. Trends Neurosci, 1994 （17）: 406 – 412.

［153］ LISMAN J, SCHULMAN H, CLINE H. The molecular basis of CaMKII function in synaptic and behavioural memory ［J］. Nat Rev Neurosci, 2002 （3）: 175 – 190.

［154］ LIU J X, ZHU L, LI P J, et al. Effectiveness of high-intensity interval training on glycemic control and cardiorespiratory fitness in patients with type 2 diabetes: a systematic review and meta-analysis ［J］. Aging Clin Exp Res, 2018 （1）: 37 – 41.

［155］ LIU N, LANDREH M, CAO K, et al. The microRNA miR-34 modulates ageing and neurodegeneration in Drosophila ［J］. Nature, 2012 （482）: 519 – 523.

［156］ LIU S Z. On radiation hormesis expressed in the immune system ［J］. Crit Rev Toxicol, 2003 （33）: 431 – 441.

［157］ LIU W, CHEN G, LI F, et al. Calcineurin-NFAT signaling and neurotrophins control tansformation of myosin heavy chain isoforms in rat soleus muscle in response to aerobic treadmill training ［J］. J Sports Sci Med, 2014 （13）: 934 – 944.

［158］ LIU W, FU R, WANG Z, et al. Regular aerobic exercise-alleviated dysregulation of CAMKIIalpha carbonylation to mitigate Parkinsonism via homeostasis of apoptosis with autophagy ［J］. J Neuropathol Exp Neurol, 2020 （79）: 46 – 61.

［159］ LIU W, KUANG H, XIA Y, et al. Regular aerobic exercise-ameliorated troponin I carbonylation to mitigate aged rat soleus muscle functional recession ［J］. Exp Physiol, 2019 （104）: 715 – 728.

［160］ LIU W, LI L, LIU S, et al. MicroRNA expression profiling screen miR-3557/324-Targeted CaMK/mTOR in the rat striatum of Parkinson's disease in regular aerobic exercise ［J］. Biomed Res Int, 2019 （18）: 765 – 798.

［161］ LIU W, WANG Z, XIA Y, et al. The balance of apoptosis and autophagy via regulation of the AMPK signal pathway in aging rat striatum during regular aerobic exercise ［J］. Exp Gerontol, 2019 （124）: 110647.

［162］ LIU W, XIA Y, KUANG H, et al. Proteomic profile of carbonylated proteins screen the regulation of calmodulin-dependent protein kinases-AMPK-Beclin1 in aerobic exercise induced autophagy in middle-Aged rat hippocampus ［J］. Gerontology, 2019 （6）: 1 – 14.

［163］ LIU W F, QU S L, TANG C F. Effects of liver apoptosis and proliferation on simulated 4000m hilo rats ［J］. Cell Biol Int, 2008 （32）: S59 – S60.

[164] LIU Y, LAI L, CHEN Q, et al MicroRNA-494 is required for the accumulation and functions of tumor-expanded myeloid-derived suppressor cells via targeting of PTEN [J]. J Immunol, 2012 (188): 5500 – 5510.

[165] LOTHARIUS J, BARG S, WIEKOP P, et al. Effect of mutant alpha-synuclein on dopamine homeostasis in a new human mesencephalic cell line [J]. J Biol Chem, 2002 (277): 38884 – 38894.

[166] LOTHARIUS J, BRUNDIN P. Impaired dopamine storage resulting from alpha-synuclein mutations may contribute to the pathogenesis of Parkinson's disease [J]. Hum Mol Genet, 2002 (112): 395 – 2407.

[167] LOTHARIUS J, BRUNDIN P. Pathogenesis of Parkinson's disease: dopamine, vesicles and alpha-synuclein [J]. Nat Rev Neurosci, 2002 (3): 932 – 942.

[168] LOWE J, MCDERMOTT H, LANDON M, et al. Ubiquitin carboxyl-terminal hydrolase (PGP 9.5) is selectively present in ubiquitinated inclusion bodies characteristic of human neurodegenerative diseases [J]. J Pathol, 1990 (161): 153 – 160.

[169] LUCCHESI W, MIZUNO K, GIESE K P. Novel insights into CaMKII function and regulation during memory formation [J]. Brain Res Bull, 2011 (85): 2 – 8.

[170] LYNCH-DAY M A, MAO K, WANG K, et al. The role of autophagy in Parkinson's disease [J]. Cold Spring Harb Perspect Med, 2012 (2): a009357.

[171] MACAYA A, MUNELL F, GUBITS R M, et al. Apoptosis in substantia nigra following developmental striatal excitotoxic injury [J]. Proc Natl Acad Sci USA, 1994 (91): 8117 – 8121.

[172] MADIAN A G, MYRACLE A D, Diaz-Maldonado N, et al. Determining the effects of antioxidants on oxidative stress induced carbonylation of proteins [J]. Anal Chem, 2011 (83): 9328 – 9336.

[173] MADIAN A G, MYRACLE A D, DIAZ-MALDONADO N, et al. Differential carbonylation of proteins as a function of in vivo oxidative stress [J]. J Proteome Res, 2011 (10): 3959 – 3972.

[174] MADIAN A G, REGNIER F E. Profiling carbonylated proteins in human plasma [J]. J Proteome Res, 2010 (9): 1330 – 1343.

[175] MADIAN A G, REGNIER F E. Proteomic identification of carbonylated proteins and their oxidation sites [J]. J Proteome Res, 2010 (9): 3766 – 3780.

[176] MAEKAWA S, LEIGH P N, KING A, et al. TDP-43 is consistently co-localized with ubiquitinated inclusions in sporadic and Guam amyotrophic lateral sclerosis but not in familial amyotrophic lateral sclerosis with and without SOD1 mutations [J]. Neuropathology, 2009 (29): 672 – 683.

[177] MALENKA R C, NICOLL R A. Long-term potentiation – a decade of progress? [J]. Science, 1999 (285): 1870 – 1874.

[178] MANDEL S, GRUNBLATT E, RIEDERER P, et al. Neuroprotective strategies in Parkinson's disease: an update on progress [J]. CNS Drugs, 2003 (17): 729 – 762.

[179] MANNELLA C A. The relevance of mitochondrial membrane topology to mitochondrial function [J]. Biochim biophys acta, 2006 (1762): 140 – 147.

[180] MARKESBERY W R. The role of oxidative stress in Alzheimer disease [J]. Arch Neurol, 1999 (56): 1449 – 1452.

[181] MAROTEAUX L, CAMPANELLI J T, SCHELLER R H. Synuclein: a neuron-specific protein localized to the nucleus and presynaptic nerve terminal [J]. J Neurosci, 1988 (8): 2804 – 2815.

[182] MARTINEZ-VICENTE M, SOVAK G, CUERVO A M. Protein degradation and aging [J]. Exp Gerontol,

2005 (40): 622 – 633.

[183] MARTINS-BRANCO D, ESTEVES A R, SANTOS D, et al. Ubiquitin proteasome system in Parkinson's disease: a keeper or a witness? [J]. Exp Neurol, 2012 (238): 89 – 99.

[184] MATTSON M P. Pathways towards and away from Alzheimer's disease [J]. Nature, 2004 (430): 631 – 639.

[185] MATTSON M P, CHENG A. Neurohormetic phytochemicals: Low-dose toxins that induce adaptive neuronal stress responses [J]. Trends Neurosci, 2006 (29): 632 – 639.

[186] MI H, MURUGANUJAN A, CASAGRANDE J T, et al. Large-scale gene function analysis with the PANTHER classification system [J]. Nat Protoc, 2013 (8): 1551 – 1566.

[187] MILLER S, YASUDA M, COATS J K, et al. Disruption of dendritic translation of CaMKIIalpha impairs stabilization of synaptic plasticity and memory consolidation [J]. Neuron, 2002 (36): 507 – 519.

[188] MISKA E A, ALVAREZ-SAAVEDRA E, ABBOTT A L, et al. Most Caenorhabditis elegans microRNAs are individually not essential for development or viability [J]. PLoS genet, 2007 (3): e215.

[189] MORGENSZTERN D, MCLEOD H L. PI3K/Akt/mTOR pathway as a target for cancer therapy [J]. Anticancer drugs, 2005 (16): 797 – 803.

[190] MOROZ I A, PECINA S, SCHALLERT T, et al. Sparing of behavior and basal extracellular dopamine after 6-hydroxydopamine lesions of the nigrostriatal pathway in rats exposed to a prelesion sensitizing regimen of amphetamine [J]. Exp Neurol, 2004 (189): 78 – 93.

[191] MULLER M, KUIPERIJ H B, CLAASSEN J A, et al. MicroRNAs in Alzheimer's disease: differential expression in hippocampus and cell-free cerebrospinal fluid [J]. Neurobiol Aging, 2014 (35): 152 – 158.

[192] NAVARRO A, GOMEZ C, LOPEZ-CEPERO J M, et al. Beneficial effects of moderate exercise on mice aging: survival, behavior, oxidative stress, and mitochondrial electron transfer [J]. Am J Physiol Regul Integr Comp Physiol, 2004 (286): R505 – 511.

[193] NECKERS L. Development of small molecule Hsp90 inhibitors: utilizing both forward and reverse chemical genomics for drug identification [J]. Curr Med Chem, 2003 (10): 733 – 739.

[194] NELSON P T, WANG W X, RAJEEV B W. MicroRNAs (miRNAs) in neurodegenerative diseases [J]. Brain Pathol, 2008 (18): 130 – 138.

[195] NEUMANN M, SAMPATHU D M, KWONG L K, et al. Ubiquitinated TDP-43 in frontotemporal lobar degeneration and amyotrophic lateral sclerosis [J]. Science, 2006 (314): 130 – 133.

[196] NORRIS E H, GIASSON B I. Role of oxidative damage in protein aggregation associated with Parkinson's disease and related disorders [J]. Antioxid redox signal, 2005 (7): 672 – 684.

[197] NYSTROM T. Role of oxidative carbonylation in protein quality control and senescence [J]. EMBO J, 2005 (24): 1311 – 1317.

[198] OLANOW C W. The pathogenesis of cell death in Parkinson's disease [J]. Mov disord, 2007, 221 (17): S335 – 342.

[199] PACKARD M G, KNOWLTON B J. Learning and memory functions of the Basal Ganglia [J]. Annu Rev Neurosci, 2002 (25): 563 – 593.

[200] PACKER A N, XING Y, HARPER S Q, et al. The bifunctional microRNA miR-9/miR-9 * regulates REST and CoREST and is downregulated in Huntington's disease [J]. J Neurosci, 2008 (28): 14341 – 14346.

[201] PATTINGRE S, TASSA A, QU X, et al. Bcl-2 antiapoptotic proteins inhibit Beclin 1-dependent autophagy

[J]. Cell, 2005 (122): 927 - 939.

[202] PERFETTINI J L, ROUMIER T, KROEMER G. Mitochondrial fusion and fission in the control of apoptosis [J]. Trends Cell Biol, 2005 (15): 179 - 183.

[203] PICKLO M J, MONTINE T J, AMARNATH V, et al. Carbonyl toxicology and Alzheimer's disease [J]. Toxicol Appl Pharmacol, 2002 (184): 187 - 197.

[204] POON H F, HENSLEY K, THONGBOONKERD V, et al. Redox proteomics analysis of oxidatively modified proteins in G93A-SOD1 transgenic mice: a model of familial amyotrophic lateral sclerosis [J]. Free Radic Biol Med, 2005 (39): 453 - 462.

[205] POY M N, HAUSSER J, TRAJKOVSKI M, et al. miR-375 maintains normal pancreatic alpha-and beta-cell mass [J]. Proc Natl Acad Sci USA, 2009 (106): 5813 - 5818.

[206] PRATT W B, TOFT DO. Regulation of signaling protein function and trafficking by the hsp90/hsp70-based chaperone machinery [J]. Exp Biol Med (Maywood), 2003 (228): 111 - 133.

[207] PROZOROVSKI T, SCHULZE-TOPPHOFF U, GLUMM R, et al. Sirt1 contributes critically to the redox-dependent fate of neural progenitors [J]. Nat Cell Biol, 2008 (10): 385 - 394.

[208] PRZEDBORSKI S, ISCHIROPOULOS H. Reactive oxygen and nitrogen species: weapons of neuronal destruction in models of Parkinson's disease [J]. Antioxid Redox Signal, 2005 (7): 685 - 693.

[209] QIN Z H, GU Z L. Huntingtin processing in pathogenesis of Huntington disease [J]. Acta Pharmacol Sin, 2004 (25): 1243 - 1249.

[210] RABEK J P, BOYLSTON W H, PAPACONSTANTINOU J. Carbonylation of ER chaperone proteins in aged mouse liver [J]. Biochem Biophys Res Commun, 2003 (305): 566 - 572.

[211] RADAK Z, CHUNG H Y, GOTO S. Exercise and hormesis: oxidative stress-related adaptation for successful aging [J]. Biogerontology, 2005 (6): 71 - 75.

[212] RADAK Z, CHUNG H Y, KOLTAI E, et al. Exercise, oxidative stress and hormesis [J]. Ageing Res Rev, 2008 (7): 34 - 42.

[213] RASMUSSEN P, BRASSARD P, ADSER H, et al. Evidence for a release of brain-derived neurotrophic factor from the brain during exercise [J]. Exp Physiol, 2009 (94): 1062 - 1069.

[214] REAL C C, FERREIRA A F, CHAVES-KIRSTEN G P, et al. BDNF receptor blockade hinders the beneficial effects of exercise in a rat model of Parkinson's disease [J]. Neuroscience, 2013 (237): 118 - 129.

[215] REGO A C, OLIVEIRA C R. Mitochondrial dysfunction and reactive oxygen species in excitotoxicity and apoptosis: implications for the pathogenesis of neurodegenerative diseases [J]. Neurochem Res, 2003 (28): 1563 - 1574.

[216] REMONDES M, SCHUMAN E M. Molecular mechanisms contributing to long-lasting synaptic plasticity at the temporoammonic-CA1 synapse [J]. Learn Mem, 2003 (10): 247 - 252.

[217] RICHTER S, MORRISON S, CONNOR T, et al. Zinc finger nuclease mediated knockout of ADP-dependent glucokinase in cancer cell lines: effects on cell survival and mitochondrial oxidative metabolism [J]. PLoS One, 2013 (8): e65267.

[218] ROBERSON E D, MUCKE L. 100 years and counting: prospects for defeating Alzheimer's disease [J]. Science, 2006 (314): 781 - 784.

[219] ROGAEV E I. Small RNAs in human brain development and disorders [J]. Biochemistry Mosc, 2005 (70): 1404 - 1407.

［220］ ROUSH S, SLACK F J. The let-7 family of microRNAs ［J］. Trends Cell Biol, 2008（18）: 505 – 516.

［221］ RUBINSZTEIN D C, MARINO G, KROEMER G. Autophagy and aging ［J］. Cell, 2011（146）: 682 – 695.

［222］ RUVKUN G. Molecular biology: glimpses of a tiny RNA world ［J］. Science, 2001（294）: 797 – 799.

［223］ SALTA E, DE STROOPER B. Non-coding RNAs with essential roles in neurodegenerative disorders ［J］. Lancet Neurol, 2012（11）: 189 – 200.

［224］ SARASIJA S, NORMAN K R. Role of Presenilin in Mitochondrial Oxidative Stress and Neurodegeneration in Caenorhabditis elegans ［J］. Antioxidants Basel, 2018（7）: 13 – 15.

［225］ SASCO A J, PAFFENBARGER R S, GENDRE I, et al. The role of physical exercise in the occurrence of Parkinson's disease ［J］. Arch Neurol, 1992（49）: 360 – 365.

［226］ SAWAMURA N, GONG J S, GARVER W S, et al. Site-specific phosphorylation of tau accompanied by activation of mitogen-activated protein kinase（MAPK）in brains of Niemann-Pick type C mice ［J］. J Biol Chem, 2001（276）: 10314 – 10319.

［227］ SCHALLERT T, UPCHURCH M, LOBAUGH N, et al. Tactile extinction: distinguishing between sensorimotor and motor asymmetries in rats with unilateral nigrostriatal damage ［J］. Pharmacol Biochem Behav, 1982（16）: 455 – 462.

［228］ SCHONEICH C. Redox processes of methionine relevant to beta-amyloid oxidation and Alzheimer's disease ［J］. Arch Biochem Biophys, 2002（397）: 370 – 376.

［229］ SHERMAN M Y, GOLDBERG A L. Cellular defenses against unfolded proteins: a cell biologist thinks about neurodegenerative diseases ［J］. Neuron, 2001（29）: 15 – 32.

［230］ SHI Q, GIBSON G E. Up-regulation of the mitochondrial malate dehydrogenase by oxidative stress is mediated by miR-743a ［J］. J Neurochem, 2011（118）: 440 – 448.

［231］ SHI Y, ZHAO X, HSIEH J, et al. MicroRNA regulation of neural stem cells and neurogenesis ［J］. J Neurosci, 2010（30）: 14931 – 14936.

［232］ SHIN M S, JEONG H Y, AN D I, et al. Treadmill exercise facilitates synaptic plasticity on dopaminergic neurons and fibers in the mouse model with Parkinson's disease ［J］. Neurosci Lett, 2016（621）: 28 – 33.

［233］ SIMONSEN A, CUMMING R C, BRECH A, et al. Promoting basal levels of autophagy in the nervous system enhances longevity and oxidant resistance in adult Drosophila ［J］. Autophagy, 2008（4）: 176 – 184.

［234］ SMIRNOVA L, GRAFE A, SEILER A, et al. Regulation of miRNA expression during neural cell specification ［J］. Eur J Neurosci, 2005（21）1469 – 1477.

［235］ SOLA C, TUSELL J M, SERRATOSA J. Comparative study of the distribution of calmodulin kinase Ⅱ and calcineurin in the mouse brain ［J］. J Neurosci Res, 1999（57）: 651 – 662.

［236］ SPILLANTINI M G, CROWTHER R A, JAKES R, et al. alpha-Synuclein in filamentous inclusions of lewy bodies from Parkinson's disease and dementia with lewy bodies ［J］. Proc Natl Acad Sci USA, 1998（95）: 6469 – 6473.

［237］ STADTMAN E R. Metal ion-catalyzed oxidation of proteins: biochemical mechanism and biological consequences ［J］. Free Radic Biol Med, 1990（9）: 315 – 325.

［238］ STADTMAN E R. Protein oxidation and aging ［J］. Science, 1992（257）: 1220 – 1224.

［239］ STADTMAN E R. Protein oxidation in aging and age-related diseases ［J］. Ann N Y Acad Sci, 2001（928）: 22 – 38.

［240］ STADTMAN E R. Protein oxidation and aging ［J］. Free Radic Res, 2006（40）: 1250 – 1258.

［241］STADTMAN E R, LEVINE R L. Free radical-mediated oxidation of free amino acids and amino acid residues in proteins ［J］. Amino Acids, 2003 （25）: 207 - 218.

［242］STEFANIS L. Caspase-dependent and-independent neuronal death: two distinct pathways to neuronal injury ［J］. Neuroscientist, 2005 （11）: 50 - 62.

［243］SURGUCHOV A, SURGUCHEVA I, SOLESSIO E, et al. Synoretin: a new protein belonging to the synuclein family ［J］. Mol Cell Neurosci, 1999 （13）: 95 - 103.

［244］SUZUKI D, MIYATA T, KUROKAWA K. Carbonyl stress ［J］. Contrib Nephrol, 2001 （4）: 36 - 45.

［245］TAGANOV K D, BOLDIN M P, CHANG K J, et al. NF-kappaB-dependent induction of microRNA miR-146, an inhibitor targeted to signaling proteins of innate immune responses ［J］. Proc Natl Acad Sci USA, 2006 （103）: 12481 - 12486.

［246］TAJIRI N, YASUHARA T, SHINGO T, et al. Exercise exerts neuroprotective effects on Parkinson's disease model of rats ［J］. Brain Res, 2010 （1310）: 200 - 207.

［247］TAKANABE R, ONO K, ABE Y, et al. Up-regulated expression of microRNA-143 in association with obesity in adipose tissue of mice fed high-fat diet ［J］. Biochem Biophys Res Commun, 2008 （376）: 728 - 732.

［248］TERMAN A. The effect of age on formation and elimination of autophagic vacuoles in mouse hepatocytes ［J］. Gerontology, 1995, 41 （2）: 319 - 326.

［249］THACKER E L, CHEN H, PATEL A V, et al. Recreational physical activity and risk of Parkinson's disease ［J］. Mov Disord, 2008 （23）: 69 - 74.

［250］THOMAS J, WANG J, TAKUBO H, et al. A 6-hydroxydopamine-induced selective parkinsonian rat model: further biochemical and behavioral characterization ［J］. Exp Neurol, 1994 （126）: 159 - 167.

［251］TILLERSON J L, COHEN A D, PHILHOWER J, et al. Forced limb-use effects on the behavioral and neurochemical effects of 6-hydroxydopamine ［J］. J Neurosci, 2001 （21）: 4427 - 4435.

［252］TOFARIS G K, SPILLANTINI M G. Physiological and pathological properties of alpha-synuclein ［J］. Cell Mol Life Sci, 2007 （64）: 2194 - 2201.

［253］TOSKA K, KLEPPE R, ARMSTRONG C G, et al. Regulation of tyrosine hydroxylase by stress-activated protein kinases ［J］. J Neurochem, 2002 （83）: 775 - 783.

［254］TUON T, VALVASSORI S S, LOPES-BORGES J, et al. Physical training exerts neuroprotective effects in the regulation of neurochemical factors in an animal model of Parkinson's disease ［J］. Neuroscience, 2012 （227）: 305 - 312.

［255］TZIVION G, AVRUCH J. 14-3-3 proteins: active cofactors in cellular regulation by serine/threonine phosphorylation ［J］. J Biol Chem, 2002 （277）: 3061 - 3064.

［256］VAN DEN HOVE D L, KOMPOTIS K, LARDENOIJE R, et al. Epigenetically regulated microRNAs in Alzheimer's disease ［J］. Neurobiol aging, 2014 （35）: 731 - 745.

［257］VAN PRAAG H, SHUBERT T, ZHAO C, et al. Exercise enhances learning and hippocampal neurogenesis in aged mice ［J］. J Neurosci, 2005 （25）: 8680 - 8685.

［258］VAN ROOIJ E. The art of microRNA research ［J］. Circ Res, 2011 （108）: 219 - 234.

［259］VAN ROOIJ E, SUTHERLAND L B, THATCHER J E, et al. Dysregulation of microRNAs after myocardial infarction reveals a role of miR-29 in cardiac fibrosis ［J］. Proc Natl Acad Sci USA, 2008 （105）: 13027 - 13032.

［260］VAYNMAN S, YING Z, GOMEZ-PINILLA F. Interplay between brain-derived neurotrophic factor and signal transduction modulators in the regulation of the effects of exercise on synaptic-plasticity ［J］. Neuroscience, 2003 （122）: 647 – 657.

［261］ VAYNMAN S, YING Z, GOMEZ-PINILLA F. Exercise induces BDNF and synapsin I to specific hippocampal subfields ［J］. J Neurosci Res, 2004 （76）: 356 – 362.

［262］ VELLAI T, BICSAK B, TOTH M L, et al. Regulation of cell growth by autophagy ［J］. Autophagy, 2008 （4）: 507 – 509.

［263］ VENKATESHAPPA C, HARISH G, MYTHRI R B, et al. Increased oxidative damage and decreased antioxidant function in aging human substantia nigra compared to striatum: implications for Parkinson's disease ［J］. Neurochem Res, 2012 （37）: 358 – 369.

［264］ VITEK M P, BHATTACHARYA K, GLENDENING J M, et al. Advanced glycation end products contribute to amyloidosis in Alzheimer disease ［J］. Proc Natl Acad Sci USA, 1994 （914）: 766 – 4770.

［265］ VIVES-BAUZA C, ZHOU C, HUANG Y, et al. PINK1-dependent recruitment of Parkin to mitochondria in mitophagy ［J］. Proc Natl Acad Sci USA, 2010 （107）: 378 – 383.

［266］ VO N K, CAMBRONNE X A, GOODMAN R H. MicroRNA pathways in neural development and plasticity ［J］. Curr Opin Neurobiol, 2010 （20）: 457 – 465.

［267］ VOGIATZI T, XILOURI M, VEKRELLIS K, et al. Wild type alpha-synuclein is degraded by chaperone-mediated autophagy and macroautophagy in neuronal cells ［J］. J Biol Chem, 2008 （283）: 23542 – 23556.

［268］ WAN X, HELMAN L J. The biology behind mTOR inhibition in sarcoma ［J］. Oncologist, 2007 （12）: 1007 – 1018.

［269］ WANG S, AURORA A B, JOHNSON B A, et al. The endothelial-specific microRNA miR-126 governs vascular integrity and angiogenesis ［J］. Dev Cell, 2008 （15）: 261 – 271.

［270］ WANG X, EL NAQA I M. Prediction of both conserved and nonconserved microRNA targets in animals ［J］. Bioinformatics, 2008 （24）: 325 – 332.

［271］ WARBURTON D E, KATZMARZYK P T, RHODES R E, et al. Evidence-informed physical activity guidelines for Canadian adults ［J］. Can J Public Health, 2007, 98 （2）: S16 – 68.

［272］ WATSON. 大鼠脑立体定位图谱 ［M］. 3 版. 诸葛启钏, 译. 北京: 人民卫生出版社, 2005.

［273］ WEBB J L, RAVIKUMAR B, ATKINS J, et al. Alpha-Synuclein is degraded by both autophagy and the proteasome ［J］. J Biol Chem, 2003 （278）: 25009 – 25013.

［274］ WEY M C, FERNANDEZ E, MARTINEZ P A, et al. Neurodegeneration and motor dysfunction in mice lacking cytosolic and mitochondrial aldehyde dehydrogenases: implications for Parkinson's disease ［J］. PLoS One, 2012 （7）: e31522.

［275］ WIENHOLDS E, KLOOSTERMAN W P, MISKA E, et al. MicroRNA expression in zebrafish embryonic development ［J］. Science, 2005 （309）: 310 – 311.

［276］ WILLIMOTT S, WAGNER S D. Post-transcriptional and post-translational regulation of Bcl2 ［J］. Biochem Soc Trans, 2010 （38）: 1571 – 1575.

［277］ WILLUHN I, STEINER H. Motor-skill learning in a novel running-wheel task is dependent on D1 dopamine receptors in the striatum ［J］. Neuroscience, 2008 （153）: 249 – 258.

［278］ WITTMANN J, JACK H M. microRNAs in rheumatoid arthritis: midget RNAs with a giant impact ［J］. Ann Rheum Dis, 2011, 70 （1）: i92 – 96.

［279］ WU B, YU L, WANG Y, et al. Aldehyde dehydrogenase 2 activation in aged heart improves the autophagy by reducing the carbonyl modification on SIRT1 [J]. Oncotarget, 2016 (7): 2175 – 2188.

[280] WU L, ZHAO Q, ZHU X, et al. A novel function of microRNA let-7d in regulation of galectin-3 expression in attention deficit hyperactivity disorder rat brain [J]. Brain Pathol, 2010 (20): 1042 – 1054.

[281] YAKES F M, VAN HOUTEN B. Mitochondrial DNA damage is more extensive and persists longer than nuclear DNA damage in human cells following oxidative stress [J]. Proc Natl Acad Sci USA, 1997 (94): 514 – 519.

[282] YAN L J, LEVINE R L, SOHAL R S. Effects of aging and hyperoxia on oxidative damage to cytochrome C in the housefly, Musca domestica [J]. Free Radic Biol Med, 2000 (29): 90 – 97.

[283] YANG J, CHEN D, HE Y, et al. MiR-34 modulates Caenorhabditis elegans lifespan via repressing the autophagy gene atg 9 [J]. Age Dordr, 2013 (35): 11 – 22.

[284] YAO J, HENNESSEY T, FLYNT A, et al. MicroRNA-related cofilin abnormality in Alzheimer's disease [J]. PLoS One, 2010 (5): e15546.

[285] YIN D. Studies on age pigments evolving into a new theory of biological aging [J]. Gerontology, 1995, 41 (2): 159 – 172.

[286] YIN D. Is carbonyl detoxification an important anti-aging process during sleep? [J]. Med Hypotheses, 2000 (54): 519 – 522.

[287] YIN D, CHEN K. The essential mechanisms of aging: Irreparable damage accumulation of biochemical side-reactions [J]. Exp Gerontol, 2005 (40): 455 – 465.

[288] YIN D Z, LIU W F. Carbonyl stress, aging mechanisms, and the up-stream molecular etiology of Alzheimer's disease [Z]. Progress in biochemistry and biophysics, 2012 (39): 747 – 755.

[289] YIN L, SUN Y, WU J, et al. Discovering novel microRNAs and age-related nonlinear changes in rat brains using deep sequencing [J]. Neurobiol aging, 2015 (36): 1037 – 1044.

[290] YOO B S, REGNIER F E. Proteomic analysis of carbonylated proteins in two-dimensional gel electrophoresis using avidin-fluorescein affinity staining [J]. Electrophoresis, 2004 (25): 1334 – 1341.

[291] YU R L, TAN C H, LU Y C, et al. Aldehyde dehydrogenase 2 is associated with cognitive functions in patients with Parkinson's disease [J]. Sci Rep, 2016 (6): 30424.

[292] ZHANG G, SHI G, TAN H, et al. Intranasal administration of testosterone increased immobile-sniffing, exploratory behavior, motor behavior and grooming behavior in rats [J]. Horm Behav, 2011 (59): 477 – 483.

[293] ZHANG Z X, ROMAN G C, HONG Z, et al. Parkinson's disease in China: prevalence in Beijing, Xian, and Shanghai [J]. Lancet, 2005 (36): 595 – 597.

[294] 宫萍. 6 – OHDA 诱导大鼠帕金森病模型的差异蛋白质组学研究 [D]. 长春: 吉林大学, 2006.

[295] 韩雨梅, 刘子泉, 常永霞, 等. 有氧耐力训练对增龄大鼠骨骼肌线粒体生物合成的影响 [J]. 中国运动医学杂志, 2010 (29): 425 – 429.

[296] 赫荣乔. 老年性痴呆症研究的窗口前移 [J]. 生物化学与生物物理进展, 2012 (39): 692 – 697.

[297] 姜宁, 曹玮, 宋超, 等. 早期运动训练对帕金森小鼠中脑和纹状体的影响: 自噬与线粒体动力学关系的研究 [J]. 中国运动医学志, 2012 (31): 134 – 139.

[298] 李烨, 刘文锋, 刘如石, 等. 丙二醛通过激活 p38 和 JNK 通路抑制间充质干细胞成骨分化 [J]. 中国生物化学与分子生物学报, 2012 (28): 804 – 810.

[299] 刘知学, 陈洁, 张德翼. 细胞自噬的调控机制及其在老年性痴呆发生发展中的作用 [J]. 生物化学

与生物物理进展，2012（39）：726 – 733.

［300］王丹萍.6 – 羟基多巴胺诱导的SH-SY5Y细胞帕金森病模型差异蛋白质组学研究［D］.长春：吉林大学，2010.

［301］王晓映.阿尔茨海默病中microRNA-34a作用机制的研究［D］.北京：中国医学科学院实验动物研究所，2017.

［302］徐卉.6 – 羟基多巴胺诱导的PC12细胞帕金森病模型的差异蛋白质组学研究［D］.长春：吉林大学，2009.

［303］印大中.衰老：生命与熵增之战［J］.中国老年学杂志，2003（9）：555 – 559.

［304］印大中，刘文锋.羰基应激与衰老机理及阿兹海默病早期分子病因［J］.生物化学与生物物理进展，2012（39）：747 – 755.

［305］翟帅，陈佩林.运动心脏重塑过程中miRNA-350/JNK信号通路的动态变化［J］.体育科学，2014（34）：9 – 14.

［306］张一民.细胞凋亡在增龄大鼠中的变化及游泳运动对体细胞凋亡的影响［D］.北京：北京体育大学，2003.

［307］郑澜，刘铭，凡婷，等.20周有氧运动对雌性大鼠心肌组织衰老相关候选基因mRNA表达的影响［J］.中国运动医学杂志，2010（29）：683 – 687.

后　记

　　撰写《脑纹状体老化与病变的运动适应性机制研究》一书所需的实验过程中，感谢湖南师范大学蛋白质化学及发育生物学教育部重点实验室衰老生化研究室印大中教授、李国林教授、朱泽瑞副教授、李烨博士、高军博士、胡朝墩博士，颜思宇、吴金凤、王俊、尹岚轩、邓正璐和廖胜克等硕士；感谢小分子RNA研究室向双林教授、颜峰博士和魏科博士等提供 qRT-PCR 及 WB 技术与知识；感谢蛋白质组学研究室陈平教授和段志贵博士等提供质谱鉴定技术与知识；感谢电镜室刘志玲老师和刘锦辉博士等电镜技术与知识；感谢湖南师范大学体适能与运动康复湖南省重点实验室金育强教授、汤长发教授、陈嘉勤教授、刘祥梅教授、许之屏教授、郑澜教授、刘铭博士、贺洪博士、陈锐老师、谭军老师、张克莎老师、陈淦老师和文登台博士等，唐利花、陈宗平、魏霞、何柳、龚睿、朱文、熊萍、兰振、田旭和林丽蓉等硕士及刘凤美本科生等；感谢湖南师范大学医学院生理教研室瞿树林教授提供实验设备；感谢中南大学湘雅医学院附属湖南省肿瘤医院病理科陈森林副主任等提供组织学的技术与知识；感谢湖南农业大学透射电镜室技师等。最后也感谢我指导的研究生旷何玉、夏艳、王志源、傅让和刘少鹏等同学在实验中付出的辛劳。

　　本项目的研究与图书的出版得到国家自然科学基金（81702236 和 31271257）、国家高技术研究发展计划项目（2008AA02Z411）、湖南省高校"青年骨干教师"培养（湘教通〔2020〕43 号）、湖南省自然科学基金（2018JJ3363）、湖南省高校科学研究项目优秀青年项目（12B088）和湖南师范大学青年优秀人才培养计划（ET1507）等资助。

　　感谢各位专家教授对我实施的实验提出宝贵的意见和建议，这些意见和建议对我的学术研究和科研工作起到了重要的建设性作用。最后还要衷心感谢本书所参考资料的著作者。

著　者

2020 年 5 月于长沙